国家卫生健康委员会"十四五"规划配套教材

全国高等学校配套教材

供基础、临床、预防、口腔医学类专业用

第十轮

医用高等数学
学习指导与习题集

第5版

主　编　吕　丹　李　林

副主编　刘春扬　黄德生　张喜红

编　委　（以姓氏笔画为序）

王淑玲	山西医科大学	宋运娜	齐齐哈尔医学院
吕　丹	温州医科大学	张喜红	长治医学院
刘　婷	温州医科大学	陈　群	宁夏医科大学
刘春扬	福建医科大学	侯丽英	上海健康医学院
许超汉	哈尔滨医科大学	黄德生	中国医科大学
李　林	首都医科大学	梁　猛	天津医科大学
李冬果	首都医科大学	董寒晖	山东第一医科大学
吴　静	南京医科大学		（山东省医学科学院）

编写秘书　刘　婷　（兼）

人民卫生出版社

·北京·

图书在版编目（CIP）数据

医用高等数学学习指导与习题集 / 吕丹，李林主编.
5 版. -- 北京：人民卫生出版社，2025.3. --（全国高等
学校五年制本科临床医学专业第十轮规划教材配套教材）.
ISBN 978-7-117-37589-4

Ⅰ. R311

中国国家版本馆 CIP 数据核字第 2025X4M888 号

人卫智网	www.ipmph.com	医学教育、学术、考试、健康， 购书智慧智能综合服务平台
人卫官网	www.pmph.com	人卫官方资讯发布平台

医用高等数学学习指导与习题集
Yiyong Gaodeng Shuxue Xuexi Zhidao yu Xitiji
第 5 版

主　　编：吕　丹　李　林
出版发行：人民卫生出版社（中继线 010-59780011）
地　　址：北京市朝阳区潘家园南里 19 号
邮　　编：100021
E - mail：pmph @ pmph.com
购书热线：010-59787592　010-59787584　010-65264830
印　　刷：中农印务有限公司
经　　销：新华书店
开　　本：787×1092　1/16　　印张：14
字　　数：367 千字
版　　次：2004 年 6 月第 1 版　　2025 年 3 月第 5 版
印　　次：2025 年 3 月第 1 次印刷
标准书号：ISBN 978-7-117-37589-4
定　　价：39.00 元
打击盗版举报电话：010-59787491　E-mail：WQ @ pmph.com
质量问题联系电话：010-59787234　E-mail：zhiliang @ pmph.com
数字融合服务电话：4001118166　　E-mail：zengzhi @ pmph.com

前言

高等数学是一门医学生的必修课程,也是医药卫生科研人员必须具备的基础知识,但是高等数学又是一门高度抽象、逻辑性很强的课程。为了使广大读者能够充分、有效地提高学习效率,特根据国家卫生健康委员会"十四五"规划教材《医用高等数学》(第8版)内容,编写出版这本配套教材,其主要内容包括《医用高等数学》(第8版)教材里所有教学内容的学习目标、知识要点、典型例题和习题解答等。本书所选编的内容既丰富全面,又精练扼要,理论描述既注重概念表达的科学性,又注重知识在医药卫生方面的实用性,意在通过学习目标的简介,知识要点的概述,典型例题的演示,练习题和复习题的解答;使读者达到初步建立数学思想,掌握数学方法,了解数学知识,提高解决实际问题的能力。

各章主要执笔人:第一章福建医科大学刘春扬老师和宁夏医科大学陈群老师,第二章中国医科大学黄德生老师和山西医科大学王淑玲老师,第三章温州医科大学吕丹老师和齐齐哈尔医学院宋运娜老师,第四章哈尔滨医科大学许超汉老师和山东第一医科大学(山东省医学科学院)董寒晖老师,第五章长治医学院张喜红老师和首都医科大学李冬果老师,第六章天津医科大学梁猛老师和上海健康医学院侯丽英老师,第七章温州医科大学刘婷老师,第八章首都医科大学李林老师和南京医科大学吴静老师。全书由我统稿。

本书既可以作为医用高等数学的教学参考书,也可以作为医药卫生科技工作者进修提高的学习辅导用书。

由于编写的时间紧、任务重,书中难免会出现一些瑕疵,敬请各位尊敬的读者予以雅正。

吕 丹

2024 年 8 月于温州医科大学同仁楼

目录

第一章 | 函数和极限

一、学习目标

掌握 函数复合与分解的方法;极限、无穷小量、连续等概念及它们之间的联系;极限的四则运算法则,两个重要极限和无穷小量性质,利用两个重要极限和无穷小量性质计算函数的极限;判断函数的连续与间断.

熟悉 分段函数、隐函数、复合函数和初等函数;六类基本初等函数(常数函数、幂函数、指数函数、对数函数、三角函数与反三角函数)的图形及其性质.

了解 无穷小量与无穷大量的关系;闭区间上连续函数的三个基本性质.

二、知识要点

第一节 函数

1. **函数关系的两大要素** 定义域和对应法则. 如果两个函数的定义域和对应法则都相同,那么它们是相同的函数,否则就是不同的函数.

2. **反函数** $y=f^{-1}(x)$ 是 $y=f(x)$ 的反函数. $y=f(x)$ 的图形和 $y=f^{-1}(x)$ 的图形关于 $y=x$ 对称.若函数 $y=f(x)$ 是定义在数集上的单调函数,则一定存在反函数.

3. **基本初等函数** 常数函数,幂函数,指数函数,对数函数,三角函数和反三角函数. 其中难点是三角函数和反三角函数的概念和性质.

4. **简单函数** 由基本初等函数或是它们的和、差、积、商所构成的函数.

5. **复合函数分解** 把一个复合函数分解成几个简单的函数很重要,分解出来的简单函数都是基本初等函数或是由基本初等函数经过四则运算得到的函数.

6. **初等函数** 由基本初等函数经过有限次四则运算和有限次复合运算而构成的仅用一个解析式表达的函数.

7. **分段函数** 对于在定义域内根据自变量的不同取值范围,函数有不同解析表达式的函数称为分段函数.

学习本节内容,首先要正确理解函数、反函数、复合函数和初等函数的相关概念,特别要熟记六类基本初等函数及其性质.

第二节　极限

（一）极限相关概念

1. 函数的极限

（1）函数极限的定义根据自变量的变化过程分为两类：$\lim\limits_{x \to \infty} f(x) = A$ 和 $\lim\limits_{x \to x_0} f(x) = A$.

（2）极限存在的充分且必要条件是左右极限存在且相等，即 $\lim\limits_{x \to \infty} f(x) = A$ 的充要条件是 $\lim\limits_{x \to -\infty} f(x) = \lim\limits_{x \to +\infty} f(x) = A$，$\lim\limits_{x \to x_0} f(x) = A$ 的充要条件是 $\lim\limits_{x \to x_0^-} f(x) = \lim\limits_{x \to x_0^+} f(x) = A$.

注：函数在自变量的某个变化过程中是否存在极限，跟自变量的这个变化过程以及函数有关，而与函数在这点是否有定义无关；同一个函数，若自变量的变化过程不同，则可能存在不同的极限.

2. 无穷小量

（1）无穷小量的概念：无穷小量是指在 x 的某种变化过程下以零为极限的函数. 任何一个非零常数，都不是无穷小量，但是常数函数 $f(x) = 0$ 可以看作特殊的无穷小量.

（2）无穷小量的性质

1）$\lim f(x) = A$ 的充分必要条件是 $\lim [f(x) - A] = 0$.

2）有限个无穷小量的和、差、积仍是无穷小量.

3）有界变量（或常量）与无穷小量的乘积仍是无穷小量.

（3）无穷小的比较：设 $\alpha = \alpha(x)$、$\beta = \beta(x)$ 是同一变化过程中的无穷小量，且 $\alpha \neq 0$.

1）如果 $\lim \dfrac{\beta}{\alpha} = 0$，则称 β 是相对于 α 的较高阶无穷小量，记为 $o(\alpha)$，即 $\beta = o(\alpha)$.

2）如果 $\lim \dfrac{\beta}{\alpha} = \infty$，则称 β 是相对于 α 的较低阶无穷小量.

3）如果 $\lim \dfrac{\beta}{\alpha} = C \neq 0$，则称 β 与 α 是同阶无穷小量，记为 $O(\alpha)$，即 $\beta = O(\alpha)$. 特别地，当 $C = 1$ 时，称 β 与 α 是等价无穷小量，记为 $\alpha \sim \beta$.

（二）极限的运算

1. 四则运算法则　若在自变量 x 的某一个变化过程中，函数 $f(x)$ 和 $g(x)$ 的极限都存在，分别为 A 和 B，即 $\lim f(x) = A$，$\lim g(x) = B$，则

（1）$\lim [f(x) \pm g(x)] = \lim f(x) \pm \lim g(x) = A \pm B$.

（2）$\lim [f(x) g(x)] = \lim f(x) \lim g(x) = AB$.

（3）当 $B \neq 0$，$\lim \dfrac{f(x)}{g(x)} = \dfrac{\lim f(x)}{\lim g(x)} = \dfrac{A}{B}$.

2. 利用两个重要极限

（1）$\lim\limits_{x \to 0} \dfrac{\sin x}{x} = 1$. 变换形式：设 $\alpha(x)$ 是某一过程中的无穷小量，则 $\lim\limits_{\text{某过程}} \dfrac{\sin \alpha(x)}{\alpha(x)} = 1$.

（2）$\lim\limits_{x \to 0} \left(1 + \dfrac{1}{x}\right)^x = e$. 变换形式：设 $\alpha(x)$ 是某一过程中的无穷小量，则 $\lim\limits_{\text{某过程}} \left(1 + \dfrac{1}{d(x)}\right)^{d(x)} = e$.

3. 利用等价无穷小量替代法则（补充知识）

（1）等价无穷小量代换法则：设在自变量 x 的同一个变化过程中，$\alpha(x) \sim \overline{\alpha}(x)$ 和 $\beta(x) \sim \overline{\beta}(x)$，且 $\lim \dfrac{\overline{\alpha}(x)}{\overline{\beta}(x)}$ 存在，则 $\lim \dfrac{\alpha(x)}{\beta(x)}$ 存在，且 $\lim \dfrac{\alpha(x)}{\beta(x)} = \lim \dfrac{\overline{\alpha}(x)}{\overline{\beta}(x)}$.

无穷小量的乘除因子,可以用与它等价的无穷小量替代,其极限值不变.

(2) 当 $x\to 0$ 时,常用的等价无穷小量

1) $x \sim \sin x \sim \tan x \sim \arcsin x \sim \arctan x \sim \ln(x+1) \sim e^x - 1$.

2) $1 - \cos x \sim \dfrac{1}{2}x^2$.

3) $(1+x)^\mu - 1 \sim \mu x$.

4) $a^x - 1 \sim x \ln a$.

灵活使用等价无穷小量代换法则,可以将有些函数复杂的极限运算化为较简单函数较简单的极限运算. 但值得注意的是,等价无穷小量代换只适用于乘除运算,不适用于加减运算.

本节的重点是利用极限四则运算法则和两个重要极限求极限. 学习了导数以后,还有利用洛必达法则求极限. 在做题时,经常一个求极限的题要同时用到几种方法. 对于分段函数在分段点处的极限问题,必须根据定义考虑其左、右极限.

第三节　函数的连续性

(一)函数连续的概念

1. 连续定义　设函数 $f(x)$ 在点 x_0 的某邻域内有定义,则 $f(x)$ 在点 x_0 的连续性有如下三个等价定义:

(1) $\lim\limits_{\Delta x \to 0} \Delta y = \lim\limits_{\Delta x \to 0} [f(x_0 + \Delta x) - f(x_0)] = 0$;

(2) $\lim\limits_{x \to x_0} f(x) = f(x_0)$;

(3) $\lim\limits_{x \to x_0^-} f(x) = \lim\limits_{x \to x_0^+} f(x) = f(x_0)$.

2. 连续性的判定由连续的定义可知, $f(x)$ 在点 x_0 处连续必须同时满足以下三个条件:

(1) 函数值 $f(x_0)$ 存在;

(2) 极限值 $\lim\limits_{x \to x_0} f(x)$ 存在;

(3) $\lim\limits_{x \to x_0} f(x) = f(x_0)$.

(二)间断点

1. 间断点的判定可以是上述连续必备的三个条件中只要有一个不满足,点 x_0 就是 $f(x)$ 的间断点.

2. 间断点的分类　常分为第一类间断点和第二类间断点. 设 x_0 是 $f(x)$ 的间断点,则

第一类间断点: $f(x_0^-)$ 和 $f(x_0^+)$ 都存在 $\begin{cases} \text{可去间断点}: \begin{cases} f(x_0^-) = f(x_0^+) \neq f(x_0) \text{或者}, \\ f(x_0^-) = f(x_0^+), \text{但} f(x_0) \text{不存在}, \end{cases} \\ \text{跳跃间断点}: f(x_0^-) \neq f(x_0^+). \end{cases}$

第二类间断点: $f(x_0^-)$ 或 $f(x_0^+)$ 不存在 $\begin{cases} \text{无穷间断点}: \begin{cases} f(x_0^-) = \infty, \\ \text{或} f(x_0^+) = \infty, \end{cases} \\ \text{振荡间断点}, \\ \text{其他间断点}. \end{cases}$

(三)初等函数的连续性

1. 连续函数的和、差、积仍连续.

2. 连续函数的复合函数仍连续.

3. 一切初等函数在其定义区间内都是连续的.

（四）闭区间上连续函数的性质

1. 最值定理设函数 $f(x)$ 在闭区间 $[a,b]$ 上连续,则 $f(x)$ 在该区间上必能取到最大值和最小值.

2. 介值定理设函数 $f(x)$ 在闭区间 $[a,b]$ 上连续,且 $f(a) \neq f(b)$,c 是介于 $f(a)$ 和 $f(b)$ 之间的常数,则在开区间 (a,b) 内至少存在一点 ξ,使得 $f(\xi)=c$.

3. 零点定理设函数 $f(x)$ 在闭区间 $[a,b]$ 上连续,且 $f(a)f(b)<0$,则在开区间 (a,b) 内至少存在一点 ξ,使得 $f(\xi)=0$.

本节的重点是判断函数的连续性,定义中连续必备的三个条件缺少任何一个则不连续(间断).对于初等函数,定义区间就是连续区间;对于分段函数,通常要通过左连续和右连续来考察分段点处的连续性.

三、 典型例题

例1 已知 $y = \arcsin[\ln(x+1)]$.

（1）将 y"分解"为若干个简单函数;（2）求 y 的定义域.

解 （1）$y = \arcsin u, u = \ln v, v = x+1$;

（2）$\begin{cases} -1 \leqslant \ln(x+1) \leqslant 1 \\ x+1 > 0 \end{cases} \Rightarrow \begin{cases} \dfrac{1}{e}-1 \leqslant x \leqslant e-1 \\ x > -1 \end{cases} \Rightarrow D: \left[\dfrac{1}{e}-1, e-1\right].$

例2 求下列函数的极限.

（1）$\lim\limits_{x \to 0} \dfrac{\tan 2x}{\sin 5x}$;　　（2）$\lim\limits_{x \to 0} \dfrac{1-\cos x}{\ln^2(1+x)}$;　　（3）$\lim\limits_{x \to 0} \dfrac{\sqrt{1+\sin x}-1}{e^x - 1}$.

解 （1）$\lim\limits_{x \to 0} \dfrac{\tan 2x}{\sin 5x} = \lim\limits_{x \to 0} \dfrac{2x}{5x} = \dfrac{2}{5}$;　　　（2）$\lim\limits_{x \to 0} \dfrac{1-\cos x}{\ln^2(1+x)} = \lim\limits_{x \to 0} \dfrac{\dfrac{1}{2}x^2}{x^2} = \dfrac{1}{2}$;

（3）$\lim\limits_{x \to 0} \dfrac{\sqrt{1+\sin x}-1}{e^x - 1} = \lim\limits_{x \to 0} \dfrac{\dfrac{1}{2}\sin x}{x} = \dfrac{1}{2}$.

例3 已知 $\lim\limits_{x \to 1} \dfrac{x^2+ax+b}{x-1} = 3$,求 a,b.

解 因为 $\lim\limits_{x \to 1}(x-1) = 0$,所以 $\lim\limits_{x \to 1}(x^2+ax+b) = 0 \Rightarrow 1+a+b = 0$,以 $b = -a-1$ 代入原式,得

$\lim\limits_{x \to 1} \dfrac{x^2+ax-a-1}{x-1} = \lim\limits_{x \to 1} \dfrac{(x-1)(x+1+a)}{x-1} = \lim\limits_{x \to 1}(x+1+a) = a+2 = 3$,解得 $a=1, b=-2$.

例4 求 $\lim\limits_{x \to 0}\left[\dfrac{2+e^{\frac{1}{x}}}{1+e^{\frac{1}{x}}} + \dfrac{\sin x}{|x|}\right]$.

解 因为 $\lim\limits_{x \to 0^+}\left[\dfrac{2+e^{\frac{1}{x}}}{1+e^{\frac{1}{x}}} + \dfrac{\sin x}{|x|}\right] = \lim\limits_{x \to 0^+}\left[\dfrac{2e^{-\frac{1}{x}}+1}{e^{-\frac{1}{x}}+1} + \dfrac{\sin x}{x}\right] = 1+1 = 2$;

$\lim\limits_{x \to 0^-}\left[\dfrac{2+e^{\frac{1}{x}}}{1+e^{\frac{1}{x}}} + \dfrac{\sin x}{|x|}\right] = \lim\limits_{x \to 0^-}\left[\dfrac{2+e^{\frac{1}{x}}}{1+e^{\frac{1}{x}}} - \dfrac{\sin x}{x}\right] = 2-1 = 1$;所以 $\lim\limits_{x \to 0}\left[\dfrac{2+e^{\frac{1}{x}}}{1+e^{\frac{1}{x}}} + \dfrac{\sin x}{|x|}\right]$ 不存在.

例5 求 $\lim\limits_{x\to0}(1+\tan^2 x)^{\frac{1}{1-\cos x}}$.

解 $\lim\limits_{x\to0}(1+\tan^2 x)^{\frac{1}{1-\cos x}}=\lim\limits_{x\to0}\left[(1+\tan^2 x)^{\frac{1}{\tan^2 x}}\right]^{\frac{\tan^2 x}{1-\cos x}}=\lim\limits_{x\to0}\mathrm{e}^{\frac{\tan^2 x}{1-\cos x}}=\mathrm{e}^{\lim\limits_{x\to0}\frac{x^2}{\frac{1}{2}x^2}}=\mathrm{e}^2.$

例6 已知 $f(x)=\begin{cases}\ln(\cos x)x^{-2}, & x\neq0\\ a, & x=0\end{cases}$ 在 $x=0$ 处连续,求 a.

解 $\lim\limits_{x\to0}f(x)=\lim\limits_{x\to0}\dfrac{\ln(\cos x)}{x^2}=\lim\limits_{x\to0}\dfrac{\ln\left(1-2\sin^2\dfrac{x}{2}\right)}{x^2}$

$=\lim\limits_{x\to0}\dfrac{-2\sin^2\dfrac{x}{2}}{x^2}\cdot\ln\left(1-2\sin^2\dfrac{x}{2}\right)^{\frac{1}{-2\sin^2\frac{x}{2}}}=\lim\limits_{x\to0}\dfrac{-2\sin^2\dfrac{x}{2}}{x^2}=\lim\limits_{x\to0}\dfrac{-2\left(\dfrac{x}{2}\right)^2}{x^2}=-\dfrac{1}{2};$ 因

为 $f(x)$ 在 $x=0$ 处连续,所以 $-\dfrac{1}{2}=f(0)=a$,即 $a=-\dfrac{1}{2}.$

例7 已知 $f(x)=\begin{cases}\mathrm{e}^{\frac{1}{x-1}}, & x>0,\\ \ln(1+x), & -1<x\leqslant0,\end{cases}$ 求 $f(x)$ 的间断点,并说明间断点所属类型.

解 因为 $\lim\limits_{x\to1^+}f(x)=\lim\limits_{x\to1^+}\mathrm{e}^{\frac{1}{x-1}}=\infty$,所以 $x=1$ 为第二类的无穷间断点;又因为 $\lim\limits_{x\to0^-}f(x)=\lim\limits_{x\to0^-}\ln(1+x)=0,\lim\limits_{x\to0^+}f(x)=\lim\limits_{x\to0^+}\mathrm{e}^{\frac{1}{x-1}}=\dfrac{1}{\mathrm{e}}$,故 $x=0$ 也是 $f(x)$ 的间断点,且为第一类跳跃型间断点.

例8 比较当 $x\to0$ 时,无穷小量 $\ln\sqrt{\dfrac{1+x}{1-x}}$ 与 x 的阶.

解 $\lim\limits_{x\to0}\dfrac{\ln\sqrt{\dfrac{1+x}{1-x}}}{x}=\lim\limits_{x\to0}\left[\dfrac{1}{2x}\ln\left(\dfrac{1+x}{1-x}\right)\right]$

$=\lim\limits_{x\to0}\left[\dfrac{1}{2x}\cdot\ln\left(1+\dfrac{2x}{1-x}\right)\right]=\lim\limits_{x\to0}\left[\dfrac{1}{2x}\cdot\dfrac{2x}{1-x}\right]=\lim\limits_{x\to0}\dfrac{1}{1-x}=1$,所以当 $x\to0$ 时,

$\ln\sqrt{\dfrac{1+x}{1-x}}$ 与 x 是等价无穷小量.

例9 证明方程 $\sin x-x\cos x=0$ 在 $x\in\left(\pi,\dfrac{3\pi}{2}\right)$ 之间有实数根.

证明 令 $f(x)=\sin x-x\cos x$,显然初等函数 $f(x)$ 在 $\left(\pi,\dfrac{3\pi}{2}\right)$ 上连续,且 $f(\pi)=\sin\pi-\pi\cos\pi=\pi>0$,$f\left(\dfrac{3\pi}{2}\right)=\sin\dfrac{3\pi}{2}-\dfrac{3\pi}{2}\cos\dfrac{3\pi}{2}=-1<0$,所以 $f(\pi)\cdot f\left(\dfrac{3\pi}{2}\right)<0$,由闭区间上连续函数的介值定理,存在 $\xi\in\left(\pi,\dfrac{3\pi}{2}\right)$,使得 $f(\xi)=0$,即 $\sin\xi-\xi\cos\xi=0$,亦即 $\sin x-x\cos x=0$ 在 $\left(\pi,\dfrac{3\pi}{2}\right)$ 之间有实数根.

例10 若 $f(x)$ 在 $[0,a]$ 上连续 $(a>0)$,且 $f(0)=f(a)$,证明方程 $f(x)=f\left(x+\dfrac{a}{2}\right)$,在 $\left[0,\dfrac{a}{2}\right]$ 内至少有一个实根.

证明 令 $g(x)=f(x)-f\left(x+\dfrac{a}{2}\right)$,则 $g(x)$ 在 $\left(0,\dfrac{a}{2}\right)$ 上连续;因 $g(0)=f(0)-f\left(\dfrac{a}{2}\right)$,

$g\left(\dfrac{a}{2}\right)=f\left(\dfrac{a}{2}\right)-f(a)=f\left(\dfrac{a}{2}\right)-f(0)=-\left[f(0)-f\left(\dfrac{a}{2}\right)\right]$，所以 $g(0)\cdot g\left(\dfrac{a}{2}\right)\leqslant 0$.

若 $f(0)=f\left(\dfrac{a}{2}\right)$，则 $x=0$ 或 $x=\dfrac{a}{2}$ 满足要求；若 $f(0)\neq f\left(\dfrac{a}{2}\right)$，则 $g(0)\cdot g\left(\dfrac{a}{2}\right)<0$. 由零点定

理，存在 $x_0\in\left(0,\dfrac{a}{2}\right)$，使得 $g(x_0)=0$，即 $f(x_0)=f\left(x_0+\dfrac{a}{2}\right)$，$x_0$ 是 $\left(0,\dfrac{a}{2}\right)$ 内 $f\left(x+\dfrac{a}{2}\right)$ 的根.

四、习题解答

练习题 1-1

1. 判断下列各组中的函数是否为相同的函数：

（1）$f(x)=\sqrt{x^2}$ 与 $g(x)=x$.　解　因为对应规律不同，所以 $f(x)\neq g(x)$.

（2）$f(x)=\sqrt[3]{x^3}$ 与 $g(x)=x$.　解　$f(x)=g(x)$.

（3）$f(x)=\dfrac{x-1}{x^2-1}$ 与 $g(x)=\dfrac{1}{x+1}$.　解　$f(x)=\dfrac{x-1}{x^2-1}$ 定义域为 $x\neq\pm 1$，而 $g(x)=\dfrac{1}{x+1}$ 定义域为 $x\neq$

-1，所以 $f(x)\neq g(x)$.

（4）$f(x)=10^{\lg x}$ 与 $g(x)=x$.　解　$f(x)=10^{\lg x}(x>0)$，所以 $f(x)\neq g(x)$.

（5）$f(x)=\cos^2 x+\sin^2 x$ 与 $g(x)=1$.

解　因为 $f(x)=\cos^2 x+\sin^2 x=1$，所以 $f(x)=g(x)$.

（6）$y=\tan(x+1)$ 与 $u=\tan(v+1)$.

解　因为两个函数的对应规律与定义域都是一样的，所以它们是相同的函数.

2. 设 $f(x)$ 是奇函数，$g(x)$ 是偶函数，考察下列函数的奇偶性：

（1）$f(x)g(x)$.　解　因为 $f(-x)g(-x)=-f(x)g(x)$，所以 $f(x)g(x)$ 是奇函数.

（2）$f[g(x)]$.　解　因为 $f[g(-x)]=f[g(x)]$，所以 $f[g(x)]$ 是偶函数.

（3）$f[f(x)]$.　解　因为 $f[f(-x)]=f[-f(x)]=-f[f(x)]$，所以 $f[f(x)]$ 是奇函数.

3. 下列函数中哪些是奇函数，哪些是偶函数，哪些是非奇非偶函数？

（1）$f(x)=x^3+|\sin x|$；

解　$f(-x)=(-x)^3+|\sin(-x)|=-x^3+|-\sin x|=-x^3+|\sin x|$，为非奇非偶函数.

（2）$f(x)=(2^x+2^{-x})\cos x$；

解　$f(-x)=(2^{-x}+2^x)\cos(-x)=(2^x+2^{-x})\cos x=f(x)$，为偶函数.

4. 指出下列各函数中哪些是周期函数，并指出其周期：

（1）$f(x)=\arctan(\tan x)$；

解　因为 $f(x+\pi)=\arctan(\tan(x+\pi))=\arctan(\tan x)=f(x)$，所以 $f(x)=\arctan(\tan x)$ 是周期

函数，$T=\pi$.

（2）$f(x)=\sin\pi x+\cos\pi x$；

解　因为 $f(x)=\sin\pi x+\cos\pi x=\sqrt{2}\left(\sin\pi x\cdot\dfrac{\sqrt{2}}{2}+\cos\pi x\cdot\dfrac{\sqrt{2}}{2}\right)=\sqrt{2}\sin\left(\pi x+\dfrac{\pi}{4}\right)$，$f(x+2)=\sqrt{2}\sin$

$\left[\pi(x+2)+\dfrac{\pi}{4}\right]=\sqrt{2}\sin\left[\pi x+2\pi+\dfrac{\pi}{4}\right]=\sqrt{2}\sin\left(\pi x+\dfrac{\pi}{4}\right)=f(x)$，所以 $f(x)=\sin\pi x+\cos\pi x$ 是周期函数，$T=2$.

（3）$f(x)=\sin\dfrac{1}{x}$；

解　令 $\sin\dfrac{1}{x}=0$，解此方程得出曲线 $y=\sin\dfrac{1}{x}$ 与 x 轴的交点的横坐标是 $x=\dfrac{1}{k\pi}(k\in\mathbb{Z})$. 由于 k 越小而 x 越大，亦即在正半轴上随着 x 远离坐标原点，k 越来越小，又因为曲线 $y=\sin\dfrac{1}{x}$ 与 x 轴的相邻两交点的间隔

$$d=\dfrac{1}{(k-1)\pi}-\dfrac{1}{k\pi}=\dfrac{1}{k(k-1)\pi}$$

当 $k\to0$ 时，$d\to\infty$，即 d 随着自变量远离坐标原点的程度而越来越大，所以 $f(x)=\sin\dfrac{1}{x}$ 不是周期函数.

（4）$f(x)=1+\cos2x$.

解　因为 $f(x+\pi)=1+\cos2(x+\pi)=1+\cos(2x+2\pi)=1+\cos2x=f(x)$，所以 $f(x)=1+\cos2x$ 是周期函数，$T=\pi$.

练习题 1-2

1. 在 $\lim\limits_{x\to x_0}f(x)=A$ 中，x 能否取 x_0，$f(x)$ 能否取值 A？

解　在 $\lim\limits_{x\to x_0}f(x)=A$ 中，$x\to x_0$ 是指 x 与 x_0 无限接近，并不要求 x 必须取值 x_0；x 既可以取 x_0，亦可以不取 x_0.

在 $\lim\limits_{x\to x_0}f(x)=A$ 中，当 x 无限趋近于 x_0 时，函数 $f(x)$ 的函数值无限地趋近一个常数 A，对 $f(x)$ 是否取值 A 没有明确要求；$f(x)$ 既可以取值 A，亦可以不取值 A.

2. 无穷小量是否为常数 0？常数函数 0 是否为无穷小量？

解　无穷小量是以 0 为极限的函数，因此它不是常数 0；而常数函数 0 的极限是 0，因此它是无穷小量.

3. 当 $x\to0$ 时，$1-\cos x$ 是 x 的几阶无穷小量？

解　因为 $\lim\limits_{x\to0}\dfrac{1-\cos x}{x^2}=\lim\limits_{x\to0}\dfrac{\dfrac{1}{2}x^2}{x^2}=\dfrac{1}{2}$，所以当 $x\to0$ 时，$1-\cos x$ 是 x 的二阶无穷小量.

4. 计算过程 $\lim\limits_{x\to1}\dfrac{x}{x-1}=\dfrac{\lim\limits_{x\to1}x}{\lim\limits_{x\to1}(x-1)}=\infty$ 对否？

解　错. 分母 $\lim\limits_{x\to1}(x-1)=0$，故不能用商的极限运算法则. 因为 $\lim\limits_{x\to1}\dfrac{x-1}{x}=\dfrac{\lim\limits_{x\to1}(x-1)}{\lim\limits_{x\to1}x}=\dfrac{0}{1}=0$，由无穷小量与无穷大量的关系，所以 $\lim\limits_{x\to1}\dfrac{x}{x-1}=\infty$.

5. 无穷小量可通过它们比值的极限来比较其趋于零的快慢程度，无穷大量是否也可类似地比较它们趋于无穷大的快慢程度呢？

解　可以.

6. 当 $x\rightarrow\infty$ 时, $f(x)=x^3\cos x$ 是无穷大量吗,它有界吗?

解　以 $x\rightarrow+\infty$ 来分析.在 x 中选项取两个子数列: $x_{n_k}=2k\pi,x'_{n_k}=\dfrac{\pi}{2}+2k\pi,(k=0,1,2,\cdots)$,讨论了函数 $f(x)=x^3\cos x$ 在这两个子数列上的取值情况,有

$$f(x_{n_k})=(2k\pi)^3\cdot1=(2k\pi)^3\rightarrow+\infty(k\rightarrow+\infty),f(x'_{n_k})=\left(\dfrac{\pi}{2}+2k\pi\right)^3\cdot0=0\rightarrow0(k\rightarrow+\infty),$$

由此看到当 $x\rightarrow+\infty$ 时, $f(x)$ 在子数列 $\{x_{n_k}\}$ 上的取值越来越大,在子数列 $\{x'_{n_k}\}$ 上的取值始终为 0 ,因此,当 $x\rightarrow+\infty$ 时, $f(x)=x^3\cos x$ 既不是无穷小量,也不是无穷大量,并且是无界的.所以当 $x\rightarrow\infty$ 时, $f(x)=x^3\cos x$ 不是无穷小量,也不是无穷大量,且是无界的.

7. 若 $\lim\limits_{n\rightarrow\infty}x_n=1$,则 $\lim\limits_{n\rightarrow\infty}\dfrac{x_{n-1}+x_n+x_{n+1}}{3}$ 的值为多少?

解　若 $\lim\limits_{n\rightarrow\infty}x_n=1$,则 $\lim\limits_{n\rightarrow\infty}\dfrac{x_{n-1}+x_n+x_{n+1}}{3}=\lim\limits_{n\rightarrow\infty}\dfrac{x_{n-1}}{3}+\lim\limits_{n\rightarrow\infty}\dfrac{x_n}{3}+\lim\limits_{n\rightarrow\infty}\dfrac{x_{n+1}}{3}=\dfrac{1}{3}+\dfrac{1}{3}+\dfrac{1}{3}=1.$

练习题1-3

1. 若函数 $f(x)$ 在点 x_0 处间断,能断言 $\lim\limits_{x\rightarrow x_0}f(x)$ 不存在吗?

解　不能.如 $f(x)=\begin{cases}x^2,&x\neq0\\2,&x=0\end{cases}$,显然 $f(x)$ 在点 $x=0$ 间断,但 $\lim\limits_{x\rightarrow0}f(x)=0.$

2. 分段函数是否一定有间断点?

解　不一定.例如: $f(x)=|x|=\begin{cases}x,&x\geqslant0\\-x,&x<0\end{cases}$ 是一个分段函数,但 $f(x)$ 在 $(-\infty,+\infty)$ 内均连续.

3. 若 $f(x)$ 在点 x_0 处连续, $g(x)$ 在点 x_0 间断,能否断定 $f(x)+g(x)$ 在点 x_0 必间断? 若 $f(x)$ 、 $g(x)$ 在点 x_0 都间断,能否断定 $f(x)+g(x)$ 在点 x_0 间断?

解　若函数 $f(x)$ 在点 x_0 处连续, $g(x)$ 在点 x_0 间断,可以断定 $f(x)+g(x)$ 在点 x_0 必间断;因为若 $f(x)+g(x)$ 在点 x_0 处连续,则

$$\lim\limits_{x\rightarrow x_0}g(x)=\lim\limits_{x\rightarrow x_0}\left[(f(x)+g(x))-f(x)\right]=(f(x_0)+g(x_0))-f(x_0)=g(x_0)$$

成立,说明 $g(x)$ 在点 x_0 连续,与题设 $g(x)$ 在点 x_0 间断矛盾,故 $f(x)+g(x)$ 在点 x_0 必间断.

若 $f(x)$ 、 $g(x)$ 在点 x_0 都间断,则不能断定 $f(x)+g(x)$ 在点 x_0 间断,例如函数 $f(x)=1+\dfrac{1}{x}$ 、 $g(x)=1-\dfrac{1}{x}$ 在 $x=0$ 处无意义,即在该点间断,但 $f(x)+g(x)=\left(1+\dfrac{1}{x}\right)+\left(1-\dfrac{1}{x}\right)=2$ 在 $x=0$ 点连续.

4. 开区间连续的函数是否必有最大值、最小值,又是否必定没有最大值、最小值?

解　开区间连续的函数未必有最大值、最小值,例如函数 $y=x$ 在开区间 $(-1,1)$ 内连续,但它在该区间内没有最大值、最小值.

开区间连续的函数未必没有最大值、最小值,例如函数 $y=\sin x$ 在开区间 $(0,2\pi)$ 内连续,它在该区间内有最大值 $f\left(\dfrac{\pi}{2}\right)=1$,也有最小值 $f\left(\dfrac{3\pi}{2}\right)=-1.$

5. 若 $f(x)$ 在 $[a,b]$ 上有定义,在 (a,b) 内连续,且 $f(a)f(b)<0$,能否保证方程 $f(x)=0$ 在 (a,b)

内必有实根?

解　不能.例如函数 $f(x)=\begin{cases}1, & x=1,\\ 3, & 1<x<2,\\ -1, & x=2,\end{cases}$ 显然 $f(x)$ 在 $[1,2]$ 上有定义,在 $(1,2)$ 内连续,且

$f(1)f(2)=-1<0$,但方程 $f(x)=0$ 在 $(1,2)$ 内没有实根.

6. 证明方程 $x=\sin x+2$ 至少有一个不超过 3 的实根.

证明　设 $\phi(x)=x-\sin x-2$,显然 $\phi(x)$ 是一个初等函数,在 $(-\infty,+\infty)$ 内连续,在 $[-3,+3]$ 上当然连续,又 $\phi(3)=3-\sin 3-2=1-\sin 3>0$,$\phi(-3)=-3-\sin(-3)-2=-5+\sin 3<0$,由闭区间上连续函数的介值定理,在 $(-3,3)$ 内至少存在一点 δ,使得 $\phi(\delta)=0$,即有 $\delta-\sin\delta-2=0$,也即方程 $x=\sin x+2$ 至少有一个不超过 3 的实根 δ.

复习题一

1. 求下列函数的定义域:

(1) $y=\sqrt{(x+2)(x-1)}$;

解　$(x+2)(x-1)\geqslant 0\Rightarrow x\geqslant 1$　或　$x\leqslant -2\Rightarrow x\in(-\infty,-2]\cup[1,+\infty)$.

(2) $y=\arccos(x-3)$;

解　$-1\leqslant x-3\leqslant 1\Rightarrow 2\leqslant x\leqslant 4\Rightarrow x\in[2,4]$.

(3) $y=\lg\dfrac{x-1}{x+2}$;

解　$\dfrac{x-1}{x+2}>0\Rightarrow(x-1)(x+2)>0\Rightarrow x>1$　或　$x<-2\Rightarrow x\in(-\infty,-2)\cup(1,+\infty)$.

(4) $y=\dfrac{\sqrt{\ln(2+x)}}{x(x-4)}$;

解　$\begin{cases}\ln(2+x)\geqslant 0\\ 2+x>0\\ x(x-4)\neq 0\end{cases}\Rightarrow\begin{cases}2+x\geqslant 1\\ x>-2\\ x\neq 0\text{ 且 }x\neq 4\end{cases}\Rightarrow x\geqslant -1\text{ 且 }x\neq 0,x\neq 4\Rightarrow x\in[-1,0)\cup(0,4)\cup(4,+\infty)$.

(5) $y=\dfrac{1}{\sqrt{2-x^2}}+\arcsin\left(\dfrac{1}{2}x-1\right)$;

解　$\begin{cases}2-x^2>0\\ -1\leqslant\dfrac{1}{2}x-1\leqslant 1\end{cases}\Rightarrow\begin{cases}-\sqrt{2}<x<\sqrt{2}\\ 0\leqslant x\leqslant 4\end{cases}\Rightarrow 0\leqslant x<\sqrt{2}\Rightarrow x\in[0,\sqrt{2})$.

(6) $y=\dfrac{x}{\sin x}$.

解　$\sin x\neq 0\Rightarrow x\neq k\pi\Rightarrow x\in\{x:x\neq k\pi(k\in\mathbb{Z})\}$.

2. 设 $f(x)=\begin{cases}1+x^2, & x<0,\\ \dfrac{1}{2}, & x=0, \\ -x, & x>0,\end{cases}$ 求 $f(0)$，$f\left(\dfrac{1}{2}\right)$，$f\left(\lg\dfrac{1}{2}\right)$.

解　$f(0)=\dfrac{1}{2}$，$f\left(\dfrac{1}{2}\right)=-\dfrac{1}{2}$，$f\left(\lg\dfrac{1}{2}\right)=1+\left(\lg\dfrac{1}{2}\right)^2=1+(\lg 1-\lg 2)^2=1+(\lg 2)^2.$

3. 设函数 $y=f(x)$ 的定义域为 $[0,1]$，求下列函数的定义域：

（1）$f\left(x+\dfrac{1}{3}\right)+f\left(x-\dfrac{1}{3}\right)$；

解　$\begin{cases}0\leqslant x+\dfrac{1}{3}\leqslant 1\\ 0\leqslant x-\dfrac{1}{3}\leqslant 1\end{cases}\Rightarrow\begin{cases}-\dfrac{1}{3}\leqslant x\leqslant\dfrac{2}{3}\\ \dfrac{1}{3}\leqslant x\leqslant\dfrac{4}{3}\end{cases}\Rightarrow\dfrac{1}{3}\leqslant x\leqslant\dfrac{2}{3}\Rightarrow x\in\left[\dfrac{1}{3},\dfrac{2}{3}\right].$

（2）$f(\sin x)$；

解　$0\leqslant\sin x\leqslant 1\Rightarrow 2k\pi\leqslant x\leqslant(2k+1)\pi\Rightarrow x\in[2k\pi,(2k+1)\pi]\ (k\in\mathbb{Z}).$

（3）$f(\ln x+1)$；

解　因为 $0\leqslant\ln x+1\leqslant 1$，$\ln e^{-1}=-1\leqslant\ln x\leqslant 0=\ln 1$，所以，$\dfrac{1}{e}\leqslant x\leqslant 1$，即 $x\in\left[\dfrac{1}{e},1\right].$

（4）$f(x^2)$.

解　因为 $0\leqslant x^2\leqslant 1$，$(x+1)(x-1)\leqslant 0$，所以 $-1\leqslant x\leqslant 1$，即 $x\in[-1,1].$

4. 写出 y 关于 x 的复合函数：

（1）$y=\lg u,u=\tan(x+1)$；

解　$y=\lg\tan(x+1),x\in\left(k\pi-1,k\pi+\dfrac{\pi}{2}-1\right)(k\in\mathbb{Z}).$

（2）$y=u^3,u=\sqrt{x^2+1}$；

解　$y=(x^2+1)^{\frac{3}{2}},x\in(-\infty,+\infty).$

（3）$y=u+\sin u,u=1-v,v=x^3$；

解　$y=1-x^3+\sin(1-x^3),x\in(-\infty,+\infty).$

（4）$y=e^u,u=v^2,v=\sin\omega,\omega=\dfrac{1}{x}$.

解　$y=e^{\sin^2\frac{1}{x}},x\in(-\infty,0)\cup(0,+\infty).$

5. 指出下列函数是由哪些基本初等函数或简单函数复合而成：

（1）$y=e^{\arctan(2x+1)}$；　**解**　$y=e^u,u=\arctan v,v=2x+1.$

（2）$y=\sqrt{\sin^3(x+2)}$；　**解**　$y=u^{\frac{3}{2}},u=\sin v,v=x+2.$

（3）$y=\tan\sqrt{\dfrac{1+x}{1-x}}$；　**解**　$y=\tan u,u=v^{\frac{1}{2}},v=\dfrac{1+x}{1-x}.$

（4）$y=\cos\ln^3\sqrt{x^2+1}$；　**解**　$y=\cos u,u=v^3,v=\dfrac{1}{2}\ln\omega,\omega=x^2+1.$

6. 已知 $f(e^x+1)=e^{2x}+e^x+1$，求 $f(x)$ 表达式.

解法1　令 $e^x+1=t$，则 $e^x=t-1$，代入 $f(e^x+1)=e^{2x}+e^x+1$，得 $f(t)=(t-1)^2+(t-1)+1=t^2-t+1$，即

有 $f(x)=x^2-x+1$.

解法2　$f(e^x+1)=e^{2x}+e^x+1=(e^{2x}+2e^x+1)-e^x=(e^x+1)^2-(e^x+1)+1$，即有 $f(x)=x^2-x+1$.

7. 已知 $f\left(\tan x+\dfrac{1}{\tan x}\right)=\tan^2 x+\dfrac{1}{\tan^2 x}+3, x\neq k\pi(k=0,\pm1,\pm2,\cdots)$，求 $f(x)$ 的表达式.

解　$f\left(\tan x+\dfrac{1}{\tan x}\right)=\tan^2 x+\dfrac{1}{\tan^2 x}+3=\left(\tan x+\dfrac{1}{\tan x}\right)^2+1$，即 $f(x)=x^2+1$.

8. 求下列数列的极限：

(1) $\lim\limits_{n\to\infty}(\sqrt{n+1}-\sqrt{n})$；

解　$\lim\limits_{n\to\infty}(\sqrt{n+1}-\sqrt{n})=\lim\limits_{n\to\infty}\dfrac{(\sqrt{n+1}-\sqrt{n})(\sqrt{n+1}+\sqrt{n})}{(\sqrt{n+1}+\sqrt{n})}=\lim\limits_{n\to\infty}\dfrac{1}{(\sqrt{n+1}+\sqrt{n})}$

$$=\lim\limits_{n\to\infty}\dfrac{\dfrac{1}{\sqrt{n}}}{\sqrt{1+\dfrac{1}{n}}+1}=\dfrac{0}{0+1}=0.$$

(2) $\lim\limits_{n\to\infty}\dfrac{\sqrt{n}\sin n}{n+1}$；

解　$|\sin n|\leqslant 1$ 且 $\lim\limits_{n\to\infty}\dfrac{\sqrt{n}}{n+1}=\lim\limits_{n\to\infty}\dfrac{\dfrac{1}{\sqrt{n}}}{1+\dfrac{1}{n}}=\dfrac{0}{1+0}=0$，　$\therefore\ \lim\limits_{n\to\infty}\dfrac{\sqrt{n}\sin n}{n+1}=0.$

(3) $\lim\limits_{n\to\infty}\left(\dfrac{1}{n^2}+\dfrac{2}{n^2}+\cdots+\dfrac{n-1}{n^2}\right)$.

解　$\lim\limits_{n\to\infty}\left(\dfrac{1}{n^2}+\dfrac{2}{n^2}+\cdots+\dfrac{n-1}{n^2}\right)=\lim\limits_{n\to\infty}\dfrac{1}{n^2}(1+2+\cdots+n-1)=\lim\limits_{n\to\infty}\dfrac{1}{n^2}\cdot\dfrac{(n-1)(1+n-1)}{2}$

$$=\dfrac{1}{2}\lim\limits_{n\to\infty}\dfrac{n-1}{n}=\dfrac{1}{2}\lim\limits_{n\to\infty}\left(1-\dfrac{1}{n}\right)=\dfrac{1}{2}(1-0)=\dfrac{1}{2}.$$

9. 求下列函数的极限：

(1) $\lim\limits_{x\to 1}\dfrac{x^3-1}{x-1}=\lim\limits_{x\to 1}\dfrac{(x-1)(x^2+x+1)}{x-1}=\lim\limits_{x\to 1}(x^2+x+1)=(-1)^2+(-1)+1=1$

或　$\lim\limits_{x\to -1}\dfrac{x^3-1}{x-1}=\dfrac{\lim\limits_{x\to -1}(x^3-1)}{\lim\limits_{x\to -1}(x-1)}=\dfrac{(-1)^3-1}{-1-1}=\dfrac{-2}{-2}=1.$

(2) $\lim\limits_{x\to 1}\dfrac{x^2-1}{2x^2-x-1}=\lim\limits_{x\to 1}\dfrac{(x+1)(x-1)}{(2x+1)(x-1)}=\lim\limits_{x\to 1}\dfrac{x+1}{2x+1}=\dfrac{1+1}{2\times 1+1}=\dfrac{2}{3}.$

(3) $\lim\limits_{x\to\infty}\dfrac{x^2-1}{3x^2-x-1}=\lim\limits_{x\to\infty}\dfrac{1-\dfrac{1}{x^2}}{3-\dfrac{1}{x}-\dfrac{1}{x^2}}=\dfrac{\lim\limits_{x\to\infty}\left(1-\dfrac{1}{x^2}\right)}{\lim\limits_{x\to\infty}\left(3-\dfrac{1}{x}-\dfrac{1}{x^2}\right)}=\dfrac{1-0}{3-0-0}=\dfrac{1}{3}.$

(4) 因为 $\lim\limits_{x\to 1}\dfrac{x^2-5x+4}{2x-1}=\dfrac{\lim\limits_{x\to 1}(x^2-5x+4)}{\lim\limits_{x\to 1}(2x-1)}=\dfrac{0}{1}=0$，所以 $\lim\limits_{x\to 1}\dfrac{2x-1}{x^2-5x+4}=\infty.$

(5) $\lim\limits_{x\to 3} \dfrac{\sqrt{x+13}-2\sqrt{x+1}}{x^2-9} = \lim\limits_{x\to 3} \dfrac{\left(\sqrt{x+13}-2\sqrt{x+1}\right)\left(\sqrt{x+13}+2\sqrt{x+1}\right)}{(x^2-9)\left(\sqrt{x+13}+2\sqrt{x+1}\right)}$

$\qquad = \lim\limits_{x\to 3} \dfrac{(x+13)-4(x+1)}{(x^2-9)\left(\sqrt{x+13}+2\sqrt{x+1}\right)} = \lim\limits_{x\to 3} \dfrac{-3(x-3)}{(x-3)(x+3)\left(\sqrt{x+13}+2\sqrt{x+1}\right)}$

$\qquad = \lim\limits_{x\to 3} \dfrac{-3}{(x+3)\left(\sqrt{x+13}+2\sqrt{x+1}\right)} = \dfrac{-3}{(3+3)\left(\sqrt{3+13}+2\sqrt{3+1}\right)} = \dfrac{-3}{6(4+4)} = -\dfrac{1}{16}.$

(6) $\lim\limits_{x\to +\infty} \dfrac{\sqrt{x^2+1}-1}{x} = \lim\limits_{x\to +\infty}\left(\sqrt{1+\dfrac{1}{x^2}}-\dfrac{1}{x}\right) = \sqrt{1+0}-0 = 1.$

(7) $\lim\limits_{x\to 1}\left(\dfrac{1}{1-x}-\dfrac{2}{1-x^2}\right) = \lim\limits_{x\to 1} \dfrac{(1+x)-2}{1-x^2} = \lim\limits_{x\to 1}\dfrac{x-1}{(1-x)(1+x)} = \lim\limits_{x\to 1}\dfrac{-1}{1+x} = -\dfrac{1}{2}.$

(8) $\lim\limits_{x\to 0}\dfrac{1-\cos x}{x\sin x} = \lim\limits_{x\to 0}\dfrac{2\sin^2\dfrac{x}{2}}{4\times\left(\dfrac{x}{2}\right)^2\dfrac{\sin x}{x}} = \dfrac{1}{2}\lim\limits_{x\to 0}\dfrac{\left[\dfrac{\sin\dfrac{x}{2}}{\dfrac{x}{2}}\right]^2\times\dfrac{1}{\lim\limits_{x\to 0}\dfrac{\sin x}{x}}}{} = \dfrac{1}{2}\times 1^2\times 1 = \dfrac{1}{2}$

或 $\lim\limits_{x\to 0}\dfrac{1-\cos x}{x\sin x} = \lim\limits_{x\to 0}\dfrac{1-\cos x}{\sin x}\cdot\dfrac{1}{x} = \lim\limits_{x\to 0}\tan\dfrac{x}{2}\cdot\dfrac{1}{x} = \lim\limits_{x\to 0}\dfrac{\sin\dfrac{x}{2}}{2\times\dfrac{x}{2}}\cdot\dfrac{1}{\cos\dfrac{x}{2}} = \dfrac{1}{2}\times 1\times 1 = \dfrac{1}{2}.$

(9) $\lim\limits_{x\to 1}\left[(1-x)\tan\left(\dfrac{\pi}{2}x\right)\right] = \lim\limits_{x\to 1}\left[(1-x)\cot\left(\dfrac{\pi}{2}-\dfrac{\pi}{2}x\right)\right]$

$\qquad = \lim\limits_{x\to 1}\left\{\dfrac{\dfrac{\pi}{2}(1-x)}{\sin\left[\dfrac{\pi}{2}(1-x)\right]}\cdot\dfrac{\cos\left[\dfrac{\pi}{2}(1-x)\right]}{\dfrac{\pi}{2}}\right\} = 1\times\dfrac{2}{\pi} = \dfrac{2}{\pi}.$

或设 $1-x=t$，当 $x\to 1$ 时，有 $t\to 0$，于是

$$\lim\limits_{x\to 1}\left[(1-x)\tan\left(\dfrac{\pi}{2}x\right)\right] = \lim\limits_{t\to 0}\left\{t\tan\left[\dfrac{\pi}{2}(1-t)\right]\right\} = \lim\limits_{t\to 0}\left[t\cot\left(\dfrac{\pi}{2}t\right)\right] = \lim\limits_{t\to 0}\left[\dfrac{t}{\sin\left(\dfrac{\pi}{2}t\right)}\cos\left(\dfrac{\pi}{2}t\right)\right]$$

$$= \dfrac{2}{\pi}\lim\limits_{t\to 0}\left[\dfrac{\dfrac{\pi}{2}t}{\sin\left(\dfrac{\pi}{2}t\right)}\cdot\cos\left(\dfrac{\pi}{2}t\right)\right] = \dfrac{2}{\pi}\lim\limits_{t\to 0}\dfrac{\dfrac{\pi}{2}t}{\sin\left(\dfrac{\pi}{2}t\right)}\cdot\lim\limits_{t\to 0}\cos\left(\dfrac{\pi}{2}t\right) = \dfrac{2}{\pi}\times 1\times 1 = \dfrac{2}{\pi}.$$

(10) $\lim\limits_{x\to 0}\dfrac{\tan x-\sin x}{x^3} = \lim\limits_{x\to 0}\left(\dfrac{\sin x}{x}\cdot\dfrac{1-\cos x}{x^2}\cdot\dfrac{1}{\cos x}\right) = \lim\limits_{x\to 0}\left(\dfrac{\sin x}{x}\cdot\dfrac{2\sin^2\dfrac{x}{2}}{x^2}\cdot\dfrac{1}{\cos x}\right)$

$\qquad = \dfrac{1}{2}\lim\limits_{x\to 0}\dfrac{\sin x}{x}\cdot\dfrac{\sin^2\dfrac{x}{2}}{\left(\dfrac{x}{2}\right)^2}\cdot\dfrac{1}{\cos x} = \dfrac{1}{2}\times 1\times 1^2\times 1 = \dfrac{1}{2}.$

(11) $\lim\limits_{x\to 1} x^{\frac{2}{1-x}} = \lim\limits_{x\to 1} \left[1-(1-x)\right]^{\frac{-1}{1-x}\cdot(-2)} = \left[\lim\limits_{x\to 1}\left[1-(1-x)\right]^{\frac{-1}{1-x}}\right]^{-2} = \mathrm{e}^{-2} = \dfrac{1}{\mathrm{e}^2}.$

(12) $\lim\limits_{x\to 0}(1-3x)^{\frac{1}{x}} = \lim\limits_{x\to 0}(1-3x)^{\frac{1}{-3x}\cdot(-3)} = \left[\lim\limits_{x\to 0}(1-3x)^{\frac{1}{-3x}}\right]^{-3} = \mathrm{e}^{-3} = \dfrac{1}{\mathrm{e}^3}.$

(13) $\lim\limits_{x\to\infty}\left(\dfrac{x-1}{1+x}\right)^{x-1} = \lim\limits_{x\to\infty}\left(\dfrac{1+x-2}{1+x}\right)^{x-1} = \lim\limits_{x\to\infty}\left(1-\dfrac{2}{1+x}\right)^{2\cdot\frac{1+x}{2}-2}$

$$= \lim\limits_{x\to\infty}\left[\left(1-\dfrac{2}{1+x}\right)^{-\frac{1+x}{2}}\right]^{-2}\cdot\lim\limits_{x\to\infty}\left(1-\dfrac{2}{1+x}\right)^{-2} = \mathrm{e}^{-2}\times 1 = \dfrac{1}{\mathrm{e}^2}$$

或 $\lim\limits_{x\to\infty}\left(\dfrac{x-1}{1+x}\right)^{x-1} = \lim\limits_{x\to\infty}\left(\dfrac{1+x}{x-1}\right)^{-(x-1)} = \lim\limits_{x\to\infty}\left(1+\dfrac{2}{x-1}\right)^{\frac{x-1}{2}\cdot(-2)} = \mathrm{e}^{-2} = \dfrac{1}{\mathrm{e}^2}.$

(14) $\lim\limits_{x\to 0}\dfrac{x+\ln(1+x)}{3x-\ln(1+x)} = \lim\limits_{x\to 0}\dfrac{1+\dfrac{1}{x}\ln(1+x)}{3-\dfrac{1}{x}\ln(1+x)} = \lim\limits_{x\to 0}\dfrac{1+\ln(1+x)^{\frac{1}{x}}}{3-\ln(1+x)^{\frac{1}{x}}} = \dfrac{1+\ln\mathrm{e}}{3-\ln\mathrm{e}} = 1.$

(15) $\lim\limits_{x\to -1}\dfrac{\ln(2+x)}{\sqrt[3]{1+2x}+1} = \lim\limits_{x\to -1}\dfrac{\ln(2+x)\left[\left(\sqrt[3]{1+2x}\right)^2-\sqrt[3]{1+2x}+1\right]}{\left(\sqrt[3]{1+2x}\right)^3+1^3}$

$$= \lim\limits_{x\to -1}\dfrac{\ln(2+x)\left[\left(\sqrt[3]{1+2x}\right)^2-\sqrt[3]{1+2x}+1\right]}{2(1+x)}$$

$$= \dfrac{1}{2}\lim\limits_{x\to -1}\dfrac{1}{1+x}\ln(2+x)\cdot\lim\limits_{x\to -1}\left[\left(\sqrt[3]{1+2x}\right)^2-\sqrt[3]{1+2x}+1\right]$$

$$= \dfrac{1}{2}\ln\lim\limits_{x\to -1}\left[1+(1+x)\right]^{\frac{1}{1+x}}\cdot(1+1+1) = \dfrac{1}{2}\ln\mathrm{e}\cdot 3\ \dfrac{3}{2}.$$

(16) $\lim\limits_{x\to\infty}\left(\dfrac{2x+3}{2x+1}\right)^{x+1} = \lim\limits_{x\to\infty}\left[1+\dfrac{2}{2x+1}\right]^{\frac{2x+1}{2}+\frac{1}{2}} = \lim\limits_{x\to\infty}\left\{\left[1+\dfrac{2}{2x+1}\right]^{\frac{2x+1}{2}}\cdot\left[1+\dfrac{2}{2x+1}\right]^{\frac{1}{2}}\right\}$

$$= \lim\limits_{x\to\infty}\left[1+\dfrac{2}{2x+1}\right]^{\frac{2x+1}{2}}\cdot\lim\limits_{x\to\infty}\left[1+\dfrac{2}{2x+1}\right]^{\frac{1}{2}} = \mathrm{e}\cdot 1 = \mathrm{e}.$$

10. 已知 $\lim\limits_{x\to 1}\dfrac{x^2+bx+6}{1-x} = 5$,试确定 b 的值.

解 $\lim\limits_{x\to 1}(1-x) = 0$,为无穷小量,又已知 $\lim\limits_{x\to 1}\dfrac{x^2+bx+6}{1-x} = 5$,则 x^2+bx+6 是与 $1-x$ 在 $x\to 1$ 时是同阶无穷小量,于是有 $\lim\limits_{x\to 1}(x^2+bx+6) = 0$,得 $b = -7$.

11. 已知极限 $\lim\limits_{x\to +\infty}(2x-\sqrt{ax^2-x+1})$ 存在,试确定 a 的值,并求出极限值.

解 $\lim\limits_{x\to +\infty}(2x-\sqrt{ax^2-x+1}) = \lim\limits_{x\to +\infty}\dfrac{4x^2-(ax^2-x+1)}{2x+\sqrt{ax^2-x+1}} = \lim\limits_{x\to +\infty}\dfrac{(4-a)x^2+x-1}{2x+\sqrt{ax^2-x+1}}$,已知该极限存在,必有

$4-a = 0$,即 $a = 4$(此处可以用反证法证明),且

$$\lim\limits_{x\to +\infty}(2x-\sqrt{ax^2-x+1}) = \lim\limits_{x\to +\infty}\dfrac{x-1}{2x+\sqrt{4x^2-x+1}} = \lim\limits_{x\to +\infty}\dfrac{1-\dfrac{1}{x}}{2+\sqrt{4-\dfrac{1}{x}+\dfrac{1}{x^2}}} = \dfrac{1}{4}.$$

12. 当 $x \to 0$ 时,将下列函数与 x 进行比较,哪些是高阶无穷小量,哪些是低阶无穷小量,哪些是同阶无穷小量,哪些是等价无穷小量?

(1) $\tan^3 x$;

解 $\lim\limits_{x \to 0} \dfrac{\tan^3 x}{x} = \lim\limits_{x \to 0} \dfrac{\sin^3 x}{x \cos^3 x} = \lim\limits_{x \to 0} \left(\dfrac{\sin x}{x} \right)^3 \cdot \lim\limits_{x \to 0} \left(\dfrac{x^2}{\cos^3 x} \right) = 1^3 \times 0 = 0$,所以当 $x \to 0$ 时,$\tan^3 x$ 是 x 的高阶无穷小量.

(2) $\sqrt{1+x^2} - 1$;

解 $\lim\limits_{x \to 0} \dfrac{\sqrt{1+x^2} - 1}{x} = \lim\limits_{x \to 0} \dfrac{x^2}{x(\sqrt{1+x^2} + 1)} = \lim\limits_{x \to 0} \dfrac{x}{\sqrt{1+x^2} + 1} = \dfrac{0}{1+1} = 0$,所以当 $x \to 0$ 时,$\sqrt{1+x^2} - 1$ 是 x 的高阶无穷小量.

(3) $\csc x - \cot x$;

解 $\lim\limits_{x \to 0} \dfrac{\csc x - \cot x}{x} = \lim\limits_{x \to 0} \dfrac{1}{x} \left(\dfrac{1}{\sin x} - \dfrac{\cos x}{\sin x} \right) = \lim\limits_{x \to 0} \dfrac{1 - \cos x}{x \sin x} = \lim\limits_{x \to 0} \dfrac{x}{\sin x} \cdot \dfrac{1 - \cos x}{x^2}$

$= \lim\limits_{x \to 0} \dfrac{x}{\sin x} \cdot \dfrac{2 \sin^2 \dfrac{x}{2}}{4 \cdot \left(\dfrac{x}{2} \right)^2} = \dfrac{1}{2} \times 1 \times 1^2 = \dfrac{1}{2}$,所以当 $x \to 0$ 时,$\csc x - \cot x$ 是 x 同阶无穷小量.

(4) $x + x^2 \sin \dfrac{1}{x}$;

解 $\lim\limits_{x \to 0} \dfrac{x + x^2 \sin \dfrac{1}{x}}{x} = \lim\limits_{x \to 0} \left(1 + x \sin \dfrac{1}{x} \right)$,因为 $\lim\limits_{x \to 0} x = 0$,$\because \lim\limits_{x \to 0} x = 0$,且 $\left| \sin \dfrac{1}{x} \right| \leqslant 1$,所以 $\lim\limits_{x \to 0} x \sin \dfrac{1}{x} = $

0,则 $\lim\limits_{x \to 0} \dfrac{x + x^2 \sin \dfrac{1}{x}}{x} = \lim\limits_{x \to 0} \left(1 + x \sin \dfrac{1}{x} \right) = 1 + 0 = 1$,故当 $x \to 0$ 时,$x + x^2 \sin \dfrac{1}{x}$ 与 x 是同阶无穷小量,并且是等价无穷小量.

(5) $\cos \left[\dfrac{\pi}{2} (1-x) \right]$;

解 $\lim\limits_{x \to 0} \dfrac{\cos \left[\dfrac{\pi}{2} (1-x) \right]}{x} = \lim\limits_{x \to 0} \dfrac{\cos \left(\dfrac{\pi}{2} - \dfrac{\pi}{2} x \right)}{x} = \lim\limits_{x \to 0} \dfrac{\sin \left(\dfrac{\pi}{2} x \right)}{x} = \lim\limits_{x \to 0} \dfrac{\sin \left(\dfrac{\pi}{2} x \right)}{\dfrac{2}{\pi} \cdot \dfrac{\pi}{2} x} = \dfrac{\pi}{2}$,所以当

$x \to 0$ 时,$\cos \dfrac{\pi}{2} (1-x)$ 与是同阶无穷小量.

(6) $\sqrt{1+\tan x} - \sqrt{1-\sin x}$.

解 $\lim\limits_{x \to 0} \dfrac{\sqrt{1+\tan x} - \sqrt{1-\sin x}}{x} = \lim\limits_{x \to 0} \dfrac{(1+\tan x) - (1-\sin x)}{x(\sqrt{1+\tan x} + \sqrt{1-\sin x})}$

$= \lim\limits_{x \to 0} \dfrac{\tan x + \sin x}{x(\sqrt{1+\tan x} + \sqrt{1-\sin x})} = \lim\limits_{x \to 0} \left[\dfrac{\sin x}{x} \cdot \left(\dfrac{1}{\cos x} + 1 \right) \cdot \dfrac{1}{\sqrt{1+\tan x} + \sqrt{1-\sin x}} \right] = 1$,所以

当 $x \to 0$ 时,$\sqrt{1+\tan x} - \sqrt{1-\sin x}$ 与 x 是等价无穷小量.

13. 已知当 $x \to 0$ 时，$\sqrt{1+ax^2}-1$ 与 $\sin^2 x$ 是等价无穷小量，求 a 的值.

解 由已知，有 $1 = \lim\limits_{x \to 0} \dfrac{\sqrt{1+ax^2}-1}{\sin^2 x} = \lim\limits_{x \to 0} \dfrac{ax^2}{(\sqrt{1+ax^2}+1)\sin^2 x} = \lim\limits_{x \to 0} \left[\left(\dfrac{x}{\sin x}\right)^2 \cdot \dfrac{a}{\sqrt{1+ax^2}+1} \right] = \dfrac{a}{2}$，所以 $a=2$.

14. 设 $f(x) = \begin{cases} e^x, & x<0, \\ a+\ln(1+x), & x \geqslant 0, \end{cases}$ 在 $(-\infty, +\infty)$ 内连续，试确定 a 的值.

解 $f(x)$ 在 $(-\infty, +\infty)$ 内连续，当然在点 $x=0$ 连续，于是有 $\lim\limits_{x \to 0^-} f(x) = f(0)$，即有 $\lim\limits_{x \to 0^-} e^x = a + \ln(1+0) \Rightarrow e^0 = a+0$，所以 $a=1$.

15. 讨论函数 $f(x) = \begin{cases} e^{\frac{1}{x}}, & x<0, \\ 0, & x=0, \\ x\sin\dfrac{1}{x}, & x>0, \end{cases}$ 在点 $x=0$ 处的连续性.

解 因为 $\lim\limits_{x \to 0^-} f(x) = \lim\limits_{x \to 0^-} e^{\frac{1}{x}} = 0$，$\lim\limits_{x \to 0^+} f(x) = \lim\limits_{x \to 0^+} x\sin\dfrac{1}{x} = 0$，所以 $\lim\limits_{x \to 0^-} f(x) = \lim\limits_{x \to 0^+} f(x) = 0 = f(0)$，即 $f(x)$ 在点 $x=0$ 处连续.

16. 讨论函数 $f(x) = \begin{cases} \dfrac{1}{x}\sin x, & x \neq 0, \\ 1, & x=0, \end{cases}$ 在点 $x=0$ 处的连续性.

解 因为 $\lim\limits_{x \to 0} f(x) = \lim\limits_{x \to 0} \dfrac{1}{x}\sin x = 1$，所以 $\lim\limits_{x \to 0} f(x) = f(0) = 1$，即 $f(x)$ 在点 $x=0$ 连续.

17. 设 $f(x) = \begin{cases} \dfrac{\ln(1+ax)}{x}, & x \neq 0, \\ 2, & x=0, \end{cases}$ 在点 $x=0$ 处连续，求 a 值.

解 由已知 $\lim\limits_{x \to 0} f(x) = f(0)$，即 $\lim\limits_{x \to 0} \dfrac{\ln(1+ax)}{x} = 2$，而 $\lim\limits_{x \to 0} \dfrac{\ln(1+ax)}{x} = \ln\lim\limits_{x \to 0}(1+ax)^{\frac{1}{ax} a} = \ln e^a = a$，所以 $a=2$.

18. 确定下列函数的间断点及间断点类型并写出其连续区间.

（1） $y = \dfrac{x}{\ln x}$；

解 $x=1$ 是函数 $f(x)$ 的间断点，因为 $\lim\limits_{x \to 1} \dfrac{x}{\ln x} = \infty$，所以 $x=1$ 是无穷间断点.

$y = \dfrac{x}{\ln x}$ 是初等函数，因此在其定义域 $x \in (0,1) \cup (1,+\infty)$ 内连续，连续区间是 $(0,1) \cup (1,+\infty)$.

（2） $y = \dfrac{x-2}{x^2-5x+6}$；

解 $y = \dfrac{x-2}{x^2-5x+6} = \dfrac{x-2}{(x-2)(x-3)}$ 是初等函数，因此在其定义域 $x \in (-\infty,2) \cup (2,3) \cup (3,+\infty)$ 内连续，$x=2$ 和 $x=3$ 是函数 $f(x)$ 的间断点，连续区间是 $(-\infty,2) \cup (2,3) \cup (3,+\infty)$.

因为 $\lim\limits_{x \to 2} \dfrac{x-2}{x^2-5x+6} = -1$，所以 $x=2$ 为可去间断点；$\lim\limits_{x \to 3} \dfrac{x-2}{x^2-5x+6} = \infty$，所以 $x=3$ 为无穷间断点.

（3）$y=\begin{cases}1-x^2, & x\geqslant 0, \\ \dfrac{\sin|x|}{x}, & x<0;\end{cases}$

解 当 $x>0$ 时，$f(x)=1-x^2$；当 $x<0$ 时，$f(x)=\dfrac{\sin(-x)}{x}=-\dfrac{\sin x}{x}$，它们均为连续的初等函数；又因为

$$\lim_{x\to 0^+}f(x)=\lim_{x\to 0^+}(1-x^2)=1,\lim_{x\to 0^-}f(x)=\lim_{x\to 0^-}\frac{\sin|x|}{x}=\lim_{x\to 0^-}\frac{\sin(-x)}{x}=-\lim_{x\to 0^-}\frac{\sin x}{x}=-1,\text{即}\lim_{x\to 0^-}f(x)\neq\lim_{x\to 0^+}f(x),$$

函数 $f(x)$ 在 $x=0$ 点不连续，即 $x=0$ 是函数 $f(x)$ 的跳跃间断点，连续区间是 $(-\infty,0)\cup(0,+\infty)$.

（4）$f(x)=\lim\limits_{n\to+\infty}\dfrac{1}{1+x^n}(x\geqslant 0)$.

解 因为当 $0\leqslant x<1$ 时，$f(x)=\lim\limits_{n\to+\infty}\dfrac{1}{1+x^n}=1$，当 $x=1$ 时，$f(x)=\lim\limits_{n\to+\infty}\dfrac{1}{1+1^n}=\dfrac{1}{2}$，当 $x>1$ 时，$f(x)=\lim\limits_{n\to+\infty}\dfrac{1}{1+x^n}=0$，所以 $x=1$ 是函数 $f(x)$ 的跳跃间断点，函数的连续区间为 $[0,1)\cup(1,+\infty)$.

19. 设函数 $f(x)$ 在 $[a,b]$ 上连续，且 $f(a)<a,f(b)>b$，证明：方程 $f(x)=x$ 在 (a,b) 内至少有一实根.

证明 设 $\varphi(x)=f(x)-x$，则 $\varphi(x)$ 在 $[a,b]$ 上连续，且有 $\varphi(a)=f(a)-a<0,\varphi(b)=f(b)-b>0$，由闭区间上连续函数的介值定理，在 (a,b) 内至少存在一点 ξ 使 $\varphi(\xi)=0$，可得 $f(\xi)=\xi$，即方程 $f(x)=x$ 在 (a,b) 内至少有一实根 ξ.

20. 设函数 $f(x)$、$g(x)$ 在 $[a,b]$ 上连续，且 $f(a)>g(a),f(b)<g(b)$，证明：在 (a,b) 内，曲线 $y=f(x)$ 与 $y=g(x)$ 至少有一个交点.

证明 设 $\varphi(x)=f(x)-g(x)$，则 $\varphi(x)$ 在 $[a,b]$ 上连续，且有 $\varphi(a)=f(a)-g(a)>0,\varphi(b)=f(b)-g(b)<0$；由闭区间上连续函数的介值定理，在 (a,b) 内至少存在一点 ξ，使 $\varphi(\xi)=0$，可得 $f(\xi)=g(\xi)$，即在 (a,b) 内曲线 $y=f(x)$ 与 $y=g(x)$ 至少有一个交点 $(\xi,f(\xi))$.

第二章 ｜ 一元函数微分学

一、学习目标

掌握 导数、微分的概念及它们之间的关系,导数、微分的几何意义;基本初等函数的求导公式,求导的四则运算法则和复合函数运算法则,运用它们计算初等函数和隐函数的导数;判断函数的增减性与函数图形的凹凸性,求函数的极值和函数图形的拐点;用洛必达(L'Hospital)法则求极限.

熟悉 函数的导数与左导数和右导数之间的关系,函数的可导性与连续性的关系,高阶导数的概念与计算;微分运算法则;函数曲线的渐近线与计算;函数作图的基本步骤与方法,求简单函数最值的方法及其应用.

了解 拉格朗日(Lagrange)中值定理;导数的物理意义、反函数求导法则和对数求导法;微分的简单应用.

二、知识要点

第一节 导数的概念

(一) 导数的定义

1. 函数在 $x=x_0$ 处的导数值 $\lim\limits_{\Delta x \to 0} \dfrac{\Delta y}{\Delta x} = \lim\limits_{\Delta x \to 0} \dfrac{f(x_0+\Delta x)-f(x_0)}{\Delta x} = f'(x_0)$.

2. 导函数 $\lim\limits_{\Delta x \to 0} \dfrac{\Delta y}{\Delta x} = \lim\limits_{\Delta x \to 0} \dfrac{f(x+\Delta x)-f(x)}{\Delta x} = f'(x)$.

注:函数在一点处的导数 $f'(x_0)$,就是导函数 $f'(x)$ 在 $x=x_0$ 处的函数值;导数的实质是增量比的极限,即

$$\text{导数} = \lim_{\text{自变量增量} \to 0} \frac{\text{相应函数值的增量}}{\text{自变量的增量}}.$$

3. 函数在 $x=x_0$ 处的单侧导数

$$\lim_{\Delta x \to 0^+} \frac{\Delta y}{\Delta x} = \lim_{\Delta x \to 0^+} \frac{f(x_0+\Delta x)-f(x_0)}{\Delta x} = f'_+(x_0) \quad \text{和} \quad \lim_{\Delta x \to 0^-} \frac{\Delta y}{\Delta x} = \lim_{\Delta x \to 0^-} \frac{f(x_0+\Delta x)-f(x_0)}{\Delta x} = f'_-(x_0).$$

函数 $f(x)$ 在 $x=x_0$ 处可导的充分必要条件是:函数 $f(x)$ 在 $x=x_0$ 处左导数、右导数都存在且相等,即 $f'_-(x_0) = f'_+(x_0)$.

(二) 利用定义求导数的步骤

1. 求函数增量 Δy.

2. 求函数增量与自变量增量 Δx 的比值 $\dfrac{\Delta y}{\Delta x}$.

3. 求增量比值的极限(如果存在的话)$f'(x)=\lim\limits_{\Delta x \to 0}\dfrac{\Delta y}{\Delta x}=\lim\limits_{\Delta x \to 0}\dfrac{f(x+\Delta x)-f(x)}{\Delta x}$.

(三)导数的几何意义

函数在一点处的导数值就是函数曲线在该点处的切线斜率.

(四)函数可导与连续的关系

如果函数 $y=f(x)$ 在 x 处可导,则函数在 x 处必连续;反之,函数 $y=f(x)$ 在 x 处连续,但在 x 处未必可导.

学习本节内容要正确理解导数的概念,了解导数的意义及可导与连续的关系;导数的概念是本节的重点.

第二节 初等函数的导数

(一)求导基本公式与法则

1. 熟记基本初等函数求导公式.

2. 四则运算求导法则

(1) $(u \pm v)'=u' \pm v'$;

(2) $(uv)'=u'v+uv'$;

(3) $\left(\dfrac{u}{v}\right)'=\dfrac{u'v-uv'}{v^2}$,$(v \neq 0)$.

3. 复合函数求导法则

$\dfrac{dy}{dx}=\dfrac{dy}{du} \cdot \dfrac{du}{dx}$ 或 $y'_x=y'_u u'_x$ 或 $[f(\varphi(x))]'=f'(\varphi(x))\varphi'(x)$.

(二)隐函数求导方法

方程 $F(x,y)=0$ 两端分别对 x 求导即可.在求导过程中注意 y 是 x 的函数,即视 $F(x,y)$ 为 x 的复合函数 $F(x,f(x))$,然后利用复合函数求导法则求导,便可得到 y 对 x 的导数.

(三)高阶导数

二阶以及二阶以上的导数,统称为高阶导数;求高阶导数的方法是直接法,即由高阶导数的定义逐阶求导.

学习本节内容要掌握导数基本公式、四则运算求导法则、函数的求导方法(复合函数、隐函数),会求高阶导数;复合函数求导法则是本节重点,隐函数求导方法是本节难点.

第三节 函数的微分

(一)微分相关概念

1. 微分的定义 函数 $y=f(x)$ 在 $x=x_0$ 处的微分:$dy=f'(x_0)\Delta x$.

2. 可微与可导的关系 函数在一点处可微,则在该点一定可导;函数在一点处可导,则在该点一定可微.

3. 微分的几何意义 函数在一点处的微分等于函数曲线在该点处切线纵坐标的增量.

(二)微分的计算

1. 微分的基本公式与运算法则 源于求导基本公式和运算法则.

2. 微分的一阶形式不变性　　不管 x 是自变量还是中间变量,函数 $y=f(x)$ 的微分形式总是 $\mathrm{d}y=f'(x)\mathrm{d}x$. 微分的一阶形式不变性给出了复合函数求微分的一种方法.

3. 微分的近似计算公式　　当 $|x-x_0|$ 很小时,有 $f(x)\approx f(x_0)+f'(x_0)(x-x_0)$.

学习本节内容要了解微分的概念、性质及其几何意义,会利用微分进行计算,了解微分形式不变性的实质和微分的应用;重点是微分的定义和微分与导数的关系.

第四节　导数的应用

(一)洛必达法则

如果函数 $f(x)$ 与 $g(x)$ 在同一极限变化过程中满足下列条件:

1. $\lim f(x)=0$, $\lim g(x)=0$(或 $\lim f(x)=\infty$, $\lim g(x)=\infty$),即函数 $f(x)$ 和 $g(x)$ 在同一极限变化过程中均为无穷小量(或均为无穷大量);

2. $f'(x)$、$g'(x)$ 均存在,且 $g'(x)\neq 0$;

3. $\lim\dfrac{f'(x)}{g'(x)}$ 存在或为无穷大,则 $\lim\dfrac{f(x)}{g(x)}=\lim\dfrac{f'(x)}{g'(x)}$.

以上极限变化过程可为 $x\to x_0$ 或 $x\to x_0^-$ 或 $x\to x_0^+$ 或 $x\to-\infty$ 或 $x\to+\infty$ 或 $x\to\infty$.洛必达法则是求未定式极限的简便有效的方法,在使用过程中须注意是否满足洛必达法则的三个条件,否则会造成错误.洛必达法则可适用于七种未定式,分别是:$\dfrac{0}{0}$,$\dfrac{\infty}{\infty}$,$0\cdot\infty$,$\infty-\infty$,0^0,1^∞,∞^0,其中对于 $\dfrac{0}{0}$,$\dfrac{\infty}{\infty}$ 型未定式,如果满足洛必达法则的三个条件,可直接用洛必达法则求解,对后五种未定式,可先通过适当变形,化为 $\dfrac{0}{0}$ 或 $\dfrac{\infty}{\infty}$ 型未定式,然后再考虑利用洛必达法则求解.

(二)函数的单调性和极值

1. 判定定理

(1) 函数单调性的判定定理:若函数 $f(x)$ 在区间 (a,b) 内可导,且 $f'(x)>0$(或 $f'(x)<0$),则函数 $f(x)$ 在区间 (a,b) 内单调递增(或单调递减).

(2) 极值的第一判定定理:设函数 $y=f(x)$ 在 x_0 的某邻域内可导,且 $f'(x_0)=0$,则

1) 若 $x<x_0$ 时,$f'(x)>0$;$x>x_0$ 时,$f'(x)<0$,则 $f(x)$ 在 $x=x_0$ 处取得极大值;

2) 若 $x<x_0$ 时,$f'(x)<0$;$x>x_0$ 时,$f'(x)>0$,则 $f(x)$ 在 $x=x_0$ 处取得极小值;

3) 若当 x 在 x_0 左右两侧时,$f'(x)$ 符号恒定,则 $f(x)$ 在 $x=x_0$ 处不取得极值.

(3) 极值的第二判定定理:设函数在 $x=x_0$ 处具有二阶导数 $f''(x_0)$,且 $f'(x_0)=0$,则

1) 当 $f''(x_0)<0$ 时,则 $f(x)$ 在 $x=x_0$ 处取得极大值;

2) 当 $f''(x_0)>0$ 时,则 $f(x)$ 在 $x=x_0$ 处取得极小值;

3) 当 $f''(x_0)=0$ 时,无法判定 $f(x)$ 在 $x=x_0$ 处是否取得极值.

2. 确定函数的单调区间和极值的步骤

(1) 求函数 $f(x)$ 的定义域及一阶导数 $f'(x)$ 和二阶导数 $f''(x)$.

(2) 求出 $f(x)$ 在定义域内的全部驻点及一阶导数不存在的点,以这些点作为分点,把函数的定义域划分成几个子区间;在这些子区间上确定 $f'(x)$ 的符号.

(3) 由函数单调性的判定定理确定函数的单调区间,由第一判定定理或第二判定定理判别这些点是否为极值点,若是,求出该点的函数值,即为极值.

（三）闭区间上连续函数最值的求法

1. 求函数 $f(x)$ 在 (a,b) 内的驻点和不可导点.

2. 求这些点的函数值及区间端点的函数值.

3. 比较大小,其中最大的是函数 $f(x)$ 在 $[a,b]$ 上的最大值,最小的是函数 $f(x)$ 在 $[a,b]$ 上的最小值.

（四）函数曲线的凹凸性和拐点

1. 曲线的凹凸性的判定定理　设函数 $y=f(x)$ 在 (a,b) 内具有二阶导数,则有

（1）若对任意 $x \in (a,b)$,都有 $f''(x)>0$,则函数 $f(x)$ 在 (a,b) 内的图形是凹的.

（2）若对任意 $x \in (a,b)$,都有 $f''(x)<0$,则函数 $f(x)$ 在 (a,b) 内的图形是凸的.

2. 确定函数曲线的凹凸区间和拐点的步骤

（1）求函数 $f(x)$ 的定义域、一阶导数 $f'(x)$ 和二阶导数 $f''(x)$.

（2）求出满足方程 $f''(x)=0$ 的点及导数不存在的点;以这些点作为分界点,把函数的定义域划分成几个子区间;在这些子区间上确定 $f''(x)$ 的符号.

（3）由函数凹凸性的判定定理确定函数的凹凸区间及拐点.

学习本节内容还要了解拉格朗日中值定理、渐近线的概念和求法,会画简单函数的图像.重点是用洛必达法则求极限、函数单调性、极值、最值、凹凸性和拐点.

三、典型例题

1. 设 $\lim\limits_{h \to 0} \dfrac{f(x_0+kh)-f(x_0)}{h}=\dfrac{1}{2}f'(x_0)$,其中 k 为常数,$f'(x_0) \neq 0$,则 $k=$ _____.

分析　因为 $\lim\limits_{h \to 0} \dfrac{f(x_0+kh)-f(x_0)}{h}=k\lim\limits_{h \to 0} \dfrac{f(x_0+kh)-f(x_0)}{kh}=kf'(x_0)$,则 $kf'(x_0)=\dfrac{1}{2}f'(x_0)$,又因为 $f'(x_0) \neq 0$,则有 $k=\dfrac{1}{2}$.

2. 设函数 $f(x)$ 在点 x_0 的某邻域内有定义,则 $f(x)$ 在 $x=x_0$ 处可导的充要条件是（　　）.

A. $\lim\limits_{\Delta x \to 0} \dfrac{f(x_0+\Delta x)-f(x_0-\Delta x)}{\Delta x}$ 存在；

B. $\lim\limits_{n \to \infty} n\left[f\left(x_0+\dfrac{1}{n}\right)-f(x_0)\right]$ 存在 $(n>0)$；

C. $\lim\limits_{t \to \infty} t\left[f(x_0)-f\left(x_0-\dfrac{1}{t}\right)\right]$ 存在；

D. $\lim\limits_{h \to 0} \dfrac{f(x_0+h^2)-f(x_0)}{h^2}$ 存在.

分析　（1）若 $\lim\limits_{\Delta x \to 0} \dfrac{f(x_0+\Delta x)-f(x_0-\Delta x)}{\Delta x}$ 存在,$f(x_0)$ 有定义,则由 $\lim\limits_{\Delta x \to 0} \dfrac{f(x_0+\Delta x)-f(x_0-\Delta x)}{\Delta x}$

$=\lim\limits_{\Delta x \to 0}\left[\dfrac{f(x_0+\Delta x)-f(x_0)}{\Delta x}+\dfrac{f(x_0-\Delta x)-f(x_0)}{-\Delta x}\right]$,不能说明 $\lim\limits_{\Delta x \to 0} \dfrac{f(x_0+\Delta x)-f(x_0)}{\Delta x}$ 存在,例如,$f(x)=$

$|x|$ 在 $x=0$ 处不可导,但 $\lim\limits_{\Delta x \to 0} \dfrac{f(0+\Delta x)-f(0-\Delta x)}{\Delta x}=0$,故选项 A 错误.

（2）若 $\lim\limits_{n \to \infty} n\left[f\left(x_0+\dfrac{1}{n}\right)-f(x_0)\right]$ 存在,令 $\Delta x=\dfrac{1}{n}$,当 $n \to \infty$ 时,$\Delta x \to 0^+$,则

$\lim\limits_{n \to \infty} n\left[f\left(x_0+\dfrac{1}{n}\right)-f(x_0)\right]=\lim\limits_{n \to \infty} \dfrac{f\left(x_0+\dfrac{1}{n}\right)-f(x_0)}{\dfrac{1}{n}}=\lim\limits_{\Delta x \to 0^+} \dfrac{f(x_0+\Delta x)-f(x_0)}{\Delta x}$ 存在,即 $f(x)$ 在 $x=x_0$ 处

右可导,但不能说明 $f(x)$ 在 $x=x_0$ 处可导,故选项 B 错误.

(3) 令 $\Delta x=-\dfrac{1}{t}$,当 $t\to\infty$ 时,$\Delta x\to 0$,则 $\lim\limits_{t\to\infty}t\left[f(x_0)-f\left(x_0-\dfrac{1}{t}\right)\right]=\lim\limits_{t\to\infty}\dfrac{f\left(x_0-\dfrac{1}{t}\right)-f(x_0)}{-\dfrac{1}{t}}=$

$\lim\limits_{\Delta x\to 0}\dfrac{f(x_0+\Delta x)-f(x_0)}{\Delta x}$ 存在,所以选项 C 是 $f(x)$ 在 $x=x_0$ 处可导的充分必要条件,故选项 C 正确.

(4) 令 $\Delta x=h^2$,当 $h\to 0$ 时,$\Delta x\to 0^+$,则 $\lim\limits_{h\to 0}\dfrac{f(x_0+h^2)-f(x_0)}{h^2}=\lim\limits_{\Delta x\to 0^+}\dfrac{f(x_0+\Delta x)-f(x_0)}{\Delta x}$ 存在,即 $f(x)$ 在 $x=x_0$ 处右可导,但不能说明 $f(x)$ 在点 $x=x_0$ 处可导,故选项 D 错误.

3. 设 $f(x)=\begin{cases}\dfrac{1-\cos x}{x}, & x>0,\\ 0, & x=0,\\ x\sin\dfrac{1}{x}, & x<0,\end{cases}$ 则 $f(x)$ 在 $x=0$ 处(　　).

A. 极限不存在;　　　　B. 极限存在,但不连续;　　　　C. 连续,但不可导;　　　　D. 可导.

分析 $f'_{-}(0)=\lim\limits_{x\to 0^-}\dfrac{f(x)-f(0)}{x-0}=\lim\limits_{x\to 0^-}\dfrac{x^2\sin\dfrac{1}{x}-0}{x-0}=\lim\limits_{x\to 0^-}x\sin\dfrac{1}{x}=0,$

$f'_{+}(0)=\lim\limits_{x\to 0^+}\dfrac{f(x)-f(0)}{x-0}=\lim\limits_{x\to 0^+}\dfrac{1-\cos x}{x^2}=\lim\limits_{x\to 0^+}\dfrac{\sin x}{2x}=\dfrac{1}{2}.$

因为 $f'_{-}(0)\ne f'_{+}(0)$,所以 $f(x)$ 在 $x=0$ 处不可导,故选项 D 错误.

因为 $f(0-0)=\lim\limits_{x\to 0^-}x^2\sin\dfrac{1}{x}=0$,$f(0+0)=\lim\limits_{x\to 0^+}\dfrac{1-\cos x}{x}=\lim\limits_{x\to 0^+}\dfrac{\sin x}{1}=0$,$f(0-0)=f(0+0)=0$,所以 $\lim\limits_{x\to 0}f(x)=0$,则 $f(x)$ 在 $x=0$ 处极限存在,故选项 A 错误.又 $f(0)=0$,则 $\lim\limits_{x\to 0}f(x)=f(0)$,所以 $f(x)$ 在 $x=0$ 处连续,故选项 B 错误.

综上,$f(x)$ 在 $x=0$ 处连续,但不可导,故选项 C 正确.

注 求分段函数分段点处的导数,一定要先用定义去求函数在该点处的左、右导数,然后利用左、右导数是否存在且相等来判别函数是否在该点可导.

4. 函数 $y=f(x)$ 由方程 $\mathrm{e}^y+xy+x^2=\mathrm{e}$ 确定,求该函数曲线在 $x=0$ 处的切线与法线方程.

解 将 $x=0$ 代入方程,得 $y=1$.对方程两边关于 x 求导:$\mathrm{e}^y y'+y+xy'+2x=0$.将 $x=0,y=1$ 代入上式,得 $y'(0)=-\mathrm{e}^{-1}$,所以在 $x=0$ 处,$k_{切}=-\mathrm{e}^{-1}$,$k_{法}=\mathrm{e}$.于是,所求切线方程为 $y-1=-\mathrm{e}^{-1}\cdot(x-0)$,即 $y=1-\mathrm{e}^{-1}x$,所求法线方程为 $y-1=\mathrm{e}\cdot(x-0)$,即 $y=1+\mathrm{e}x$.

5. 求下列函数的导数或微分:

(1) $\sin y+x\mathrm{e}^y=1$,求 $\dfrac{\mathrm{d}y}{\mathrm{d}x}$;

解法 1 对方程两边关于 x 求导,$y'\cos y+\mathrm{e}^y+x\mathrm{e}^y y'=0$,于是 $y'=-\dfrac{\mathrm{e}^y}{\cos y+x\mathrm{e}^y}$.

解法 2 $x=\dfrac{1-\sin y}{\mathrm{e}^y}=\mathrm{e}^{-y}-\mathrm{e}^{-y}\sin y$,则 $x'_y=\dfrac{\mathrm{d}x}{\mathrm{d}y}=-\mathrm{e}^{-y}+\mathrm{e}^{-y}\sin y-\mathrm{e}^{-y}\cos y,\dfrac{\mathrm{d}y}{\mathrm{d}x}=\dfrac{1}{x'_y}=$

$$\frac{1}{-e^{-y}+e^{-y}\sin y-e^{-y}\cos y}=\frac{e^{y}}{\sin y-1-\cos y}\left(\text{或}\frac{\mathrm{d}y}{\mathrm{d}x}=-\frac{e^{y}}{\cos y+xe^{y}}\right).$$

（2）$y=(\sin x)^{\cos^{2}x}$，求 $\mathrm{d}y$.

解法 1　对方程两边取对数，$\ln y=\cos^{2}x\ln\sin x$.方程两边关于 x 求导，$\dfrac{1}{y}y'=-2\cos x\sin x\ln\sin x+$

$\cos^{2}x\cdot\dfrac{\cos x}{\sin x}=\dfrac{\cos^{3}x}{\sin x}-\sin 2x\ln\sin x$，于是 $y'=(\sin x)^{\cos^{2}x}\left(\dfrac{\cos^{3}x}{\sin x}-\sin 2x\ln\sin x\right)$，所以 $\mathrm{d}y=y'\mathrm{d}x=$

$(\sin x)^{\cos^{2}x}\left(\dfrac{\cos^{3}x}{\sin x}-\sin 2x\ln\sin x\right)\mathrm{d}x.$

解法 2　由于 $y=(\sin x)^{\cos^{2}x}=e^{\cos^{2}x\ln\sin x}$，于是 $y'=e^{\cos^{2}x\ln\sin x}(\cos^{2}x\ln\sin x)'=(\sin x)^{\cos^{2}x}$

$\left(-2\cos x\sin x\ln\sin x+\cos^{2}x\cdot\dfrac{\cos x}{\sin x}\right)=(\sin x)^{\cos^{2}x}\left(\dfrac{\cos^{3}x}{\sin x}-\sin 2x\ln\sin x\right)$，所以 $\mathrm{d}y=y'\mathrm{d}x=(\sin x)^{\cos^{2}x}$

$\left(\dfrac{\cos^{3}x}{\sin x}-\sin 2x\ln\sin x\right)\mathrm{d}x.$

6. 设 $f(x)$ 具有二阶导数，求下列函数的二阶导数：

（1）$y=xf(e^{x})$；

解　$y'=x'f(e^{x})+x[f(e^{x})]'=f(e^{x})+xf'(e^{x})(e^{x})'=f(e^{x})+xe^{x}f'(e^{x})$，于是 $y''=f'(e^{x})(e^{x})'+$
$x'e^{x}f'(e^{x})+x(e^{x})'f'(e^{x})+xe^{x}f''(e^{x})(e^{x})'=(x+2)e^{x}f'(e^{x})+xe^{2x}f''(e^{x}).$

（2）$y=x^{2}f\left(\dfrac{1}{x}\right).$

解　$y'=(x^{2})'f\left(\dfrac{1}{x}\right)+x^{2}\left[f\left(\dfrac{1}{x}\right)\right]'=2xf\left(\dfrac{1}{x}\right)+x^{2}f'\left(\dfrac{1}{x}\right)\cdot\left(-\dfrac{1}{x^{2}}\right)=2xf\left(\dfrac{1}{x}\right)-f'\left(\dfrac{1}{x}\right).$

$y''=(2x)'f\left(\dfrac{1}{x}\right)+2x\left[f\left(\dfrac{1}{x}\right)\right]'-\left[f'\left(\dfrac{1}{x}\right)\right]'=2f\left(\dfrac{1}{x}\right)-\dfrac{2}{x}f'\left(\dfrac{1}{x}\right)+\dfrac{1}{x^{2}}f''\left(\dfrac{1}{x}\right).$

7. 若函数 $f(x)$ 在 $x=x_{0}$ 处有 $f'(x_{0})=\dfrac{1}{2}$，则当 $\Delta x\to 0$ 时，$f(x)$ 在 $x=x_{0}$ 处的微分 $\mathrm{d}y$ 为（　　）.

A. Δx 的等价无穷小量；　　　　　　B. Δx 的同阶无穷小量；

C. Δx 的低阶无穷小量；　　　　　　D. Δx 的高阶无穷小量.

分析　因为 $f'(x_{0})=\dfrac{1}{2}$，则 $\mathrm{d}y=f'(x_{0})\Delta x=\dfrac{1}{2}\Delta x$，即 $\dfrac{\mathrm{d}y}{\Delta x}=\dfrac{1}{2}$，所以 $\lim\limits_{\Delta x\to 0}\dfrac{\mathrm{d}y}{\Delta x}=\dfrac{1}{2}$.因此 $f(x)$ 在 $x=x_{0}$

处的微分 $\mathrm{d}y$ 是 Δx 的同阶无穷小量.选项 B 正确.

8. 求极限：

（1）$\lim\limits_{x\to+\infty}\left[x-x^{2}\ln\left(1+\dfrac{1}{x}\right)\right]$；

解　此极限为 $\infty-\infty$ 型不定式，将其化为 $\dfrac{0}{0}$ 型不定式，由洛必达法则，有

$$\lim_{x\to+\infty}\left[x-x^2\ln\left(1+\frac{1}{x}\right)\right]\xlongequal{\infty-\infty\text{型}}\lim_{x\to+\infty}\frac{\frac{1}{x}-\ln\left(1+\frac{1}{x}\right)}{\frac{1}{x^2}}\xlongequal{\frac{0}{0}\text{型}}\lim_{x\to+\infty}\frac{-\frac{1}{x^2}-\frac{x}{1+x}\left(-\frac{1}{x^2}\right)}{-\frac{2}{x^3}}$$

$$=\lim_{x\to+\infty}\frac{x}{2(1+x)}=\frac{1}{2}.$$

（2）$\lim\limits_{x\to+\infty}\left(\frac{2}{\pi}\arctan x\right)^x.$

解 极限为 1^∞ 型不定式，令 $y=\left(\frac{2}{\pi}\arctan x\right)^x$，两边取对数，得 $\ln y=x\ln\left(\frac{2}{\pi}\arctan x\right)$，由洛必达法则，有

$$\lim_{x\to+\infty}\ln y=\lim_{x\to+\infty}x\ln\left(\frac{2}{\pi}\arctan x\right)\xlongequal{0\cdot\infty\text{型}}\lim_{x\to+\infty}\frac{\ln\left(\frac{2}{\pi}\arctan x\right)}{\frac{1}{x}}\xlongequal{\frac{0}{0}\text{型}}\lim_{x\to+\infty}\frac{\frac{1}{\arctan x}\cdot\frac{1}{1+x^2}}{-\frac{1}{x^2}}=$$

$-\lim\limits_{x\to+\infty}\frac{1}{\arctan x}\cdot\lim\limits_{x\to+\infty}\frac{x^2}{1+x^2}=-\frac{2}{\pi}$，于是 $\lim\limits_{x\to+\infty}\left(\frac{2}{\pi}\arctan x\right)^x=\lim e^{\ln y}=e^{\lim\limits_{x\to+\infty}\ln y}=e^{-\frac{2}{\pi}}.$

9. 设函数 $f(x)=ax^3+bx^2+cx$，求常数 a,b,c 满足何种关系时：

（1）$f(x)$ 没有极值；（2）$f(x)$ 可能只有一个极值；（3）$f(x)$ 可能只有两个极值.

解 函数 $f(x)$ 定义域为 $(-\infty,+\infty)$，且在 $(-\infty,+\infty)$ 内可导，因此它的极值点一定是驻点.

$f'(x)=3ax^2+2bx+c$，令 $f'(x)=0$，即 $3ax^2+2bx+c=0$.

由一元二次方程根的判别式知：$\Delta=B^2-4AC=(2b)^2-4\cdot3a\cdot c=4(b^2-3ac).$

（1）当 $\Delta<0$，$f'(x)=0$ 无实根，由此可知：当 $b^2<3ac$ 时，$f(x)$ 没有极值；

（2）当 $\Delta=0$，$f'(x)=0$ 只有一个实根，所以当 $b^2=3ac$ 时，$f(x)$ 可能只有一个极值；

（3）当 $\Delta>0$，$f'(x)=0$ 有两个不同实根，所以当 $b^2>3ac$ 时，$f(x)$ 可能有两个极值.

10. 函数 $f(x)$ 满足 $xf''(x)+2x[f'(x)]^2=1-e^{-x}$，若 $f'(x_0)=0(x_0\neq0)$，则（　）.

A. $f(x_0)$ 是函数 $f(x)$ 的极大值；

B. $f(x_0)$ 是函数 $f(x)$ 的极小值；

C. $(x_0,f(x_0))$ 是曲线 $y=f(x)$ 的拐点；

D. $f(x_0)$ 不是函数 $f(x)$ 的极值，$(x_0,f(x_0))$ 也不是曲线 $y=f(x)$ 的拐点.

分析 将 x_0 代入方程，得 $x_0f''(x_0)+2x_0[f'(x_0)]^2=1-e^{-x_0}$，因为 $f'(x_0)=0$，且 $x_0\neq0$，上式为 $f''(x_0)=\frac{1-e^{-x_0}}{x_0}$，故当 $x_0>0$ 时，$e^{-x_0}<1$，$1-e^{-x_0}>0$，于是 $f''(x_0)>0$；当 $x_0<0$ 时，$e^{-x_0}>1$，$1-e^{-x_0}<0$，于是 $f''(x_0)>0$；综上，当 $x_0\neq0$ 时，$f''(x_0)>0$，又 $f'(x_0)=0$，所以 $f(x_0)$ 是 $f(x)$ 的极小值.故选项 B 正确.

11. 在曲线 $y=\frac{1}{x}$ 上求一点，使过该点的切线被坐标轴所截的距离最短.

解 设曲线上所求点为 $P\left(t,\frac{1}{t}\right)$，因为 $y'=-\frac{1}{x^2}$，所以过 P 点的切线方程为 $y-\frac{1}{t}=-\frac{1}{t^2}(x-t)$.令 $y=0$，得该切线与 x 轴的截距为 $A=2t$；令 $x=0$，得该切线与 y 轴的截距为 $B=\frac{2}{t}$；设该点切线被坐标

轴所截距离为 d,则 $d^2=A^2+B^2=4t^2+\dfrac{4}{t^2}.(d^2)'=8t-\dfrac{8}{t^3},(d^2)''=8+\dfrac{24}{t^4}.$令$(d^2)'=0$,得 $t=-1,t=1$;

$(d^2)''|_{t=\pm 1}=32>0.$因此,当 $t=-1,t=1$ 时,d^2 有极小值,即 d 有 $d_{极小值}(-1)=d_{极小值}(1)=2\sqrt{2}$,所以曲线上过点 $(-1,-1)$ 和 $(1,1)$ 的切线被坐标轴所截距离最短.

12. 已知曲线 $y=ax^2+bx+c\ln x$ 有一拐点 $(1,2)$,且 $x=1$ 是函数的极值点,求该曲线方程.

解　$y'=2ax+b+\dfrac{c}{x},y''=2a-\dfrac{c}{x^2}.$因为曲线 $y=ax^2+bx+c\ln x$ 有一拐点 $(1,2)$,所以

$$y''(1)=0,\quad 即\quad 2a-c=0. \tag{2-1}$$
$$y(1)=2,\quad 即\quad a+b=2. \tag{2-2}$$

又因为 $x=1$ 是函数的极值点,函数在 $x=1$ 处可导,所以 $y'(1)=0$,即

$$2a+b+c=0. \tag{2-3}$$

解联立方程 (2-1)、(2-2)、(2-3),得 $a=-\dfrac{2}{3},b=\dfrac{8}{3},c=-\dfrac{4}{3}.$于是所求的曲线方程为 $y=-\dfrac{2}{3}x^2+\dfrac{8}{3}x-\dfrac{4}{3}\ln x.$

四、习题解答

练习题 2-1

1. 填空题

(1) 设函数 $f(x)$ 在 $x=0$ 处可导,则 $\lim\limits_{h\to 0}\dfrac{f(-2h)-f(0)}{h}=$＿＿＿＿.

答案:$-2f'(0).$

分析:$\lim\limits_{h\to 0}\dfrac{f(-2h)-f(0)}{h}=-2\lim\limits_{h\to 0}\dfrac{f(-2h)-f(0)}{-2h}=-2f'(0).$

(2) 设函数 $f(x)$ 在 $x=x_0$ 处可导,则 $\lim\limits_{\Delta x\to 0}\dfrac{f(x_0+\Delta x)-f(x_0-2\Delta x)}{2\Delta x}=$＿＿＿＿.

答案:$\dfrac{3}{2}f'(x_0).$

分析:$\lim\limits_{\Delta x\to 0}\dfrac{f(x_0+\Delta x)-f(x_0-2\Delta x)}{2\Delta x}=\dfrac{3}{2}\lim\limits_{\Delta x\to 0}\dfrac{f(x_0+\Delta x)-f(x_0-2\Delta x)}{3\Delta x}=\dfrac{3}{2}f'(x_0).$

(3) 设函数 $f(x)=\begin{cases}\ln(1+x), & x\geq 0,\\ x, & x<0,\end{cases}$则 $f(0)=$＿＿＿＿,$f'(0)=$＿＿＿＿.

答案:$0,1.$

分析:$f(0)=\ln(1+0)=0,f'_+(0)=\lim\limits_{x\to 0^+}\dfrac{\ln(1+x)-0}{x}=\lim\limits_{x\to 0^+}\ln(1+x)^{\frac{1}{x}}=1,$

$f'_-(0)=\lim\limits_{x\to 0^-}\dfrac{x-0}{x}=1,$故 $f'(0)=1.$

2. 单项选择题

（1）已知 $f(0)=0$ 且 $f'(0)=2$，则 $\lim\limits_{x\to 0}\dfrac{f(x)}{x}=$（   ）.

A. 0   B. 1   C. 2   D. 3

答案：C.

分析：$\lim\limits_{x\to 0}\dfrac{f(x)}{x}=\lim\limits_{x\to 0}\dfrac{f(x)-0}{x-0}=\lim\limits_{x\to 0}\dfrac{f(x)-f(0)}{x-0}=f'(0)=2.$

（2）函数 $y=\dfrac{1}{x}$ 在点 $\left(\dfrac{1}{2},2\right)$ 处的切线斜率为（   ）.

A. 2   B. -2 C. 4   D. -4

答案：D.

分析：$y'|_{x=\frac{1}{2}}=-\dfrac{1}{x^2}\Big|_{x=\frac{1}{2}}=-4.$

（3）函数 $f(x)$ 在 x_0 处连续是在该点处可导的（   ）.

A. 充分条件   B. 必要条件

C. 充要条件   D. 既不充分也不必要条件

答案：B.

3. 求与直线 $x+9y-1=0$ 垂直的曲线 $y=x^3-3x^2+5$ 的切线方程.

解 由于与直线 $x+9y-1=0$ 垂直，故所求切线的斜率为 $k=9$，由 $y=x^3-3x^2+5$ 可得 $y'=3x^2-6x$，再由 $3x^2-6x=9$ 可得 $x_1=-1,x_2=3$，对应于曲线上的点为 $(-1,1),(3,5)$，由点斜式可得所求切线方程为 $y=9x+10$ 或 $y=9x-22$.

4. 已知函数 $f(x)=\begin{cases}x^2, & x\geqslant 0,\\ -x, & x<0,\end{cases}$ 求 $f'_+(0)$ 及 $f'_-(0)$，判断 $f'(0)$ 是否存在.

解 $f'_+(0)=\lim\limits_{x\to 0^+}\dfrac{x^2-0}{x}=\lim\limits_{x\to 0^+}x=0$，$f'_-(0)=\lim\limits_{x\to 0^-}\dfrac{-x-0}{x}=-1$，由于 $f'_-(0)\neq f'_+(0)$，故 $f'(0)$ 不存在.

练习题 2-2

1. 求下列函数的导数：

（1）$y=\dfrac{\sec x}{1+x}+\ln(1+x)$；

解 $y'=\dfrac{\sec x\cdot\tan x\cdot(1+x)-\sec x}{(1+x)^2}+\dfrac{1}{1+x}.$

（2）$y=x\sqrt{a^2-x^2}+a^2\arcsin\dfrac{x}{a}.$

解 $y'=\sqrt{a^2-x^2}+x\cdot\dfrac{1}{2\sqrt{a^2-x^2}}\cdot(-2x)+a^2\cdot\dfrac{1}{\sqrt{1-\left(\dfrac{x}{a}\right)^2}}\cdot\dfrac{1}{a}$

$=\sqrt{a^2-x^2}-\dfrac{x^2}{\sqrt{a^2-x^2}}+\dfrac{a^2}{\sqrt{a^2-x^2}}=2\sqrt{a^2-x^2}.$

2. 已知 y 是由方程 $\sin(xy)=x+y$ 所确定的 x 的隐函数，求此隐函数的导数 y'.

解 方程两边同时对 x 求导，$\cos(xy)(y+xy')=1+y'$，$y'=\dfrac{1-y\cos(xy)}{x\cos(xy)-1}$.

3. 假设经静脉快速推注、静脉滴注、肌内注射后的 t 时刻血药浓度 $C(t)$ 分别为①$C(t)=C_0\mathrm{e}^{-kt}$；②$C(t)=\dfrac{k_0}{k}(1-\mathrm{e}^{-kt})$；③$C(t)=\dfrac{Ak_0}{k_0-k}(\mathrm{e}^{-kt}-\mathrm{e}^{-k_0t})$.其中常数 $k_0>0,k>0,A>0$，分别求三种注射方式下的血药浓度变化率 $C'(t)$.

解 ① $C'(t)=C_0\mathrm{e}^{-kt}(-k)=-kC_0\mathrm{e}^{-kt}$；

② $C'(t)=\dfrac{k_0}{k}(-\mathrm{e}^{-kt})(-k)=k_0\mathrm{e}^{-kt}$；

③ $C'(t)=\dfrac{Ak_0}{k_0-k}(k_0\mathrm{e}^{-k_0t}-k\mathrm{e}^{-kt})$.

练习题 2-3

1. 求 $y=x^2$ 在 $x=3$ 处，分别当 $\Delta x=0.1$ 和 $\Delta x=0.01$ 时的微分 $\mathrm{d}y$ 和增量 Δy.

解 先求函数在 x 处的微分表达式 $\mathrm{d}y=2x\Delta x$，再求函数在 $x=3$ 处，分别当 $\Delta x=0.1$ 和 $\Delta x=0.01$ 时的微分值为 $\mathrm{d}y\big|_{\substack{x=3\\\Delta x=0.1}}=2\times3\times0.1=0.6$；$\mathrm{d}y\big|_{\substack{x=3\\\Delta x=0.01}}=2\times3\times0.01=0.06$，$x=3$ 处自变量增量下函数的增量分别为 $\Delta y\big|_{\substack{x=3\\\Delta x=0.1}}=(3+0.1)^2-3^2=9.61-9=0.61$，$\Delta y\big|_{\substack{x=3\\\Delta x=0.01}}=(3+0.01)^2-3^2=9.0601-9=0.0601$.

2. 求 $y=(\arctan x)^x$ 的微分.

解 因为 $\mathrm{d}y=\mathrm{d}\big[(\arctan x)^x\big]=y'\mathrm{d}x$，所以关键是求出导数 y'.

方法一：在等式两边同时取对数，$\ln y=x\ln\arctan x$，$\dfrac{y'}{y}=\ln\arctan x+\dfrac{1}{\arctan x}\cdot\dfrac{x}{1+x^2}$，即 $y'=y\left(\ln\arctan x+\dfrac{1}{\arctan x}\cdot\dfrac{x}{1+x^2}\right)=(\arctan x)^x\left(\ln\arctan x+\dfrac{1}{\arctan x}\cdot\dfrac{x}{1+x^2}\right)$.

方法二：在等式两边同时先取对数再取指数，$y=\mathrm{e}^{\ln y}=\mathrm{e}^{x\ln\arctan x}$，$y'=\mathrm{e}^{x\ln\arctan x}\left(\ln\arctan x+\dfrac{1}{\arctan x}\cdot\dfrac{x}{1+x^2}\right)=(\arctan x)^x\left(\ln\arctan x+\dfrac{1}{\arctan x}\cdot\dfrac{x}{1+x^2}\right)$，所以，$\mathrm{d}y=(\arctan x)^x\left(\ln\arctan x+\dfrac{1}{\arctan x}\cdot\dfrac{x}{1+x^2}\right)\mathrm{d}x$.

3. 在下列等式的括号中填入适当的函数，使等式成立.

（1）$\mathrm{d}(\quad)=\cos x\mathrm{d}x$；

解 $\mathrm{d}(\sin x+C)=\cos x\mathrm{d}x$.

（2）$\mathrm{d}(\quad)=\dfrac{1}{t^3}\mathrm{d}t$；

解 $\mathrm{d}\left(-\dfrac{1}{2t^2}+C\right)=\dfrac{1}{t^3}\mathrm{d}t$.

（3）$\mathrm{d}(\quad)=x\mathrm{d}x+\sin x\mathrm{d}x$；

解 $\mathrm{d}\left(\dfrac{1}{2}x^2-\cos x+C\right)=x\mathrm{d}x+\sin x\mathrm{d}x$.

（4）$d(\quad) = \dfrac{1}{\cos^2 x} dx.$

解　$\dfrac{1}{\cos^2 x} dx = \sec^2 x dx = d(\tan x + C).$

练习题 2-4

1. 单项选择题

（1）函数 $f(x)$ 在 $[a,b]$ 上连续，在 (a,b) 内可导，$a < x_1 < x_2 < b$，则至少存在一点 ξ，使得（　　）．

A. $f(b) - f(a) = f'(\xi)(x_2 - x_1)$，$\xi \in (x_1, x_2)$

B. $f(x_2) - f(x_1) = f'(\xi)(x_2 - x_1)$，$\xi \in (a, b)$

C. $f(b) - f(a) = f'(\xi)(b - a)$，$\xi \in (x_1, x_2)$

D. $f(x_2) - f(x_1) = f'(\xi)(b - a)$，$\xi \in (x_1, x_2)$

答案：B.

分析：显然选项 A、D 是错误的．又因为选项 C 中，$\xi \in (a, x_2)$，但未必满足 $\xi \in (x_1, x_2)$，所以选项 C 也是错误的．

因为函数 $f(x)$ 在 $[a,b]$ 上连续，在 (a,b) 内可导，又 $a < x_1 < x_2 < b$，即 $[x_1, x_2] \subset [a,b]$，则函数 $f(x)$ 在 $[x_1, x_2]$ 上连续，在 (x_1, x_2) 内可导，由拉格朗日中值定理，至少存在一点 $\xi \in (x_1, x_2) \subset (a,b)$，使 $f(x_2) - f(x_1) = f'(\xi)(x_2 - x_1)$．故选项 B 正确．

（2）下列函数在闭区间 $[1,e]$ 上满足拉格朗日中值定理条件的是（　　）．

A. $\ln x$ B. $\ln \ln x$ C. $\dfrac{1}{\ln x}$ D. $\ln(2-x)$

答案：A.

（3）下列计算正确的是（　　）．

A. $\lim\limits_{x \to \infty} \dfrac{\arctan x}{x} = \lim\limits_{x \to \infty} \dfrac{1}{1+x^2} = 0$

B. $\lim\limits_{x \to \infty} \dfrac{x + \sin x}{x - \sin x} = \lim\limits_{x \to \infty} \dfrac{1 + \cos x}{1 - \cos x} = \lim\limits_{x \to \infty} \dfrac{-\sin x}{\sin x} = -1$

C. $\lim\limits_{x \to \infty} \dfrac{x + \sin x}{x} = \lim\limits_{x \to \infty} (1 + \cos x)$ 不存在

D. $\lim\limits_{x \to \infty} \dfrac{1}{x} = 0$，又 $|\cos x| \leqslant 1$，所以 $\lim\limits_{x \to \infty} \dfrac{\cos x}{x} = \lim\limits_{x \to \infty} \left(\dfrac{1}{x} \cos x\right) = 0$

答案：D.

分析：（1）$\lim\limits_{x \to \infty} x = \infty$，但 $|\arctan x| \leqslant \dfrac{\pi}{2}$，则 $\lim\limits_{x \to \infty} \dfrac{\arctan x}{x}$ 不是 $\dfrac{\infty}{\infty}$ 型的极限，故不能用洛必达法则，故其做法是错误的，即选项 A 错误．

正确方法：因为 $\lim\limits_{x \to \infty} \dfrac{1}{x} = 0$，且 $|\arctan x| \leqslant \dfrac{\pi}{2}$，则 $\lim\limits_{x \to \infty} \left(\dfrac{1}{x} \cdot \arctan x\right) = 0$，即 $\lim\limits_{x \to \infty} \dfrac{\arctan x}{x} = 0.$

（2）极限 $\lim\limits_{x \to \infty} (1 + \cos x)$，$\lim\limits_{x \to \infty} (1 - \cos x)$ 不存在，则第二次不能再用洛必达法则，故其做法是错误的，即选项 B 错误．

正确方法：$\lim\limits_{x\to\infty}\dfrac{x+\sin x}{x-\sin x}=\lim\limits_{x\to\infty}\dfrac{1+\dfrac{\sin x}{x}}{1-\dfrac{\sin x}{x}}$，因为 $\lim\limits_{x\to\infty}\dfrac{1}{x}=0$，且 $|\sin x|\le 1$，所以

$\lim\limits_{x\to\infty}\left(\dfrac{1}{x}\cdot\sin x\right)=0$，从而 $\lim\limits_{x\to\infty}\dfrac{x+\sin x}{x-\sin x}=1$.

（3）$\lim\limits_{x\to\infty}\dfrac{f'(x)}{g'(x)}$ 不存在，不满足洛必达法则的第三个条件，不能说明 $\lim\limits_{x\to\infty}\dfrac{f(x)}{g(x)}$ 不存在，所以不能用洛必达法则，其做法是错误的，即选项 C 错误.

正确方法：$\lim\limits_{x\to\infty}\dfrac{x+\sin x}{x}=\lim\limits_{x\to\infty}\left(1+\dfrac{\sin x}{x}\right)=1+\lim\limits_{x\to\infty}\dfrac{\sin x}{x}$，因为 $\lim\limits_{x\to\infty}\dfrac{1}{x}=0$，且 $|\sin x|\le 1$，所以

$\lim\limits_{x\to\infty}\left(\dfrac{1}{x}\cdot\sin x\right)=0$，从而 $\lim\limits_{x\to\infty}\dfrac{x+\sin x}{x}=1$.

（4）$\lim\limits_{x\to\infty}\dfrac{1}{x}=0$，说明 $x\to\infty$ 时，$\dfrac{1}{x}$ 是无穷小量，而 $|\cos x|\le 1$，说明 $\cos x$ 是有界函数，因此，$x\to\infty$ 时，$\dfrac{1}{x}\cos x$ 仍是无穷小量，即 $\lim\limits_{x\to\infty}\dfrac{\cos x}{x}=\lim\limits_{x\to\infty}\left(\dfrac{1}{x}\cos x\right)=0$，故选项 D 正确.

2. 证明：$\arcsin x+\arccos x=\dfrac{\pi}{2}(-1\le x\le 1)$.

证明 设函数 $f(x)=\arcsin x+\arccos x$，由于 $f'(x)=\dfrac{1}{\sqrt{1+x^2}}+\left(-\dfrac{1}{\sqrt{1+x^2}}\right)=0$，由推论 2-1 知，

$f(x)\equiv C$，取 $x=0$，可得 $C=\dfrac{\pi}{2}$.

3. 填空题

（1）曲线 $y=\dfrac{x}{2-x}$ 的渐近线为_____.

答案：$x=2$，$y=-1$.

分析：因为 $\lim\limits_{x\to\infty}\dfrac{x}{2-x}=-1$，故曲线 $y=\dfrac{x}{2-x}$ 有水平渐近线 $y=-1$；又 $\lim\limits_{x\to 2}\dfrac{x}{2-x}=\infty$，故曲线 $y=\dfrac{x}{2-x}$ 有垂直渐近线 $x=2$.

（2）若点 $(1,0)$ 是曲线 $y=ax^3+bx^2+2$ 的拐点，则 $a=$ _____，$b=$ _____.

答案：$a=1$，$b=-3$.

分析：将点 $(1,0)$ 代入曲线方程 $y=ax^3+bx^2+2$ 可得 $a+b+2=0$①，又 $y''=6ax+2b$，由于点 $(1,0)$ 是曲线的拐点，故 $y''|_{x=1}=0$，可得 $6a+2b=0$②，由①、②，可得 $a=1$，$b=-3$.

4. 求函数 $f(x)=(x^2-1)^3+1$ 的极值.

解 函数 $f(x)=(x^2-1)^3+1$ 的定义域为 $(-\infty,+\infty)$，又 $f'(x)=6x(x^2-1)^2$，令 $f'(x)=0$，得驻点 $x_1=-1$，$x_2=0$，$x_3=1$.列表判定如下（表 2-1）.

表 2-1 函数 $f(x)=(x^2-1)^3+1$ 的极值

x	$(-\infty,-1)$	-1	$(-1,0)$	0	$(0,1)$	1	$(1,+\infty)$
$f'(x)$	$-$	0	$-$	0	$+$	0	$+$
$f(x)$	↘	非极值	↘	$f_{极小}(0)=0$	↗	非极值	↗

所以函数 $f(x)$ 在 $x=0$ 处取得极小值 $f(0)=0$.

5. 通过讨论作出函数 $f(x)=\dfrac{4(x+1)}{x^2}-2$ 的图形.

解 函数的定义域为 $x\neq0$,此函数为非奇非偶函数,且无对称性.

因为 $\lim\limits_{x\to\infty}f(x)=\lim\limits_{x\to\infty}\left[\dfrac{4(x+1)}{x^2}-2\right]=-2$,得水平渐近线 $y=-2$,而 $\lim\limits_{x\to0}f(x)=\lim\limits_{x\to0}\left[\dfrac{4(x+1)}{x^2}-2\right]=$ ∞,得垂直渐近线 $x=0$.

求函数的一阶导数和二阶导数 $f'(x)=-\dfrac{4(x+2)}{x^3}$,$f''(x)=\dfrac{8(x+3)}{x^4}$,令 $f'(x)=0$,得驻点 $x_1=$ -2.再令 $f''(x)=0$,可得 $x_2=-3$.列表分析如下(表2-2).

表2-2 函数 $f(x)=\dfrac{4(x+1)}{x^2}-2$ 图形的描绘

x	$(-\infty,-3)$	-3	$(-3,-2)$	-2	$(-2,0)$	0	$(0,+\infty)$
$f'(x)$	$-$		$-$	0	$+$	不存在	$-$
$f''(x)$	$-$	0	$+$		$+$		$+$
$f(x)$	↘	拐点 $\left(-3,-\dfrac{26}{9}\right)$	↘	极值点 $y=-3$	↗	间断点	↘

还要补充一些特殊点,如:$(1-\sqrt{3},0)$、$(1+\sqrt{3},0)$、$(-1,-2)$、$(1,6)$.

由此确定函数 $f(x)=\dfrac{4(x+1)}{x^2}-2$ 的图形,如图2-1所示.

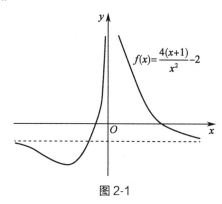

$f(x)=\dfrac{4(x+1)}{x^2}-2$

图 2-1

复习题二

1. 单项选择题

(1) 已知 $f'(3)=2$,则 $\lim\limits_{h\to0}\dfrac{f(3+h)-f(3-h)}{h}=$ ( ).

A. 1   B. 2   C. 3   D. 4

答案:D.

分析:$\lim\limits_{h\to0}\dfrac{f(3+h)-f(3-h)}{h}=2\lim\limits_{h\to0}\dfrac{f(3+h)-f(3-h)}{2h}=2f'(3)=4$.

(2) 若 $f\left(\dfrac{1}{x}\right)=x$,则 $f'(x)=$ ( ).

A. $\dfrac{1}{x}$;   B. $-\dfrac{1}{x}$ C. $\dfrac{1}{x^2}$ D. $-\dfrac{1}{x^2}$

答案:D.

分析:由 $f\left(\dfrac{1}{x}\right)=x=\dfrac{1}{\dfrac{1}{x}}$ 得 $f(x)=\dfrac{1}{x}$,故 $f'(x)=-\dfrac{1}{x^2}$.

(3) 函数 $y=\ln(2x+1)$ 在 $[0,1]$ 上满足拉格朗日中值定理的 $\xi=($).

A. 0   B. 1   C. $\dfrac{1}{\ln 3}-\dfrac{1}{2}$ D. $\ln 3$

答案:C.

分析:由 $f'(\xi)=\dfrac{f(1)-f(0)}{1-0}=\ln 3$ 得 $\dfrac{2}{2\xi+1}=\ln 3$,故 $\xi=\dfrac{1}{\ln 3}-\dfrac{1}{2}$.

(4) 已知曲线 $y=\dfrac{1}{|x|}$,下列描述正确的是(   ).

A. 只有水平渐近线   B. 只有垂直渐近线

C. 既有水平渐近线又有垂直渐近线   D. 既无水平渐近线又无垂直渐近线

答案:C.

分析:因为 $\lim\limits_{x\to\infty}\dfrac{1}{|x|}=0$,故曲线 $y=\dfrac{1}{|x|}$ 有水平渐近线 $y=0$;又 $\lim\limits_{x\to 0}\dfrac{1}{|x|}=\infty$,故曲线 $y=\dfrac{1}{|x|}$ 有垂直渐近线 $x=0$.

(5) 设函数 $f(x)=\mathrm{e}^{ax}$,则 $f^{(n)}(x)=($).

A. $a\mathrm{e}^{ax}$ B. $a^n\mathrm{e}^{ax}$ C. e^{ax} D. $a^3\mathrm{e}^{ax}$

答案:B.

2. 设某种细菌繁殖的数量 N 可近似表示为 $N=1\,000+52t+t^2$,其中时间 t 以小时(h)计,试计算从 $t=2$ 到 $t=2+\Delta t$ 之间的平均繁殖速率,并分别计算当 $\Delta t=0.1$,$\Delta t=0.01$ 时的平均繁殖速率,再计算 $t=2$ 时的瞬时繁殖速率.

    解 当时间 t 从 $t=2$ 到 $t=2+\Delta t$ 时,
$$\Delta N=[1\,000+52(2+\Delta t)+(2+\Delta t)^2]-(1\,000+52\times 2+2^2)=56\Delta t+(\Delta t)^2.$$

从 $t=2$ 到 $t=2+\Delta t$ 之间的平均繁殖速率为 $\bar{v}=\dfrac{\Delta N}{\Delta t}=56+\Delta t$.

当 $t=2$,$\Delta t=0.1$ 时,平均繁殖速率为 $\bar{v}=56+0.1=56.1$.

当 $t=2$,$\Delta t=0.01$ 时,平均繁殖速率为 $\bar{v}=56+0.01=56.01$.

当 $t=2$ 时的瞬时繁殖速率为 $v=\lim\limits_{\Delta t\to 0}\bar{v}=\lim\limits_{\Delta t\to 0}\dfrac{\Delta N}{\Delta t}=\lim\limits_{\Delta t\to 0}(\Delta t+56)=56$.

3. 假设某年某地人口数为 10.15 亿,人口平均年增长率为 1.489%,根据指数模型人口理论,此地的人口增长模型为 $f(x)=10.15\mathrm{e}^{0.014\,89x}$,其中,$x$ 代表年数$(0,1,2,\cdots)$,并定义当时所在年份为起始年,即 $x=0$.按照此模型预测 15 年后此地的人口数为 12.690\,1 亿,求此地的人口增长率函数.

    解 $\Delta y=f(x+\Delta x)-f(x)=10.15\mathrm{e}^{0.014\,89x}(\mathrm{e}^{0.014\,89\Delta x}-1)$,$\dfrac{\Delta y}{\Delta x}=10.15\mathrm{e}^{0.014\,89x}\dfrac{\mathrm{e}^{0.014\,89\Delta x}-1}{\Delta x}$,故 $\lim\limits_{\Delta x\to 0}\dfrac{\Delta y}{\Delta x}=$

$10.15\mathrm{e}^{0.014\,89x}\lim\limits_{\Delta x\to 0}\dfrac{\mathrm{e}^{0.014\,89\Delta x}-1}{\Delta x}=10.15\mathrm{e}^{0.014\,89x}\lim\limits_{\Delta x\to 0}\dfrac{0.014\,89\Delta x}{\Delta x}=0.014\,89\times 10.15\mathrm{e}^{0.014\,89x}$.

由导数定义,人口增长率函数为:$f'(x)=0.014\ 89\times10.15\mathrm{e}^{0.014\ 89x}$.

4. 设 $f(x)$ 在 $x=x_0$ 处可导,试计算下列极限:

(1) $\lim\limits_{\Delta x\to0}\dfrac{f(x_0+2\Delta x)-f(x_0)}{\Delta x}$;

解　$\lim\limits_{\Delta x\to0}\dfrac{f(x_0+2\Delta x)-f(x_0)}{\Delta x}=2\lim\limits_{\Delta x\to0}\dfrac{f(x_0+2\Delta x)-f(x_0)}{2\Delta x}=2f'(x_0)$.

(2) $\lim\limits_{\Delta x\to0}\dfrac{f(x_0)-f(x_0-\Delta x)}{\Delta x}$;

解　$\lim\limits_{\Delta x\to0}\dfrac{f(x_0)-f(x_0-\Delta x)}{\Delta x}=\lim\limits_{\Delta x\to0}\dfrac{f(x_0-\Delta x)-f(x_0)}{-\Delta x}=f'(x_0)$.

(3) $\lim\limits_{n\to\infty}n\left[f\left(x_0+\dfrac{1}{n}\right)-f(x_0)\right]$;

解　$\lim\limits_{n\to\infty}n\left[f\left(x_0+\dfrac{1}{n}\right)-f(x_0)\right]=\lim\limits_{n\to\infty}\dfrac{f\left(x_0+\dfrac{1}{n}\right)-f(x_0)}{\dfrac{1}{n}}=f'_+(x_0)=f'(x_0)$.

(4) $\lim\limits_{t\to0}\dfrac{f(x_0+\alpha t)-f(x_0+\beta t)}{t}$.

解　$\lim\limits_{t\to0}\dfrac{f(x_0+\alpha t)-f(x_0+\beta t)}{t}=\lim\limits_{t\to0}\left[\dfrac{f(x_0+\alpha t)-f(x_0)}{t}-\dfrac{f(x_0+\beta t)-f(x_0)}{t}\right]$

$=\alpha\lim\limits_{t\to0}\dfrac{f(x_0+\alpha t)-f(x_0)}{\alpha t}-\beta\lim\limits_{t\to0}\dfrac{f(x_0+\beta t)-f(x_0)}{\beta t}=\alpha f'(x_0)-\beta f'(x_0)=(\alpha-\beta)f'(x_0)$.

5. 设函数 $f(x)$ 在 $x=0$ 的某邻域内可导,$f(0)=0$,$f'(0)=\dfrac{1}{2}$,求 $\lim\limits_{x\to0}\dfrac{f(2x)}{x}$.

解　由 $f(x)$ 在 $x=0$ 的某邻域内可导,$\lim\limits_{x\to0}\dfrac{f(2x)}{x}=2\lim\limits_{x\to0}\dfrac{f(0+2x)-f(0)}{2x-0}=2f'(0)=2\cdot\dfrac{1}{2}=1$.

6. 讨论下列函数在 $x=0$ 处是否可导:

(1) $f(x)=\begin{cases}x^{\frac{3}{2}}\sin\dfrac{1}{x},&x>0,\\0,&x\leqslant0;\end{cases}$

解　$f'_+(0)=\lim\limits_{x\to0^+}\dfrac{f(x)-f(0)}{x-0}=\lim\limits_{x\to0^+}\dfrac{x^{\frac{3}{2}}\sin\dfrac{1}{x}-0}{x}=\lim\limits_{x\to0^+}x^{\frac{1}{2}}\sin\dfrac{1}{x}=0$,

$f'_-(0)=\lim\limits_{x\to0^-}\dfrac{f(x)-f(0)}{x-0}=\lim\limits_{x\to0^-}\dfrac{0-0}{x}=0$,因为 $f'_-(0)=f'_+(0)=0$,所以 $f(x)$ 在 $x=0$ 处可导,且 $f'(0)=0$.

(2) $f(x)\begin{cases}x^{\frac{1}{2}}\sin\dfrac{1}{x},&x>0,\\0,&x\leqslant0.\end{cases}$

解　$f'_+(0)=\lim\limits_{x\to0^+}\dfrac{f(x)-f(0)}{x-0}=\lim\limits_{x\to0^+}\dfrac{x^{\frac{1}{2}}\sin\dfrac{1}{x}-0}{x-0}=\lim\limits_{x\to0^+}x^{-\frac{1}{2}}\sin\dfrac{1}{x}$.

由于 $\lim\limits_{x\to 0^-} x^{-\frac{1}{2}}\sin\dfrac{1}{x}$ 不存在, 即 $f'_+(0)$ 不存在, 从而 $f(x)$ 在 $x=0$ 处不可导.

7. 试确定 a,b 的值, 使得 $f(x)=\begin{cases} x^2, & x\le 1 \\ ax+b, & x>1 \end{cases}$ 在 $x=1$ 处可导.

解　$f(x)$ 在 $x=1$ 处可导, 则 $f(x)$ 在 $x=1$ 处连续, 从而 $f(1+0)=f(1)$. 又 $f(1+0)=\lim\limits_{x\to 1^+} f(x)=$ $\lim\limits_{x\to 1^+}(ax+b)=a+b$, $f(1)=1$, 于是 $a+b=1$, 又 $f(x)$ 在 $x=1$ 处可导, 则 $f'_-(1)=f'_+(1)=f'(1)$.

而 $f'_-(1)=\lim\limits_{x\to 1^-}\dfrac{f(x)-f(1)}{x-1}=\lim\limits_{x\to 1^-}\dfrac{x^2-1}{x-1}=2$, $f'_+(1)=\lim\limits_{x\to 1^+}\dfrac{f(x)-f(1)}{x-1}=\lim\limits_{x\to 1^+}\dfrac{ax+b-1}{x-1}$, 由 $a+b=1$ 得

$b-1=-a$, 可得 $f'_+(1)=\lim\limits_{x\to 1^+}\dfrac{ax-a}{x-1}=a$, 所以 $a=2,b=-1$.

8. 设曲线 $y=2x-x^3$:

(1) 求点 $(1,1)$ 处的切线方程及法线方程;

解　$y'=2-3x^2$. 因为 $y'(1)=-1$, 于是 $k_{切}=-1, k_{法}=1$.

点 $(1,1)$ 处的切线方程为 $y-1=-1\cdot(x-1)$, 即 $y=2-x$.

点 $(1,1)$ 处的法线方程为 $y-1=1\cdot(x-1)$, 即 $y=x$.

(2) 点 (x_0,y_0) 处的切线通过点 $(0,-2)$, 求点 (x_0,y_0) 及该点处的切线方程、法线方程.

解　$y'(x_0)=2-3x_0^2$. 设点 (x_0,y_0) 处的切线方程为 $y-y_0=(2-3x_0^2)(x-x_0)$. 又点 (x_0,y_0) 处的切线通过点 $(0,-2)$, 则 $-2-y_0=(2-3x_0^2)(0-x_0)$, 即

$$y_0=-2+2x_0-3x_0^3 \tag{2-4}$$

因为点 (x_0,y_0) 在曲线上, 则

$$y_0=2x_0-x_0^3 \tag{2-5}$$

联立方程组 (2-4)、(2-5), 解得 $x_0=-1,y_0=-1$. 于是 $k_{切}=y'(-1)=-1,k_{法}=1$.

其切线方程为 $y-(-1)=(-1)\cdot[x-(-1)]$, 即 $y=-x-2$.

其法线方程为 $y-(-1)=1\cdot[x-(-1)]$, 即 $y=x$.

9. 求下列函数的导数:

(1) $y=x^a+a^x+a^a$;

解　$y'=(x^a)'+(a^x)'+(a^a)'=ax^{a-1}+a^x\ln a+0=ax^{a-1}+a^x\ln a$.

(2) $y=x\tan x\ln x$;

解　$y'=x'\tan x\ln x+x(\tan x)'\ln x+x\tan x(\ln x)'$

$\quad=\tan x\ln x+x\sec^2 x\ln x+x\tan x\cdot\dfrac{1}{x}=(\ln x+1)\tan x+x\sec^2 x\ln x$.

(3) $y=\dfrac{1-\ln x}{1+\ln x}$;

解法 1　$y'=\left(\dfrac{2}{1+\ln x}-1\right)'=-2\dfrac{(1+\ln x)'}{(1+\ln x)^2}=-\dfrac{2}{x(1+\ln x)^2}$.

解法 2　$y'=\dfrac{(1-\ln x)'(1+\ln x)-(1-\ln x)(1+\ln x)'}{(1+\ln x)^2}=\dfrac{-\dfrac{1}{x}(1+\ln x)-(1-\ln x)\dfrac{1}{x}}{(1+\ln x)^2}$

$\qquad=-\dfrac{2}{x(1+\ln x)^2}$.

(4) $y=\sqrt{x}\arctan x+\dfrac{\sin x}{x}$.

解　$y'=(\sqrt{x}\arctan x)'+\left(\dfrac{\sin x}{x}\right)'=(\sqrt{x})'\arctan x+\sqrt{x}(\arctan x)'+\dfrac{x(\sin x)'-(x)'\sin x}{x^2}$

$\qquad=\dfrac{\arctan x}{2\sqrt{x}}+\dfrac{\sqrt{x}}{1+x^2}+\dfrac{x\cos x-\sin x}{x^2}$.

10. 求下列函数的导数:

(1) $y=\ln(\cot x)$;

解　$y'=\dfrac{1}{\cot x}(\cot x)'=\dfrac{1}{\cot x}(-\csc^2 x)=-\dfrac{1}{\sin x\cos x}=-2\csc 2x$.

(2) $y=e^{\sin x}+\arccos\sqrt{1-x^2}$;

解　$y'=e^{\sin x}(\sin x)'-\dfrac{1}{\sqrt{1-(\sqrt{1-x^2})^2}}(\sqrt{1-x^2})'$

$\qquad=e^{\sin x}\cos x-\dfrac{1}{|x|}\cdot\dfrac{1}{2\sqrt{1-x^2}}(-2x)=e^{\sin x}\cos x+\dfrac{x}{|x|\sqrt{1-x^2}}$.

(3) $y=\sqrt{x+\sqrt{x+\sqrt{x}}}$;

解　$y'=\dfrac{1}{2\sqrt{x+\sqrt{x+\sqrt{x}}}}\cdot\left(x+\sqrt{x+\sqrt{x}}\right)'=\dfrac{1}{2\sqrt{x+\sqrt{x+\sqrt{x}}}}\cdot\left(1+\dfrac{1}{2\sqrt{x+\sqrt{x}}}(x+\sqrt{x})'\right)$

$\qquad=\dfrac{1}{2\sqrt{x+\sqrt{x+\sqrt{x}}}}\cdot\left(1+\dfrac{1}{2\sqrt{x+\sqrt{x}}}\left(1+\dfrac{1}{2\sqrt{x}}\right)\right)=\dfrac{4\sqrt{x}\sqrt{x+\sqrt{x}}+2\sqrt{x}+1}{8\sqrt{x}\sqrt{x+\sqrt{x}}\sqrt{x+\sqrt{x+\sqrt{x}}}}$.

(4) $y=\log_2(x^2-\sin x)$.

解　$y'=\dfrac{1}{(x^2-\sin x)\ln 2}\cdot(x^2-\sin x)'=\dfrac{1}{(x^2-\sin x)\ln 2}\cdot(2x-\cos x)=\dfrac{2x-\cos x}{(x^2-\sin x)\ln 2}$.

11. 求下列函数的导数:

(1) $y=x^{\ln x}$;

解法 1　$y'=(e^{(\ln x)^2})'=e^{(\ln x)^2}((\ln x)^2)'=e^{(\ln x)^2}2\ln x\cdot\dfrac{1}{x}=2x^{\ln x-1}\ln x$.

解法 2　两边取对数 $\ln y=\ln^2 x$.此方程两边对 x 求导,$\dfrac{1}{y}\cdot y'=2\ln x\cdot\dfrac{1}{x}$,于是 $y'=2x^{\ln x}\ln x\cdot$

$\dfrac{1}{x}=2x^{\ln x-1}\ln x$.

(2) $y=x^{2x}+(2x)^x$;

解法 1　$y'=(e^{2x\ln x})'+(e^{x\ln(2x)})'=e^{2x\ln x}(2x\ln x)'+e^{x\ln(2x)}(x\ln(2x))'=x^{2x}\left(2\ln x+2x\cdot\dfrac{1}{x}\right)+$

$(2x)^x\left(\ln(2x)+x\cdot\dfrac{1}{2x}\cdot 2\right)=2x^{2x}(\ln x+1)+(2x)^x(\ln(2x)+1)$.

解法 2　令 $y_1=x^{2x}$,$y_2=(2x)^x$.两边取对数,$\ln y_1=2x\ln x$,$\ln y_2=x\ln(2x)$.

对方程两边关于 x 求导,$\dfrac{1}{y_1}\cdot y_1'=2\ln x+2x\cdot\dfrac{1}{x}$,$\dfrac{1}{y_2}\cdot y_2'=\ln(2x)+x\cdot\dfrac{1}{2x}\cdot 2$,于是 $y_1'=$

$2x^{2x}(\ln x+1)$,$y_2'=(2x)^x(\ln 2x+1)$.故 $y'=y_1'+y_2'=2x^{2x}(\ln x+1)+(2x)^x(\ln 2x+1)$.

（3） $y=\sqrt[3]{\dfrac{x(x^3+1)}{(x-1)^2}}$;

解　两边取对数 $\ln y=\dfrac{1}{3}(\ln|x|+\ln|x^3+1|-2\ln|x-1|)$.

因为当 $x>0$ 时，$(\ln x)'=\dfrac{1}{x}$ ，当 $x<0$ 时，$[\ln(-x)]'=\dfrac{1}{-x}(-1)=\dfrac{1}{x}$ ，所以 $(\ln|x|)'=\dfrac{1}{x}$ ，同理可得 $(\ln|x^3+1|)'=\dfrac{1}{x^3+1}\cdot 3x^2$ ，$(\ln|x-1|)'=\dfrac{1}{x-1}$.

对方程 $\ln y=\dfrac{1}{3}(\ln|x|+\ln|x^3+1|-2\ln|x-1|)$ 两边求关于 x 的导数得

$\dfrac{1}{y}\cdot y'=\dfrac{1}{3}\left(\dfrac{1}{x}+\dfrac{1}{x^3+1}\cdot 3x^2-2\dfrac{1}{x-1}\right)$ ，于是 $y'=\dfrac{1}{3}\sqrt[3]{\dfrac{x(x^3+1)}{(x-1)^2}}\left(\dfrac{1}{x}+\dfrac{3x^2}{x^3+1}-\dfrac{2}{x-1}\right)$.

（4） $y=\sqrt{(x\sin x)\sqrt{1-e^x}}$.

解　两边取对数 $\ln y=\dfrac{1}{2}\left[\ln(-x)+\ln|\sin x|+\dfrac{1}{2}\ln(1-e^x)\right]$.

对方程 $\ln y=\dfrac{1}{2}\left[\ln(-x)+\ln|\sin x|+\dfrac{1}{2}\ln(1-e^x)\right]$ 两边求关于 x 的导数得

$\dfrac{1}{y}\cdot y'=\dfrac{1}{2}\left[\dfrac{1}{x}+\dfrac{1}{\sin x}\cdot\cos x+\dfrac{1}{2(1-e^x)}(-e^x)\right]$ ，于是 $y'=\dfrac{1}{4}\sqrt{x\sin x\sqrt{1-e^x}}\left(\dfrac{2}{x}+2\cot x-\dfrac{e^x}{1-e^x}\right)$.

12. 求由下列方程确定的隐函数 $y=f(x)$ 的导数：

（1） $y=1+xe^y$;

解法 1　对方程两边关于 x 求导，其中 y 是 x 的函数，视其为中间变量，则 $y'=e^y+xe^yy'$ ，于是 $y'=\dfrac{e^y}{1-xe^y}$ 或 $y'=\dfrac{e^y}{2-y}$.

解法 2　$x=\dfrac{y-1}{e^y}=ye^{-y}-e^{-y}$ ，则 $x_y'=\dfrac{\mathrm{d}x}{\mathrm{d}y}=e^{-y}-ye^{-y}+e^{-y}=(2-y)e^{-y}$ ，于是 $\dfrac{\mathrm{d}y}{\mathrm{d}x}=\dfrac{1}{x_y'}=\dfrac{1}{(2-y)e^{-y}}=\dfrac{e^y}{2-y}$.

（2） $y=\tan(x+y)$;

解法 1　对方程两边关于 x 求导，其中 y 是 x 的函数，视其为中间变量，则 $y'=\sec^2(x+y)$ $(1+y')$ ，于是 $y'=\dfrac{\sec^2(x+y)}{1-\sec^2(x+y)}=-\csc^2(x+y)$ 或 $y'=-\dfrac{1+\tan^2(x+y)}{\tan^2(x+y)}=-\dfrac{1+y^2}{y^2}$.

解法 2　$x=\arctan y-y$ ，则 $x_y'=\dfrac{\mathrm{d}x}{\mathrm{d}y}=\dfrac{1}{1+y^2}-1=-\dfrac{y^2}{1+y^2}$ ，于是 $\dfrac{\mathrm{d}y}{\mathrm{d}x}=\dfrac{1}{x_y'}=-\dfrac{1+y^2}{y^2}$.

（3） $x^y=y^x$;

解　对方程两边取对数，有 $y\ln x=x\ln y$.对方程两边关于 x 求导，有 $y'\ln x+y\cdot\dfrac{1}{x}=\ln y+x\cdot$

$\dfrac{1}{y}\cdot y'$ ，于是 $y'=\dfrac{\ln y-\dfrac{y}{x}}{\ln x-\dfrac{x}{y}}=\dfrac{y(x\ln y-y)}{x(y\ln x-x)}$.

（4） $xy=\ln(x+y)$.

解 对方程两边关于 x 求导,$y+xy'=\dfrac{1}{x+y}(1+y')$,于是 $y'=\dfrac{1-y(x+y)}{x(x+y)-1}$.

13. 求下列函数的二阶导数:

(1) $y=x\ln x$;

解 $y'=\ln x+x\cdot\dfrac{1}{x}=\ln x+1,y''=\dfrac{1}{x}$.

(2) $\ln\sqrt{x^2+y^2}=\arctan\dfrac{y}{x}$.

解 方程可写为 $\ln(x^2+y^2)=2\arctan\dfrac{y}{x}$,对方程两边关于 x 求导,$\dfrac{1}{x^2+y^2}(2x+2yy')=$

$2\dfrac{1}{1+\left(\dfrac{y}{x}\right)^2}\cdot\dfrac{y'x-y}{x^2}$,即

$$xy'-yy'=x+y \tag{2-6}$$

于是 $y'=\dfrac{x+y}{x-y}$.

对(2-6)式两边关于 x 求导,$y'+xy''-(y')^2-yy''=1+y'$,则 $y''=\dfrac{1+(y')^2}{x-y}=\dfrac{1+\left(\dfrac{x+y}{x-y}\right)^2}{x-y}=2\dfrac{x^2+y^2}{(x-y)^3}$.

14. 设 $f''(x)$ 存在,求下列函数的二阶导数:

(1) $y=f(x+e^{-x})$;

解 $y'=(1-e^{-x})f'(x+e^{-x}),y''=e^{-x}f'(x+e^{-x})+(1-e^{-x})^2f''(x+e^{-x})$.

(2) $y=\ln[f(x)]$.

解 $y'=\dfrac{1}{f(x)}f'(x)=\dfrac{f'(x)}{f(x)},y''=\dfrac{f''(x)f(x)-(f'(x))^2}{f^2(x)}$.

15. 求下列函数的 n 阶导数:

(1) $y=\ln(1+x)$;

解 $y'=\dfrac{1}{1+x}=(1+x)^{-1},y''=(-1)^{2-1}\cdot(1+x)^{-2},y'''=(-1)^{3-1}\cdot1\cdot2\cdot(1+x)^{-3},\cdots$,一般地,有

$y^{(n)}=(-1)^{n-1}(n-1)!(1+x)^{-n}=\dfrac{(-1)^{n-1}(n-1)!}{(1+x)^n}$.

(2) $y=\sin^2x$.

解 $y'=2\sin x\cos x=\sin 2x=2^0\sin\left(2x+0\cdot\dfrac{\pi}{2}\right)$.

$y''=2\cos 2x=2^1\sin\left(2x+1\cdot\dfrac{\pi}{2}\right),y'''=-2^2\sin 2x=2^2\sin\left(2x+2\cdot\dfrac{\pi}{2}\right),\cdots$,一般地,有 $y^{(n)}=$

$2^{n-1}\sin\left[2x+(n-1)\cdot\dfrac{\pi}{2}\right]$.

16. 一质点做直线运动,其运动规律为 $s=\sqrt{t}$,其中,路程 s 的单位为米(m),时间 t 的单位为秒(s),求质点在第4秒末的速度与加速度.

解　$v(t)=s'(t)=\dfrac{1}{2\sqrt{t}}$，得 $v(4)=s'(4)=\dfrac{1}{2\sqrt{4}}=\dfrac{1}{4}$（米/秒）.

$a(t)=v'(t)=s''(t)=-\dfrac{1}{4\sqrt{t^3}}$，得 $a(4)=s''(4)=-\dfrac{1}{4\sqrt{4^3}}=-\dfrac{1}{32}$（米/秒^2）.

17. 许多肿瘤的生长规律为 $v=v_0 e^{\frac{A}{\alpha}(1-e^{-\alpha t})}$，其中，$v$ 表示 t 时刻的肿瘤大小（体积或重量），v_0 为开始观察时（$t=0$）肿瘤的大小，α 和 A 为正常数.问：肿瘤在 t 时刻的增长速度是多少？

解　肿瘤在 t 时刻的增长速度为

$$v'=v_0 e^{\frac{A}{\alpha}(1-e^{-\alpha t})}\left[\frac{A}{\alpha}(1-e^{-\alpha t})\right]'=\frac{Av_0}{\alpha}e^{\frac{A}{\alpha}(1-e^{-\alpha t})}(-e^{-\alpha t})(-\alpha)=Av_0 e^{\frac{A}{\alpha}(1-e^{-\alpha t})-\alpha t}.$$

18. 患者服药后，设药物通过肾脏排泄的血药浓度 C 和时间 t 的关系为 $C(t)=C_0(1-e^{-kt})$，C_0 为初始血药浓度，k 为正常数，求该药物的排泄速率.

解　药物在 t 时刻的排泄速率为 $C'(t)=-C_0 e^{-kt}(-k)=C_0 k e^{-kt}$.

19. 在下列括号中，填入适当的函数：

（1）$\mathrm{d}(\ )=\dfrac{1}{\sqrt{x}}\mathrm{d}x$；　　（2）$\mathrm{d}(\ )=\dfrac{1}{x^2}\mathrm{d}x$；　　（3）$\mathrm{d}(\ )=e^{ax}\mathrm{d}x$；　　（4）$\mathrm{d}(\ )=\sin(\omega t+\varphi)\mathrm{d}t$；

（5）$\mathrm{d}(\ )=\dfrac{1}{4+x^2}\mathrm{d}x$；　　（6）$\mathrm{d}(\ )=\dfrac{\arcsin x}{\sqrt{1-x^2}}\mathrm{d}x$.

解　（1）$\mathrm{d}(2\sqrt{x}+C)=\dfrac{1}{\sqrt{x}}\mathrm{d}x$；　　（2）$\mathrm{d}\left(-\dfrac{1}{x}+C\right)=\dfrac{1}{x^2}\mathrm{d}x$；　　（3）$\mathrm{d}\left(\dfrac{1}{a}e^{ax}+C\right)=e^{ax}\mathrm{d}x$；

（4）$\mathrm{d}\left(-\dfrac{1}{\omega}\cos(\omega t+\varphi)+C\right)=\sin(\omega t+\varphi)\mathrm{d}t$；　　（5）$\mathrm{d}\left(\dfrac{1}{2}\arctan\dfrac{x}{2}+C\right)=\dfrac{1}{4+x^2}\mathrm{d}x$；

（6）$\mathrm{d}\left(\dfrac{1}{2}(\arcsin x)^2+C\right)=\dfrac{\arcsin x}{\sqrt{1-x^2}}\mathrm{d}x$.

20. 求下列函数的微分：

（1）$y=x^2+1-\sqrt[3]{1+x^2}$；　　（2）$y=\sqrt{x}(1+\sin^2 x)$；　　（3）$y=\arctan e^x+\ln(1+x^2)$；

（4）$y=\ln\arctan\dfrac{1}{x}$；　　（5）$y=\sqrt{x-\sqrt{x}}$；　　（6）$y=a^x+\sqrt{1-a^{2x}}\arccos(a^x)$.

解　（1）$\mathrm{d}y=\left(2x-\dfrac{1}{3}(1+x^2)^{-\frac{2}{3}}\cdot 2x\right)\mathrm{d}x$；

（2）$\mathrm{d}y=\left(\dfrac{1}{2\sqrt{x}}(1+\sin^2 x)+2\sqrt{x}\sin x\cos x\right)\mathrm{d}x=\left(\dfrac{1}{2\sqrt{x}}+\dfrac{1}{2\sqrt{x}}\sin^2 x+\sqrt{x}\sin 2x\right)\mathrm{d}x$；

（3）$\mathrm{d}y=\left(\dfrac{e^x}{1+e^{2x}}+\dfrac{2x}{1+x^2}\right)\mathrm{d}x$；

（4）$\mathrm{d}y=\dfrac{1}{\arctan\dfrac{1}{x}}\cdot\dfrac{1}{1+\dfrac{1}{x^2}}\cdot\left(-\dfrac{1}{x^2}\right)\mathrm{d}x=-\dfrac{1}{\arctan\dfrac{1}{x}}\cdot\dfrac{1}{1+x^2}\mathrm{d}x=-\dfrac{1}{(1+x^2)\arctan\dfrac{1}{x}}\mathrm{d}x$；

（5）$\mathrm{d}y=\dfrac{1}{2\sqrt{x-\sqrt{x}}}\left(1-\dfrac{1}{2\sqrt{x}}\right)\mathrm{d}x$；

（6）$dy = \left(a^x \ln a + \left(\dfrac{-2a^{2x} \ln a}{2\sqrt{1-a^{2x}}} \arccos (a^x) + \sqrt{1-a^{2x}} \cdot \left(-\dfrac{a^x \ln a}{\sqrt{1-a^{2x}}} \right) \right) \right) dx$

$= \left(a^x \ln a + \dfrac{-a^{2x} \ln a}{\sqrt{1-a^{2x}}} \arccos (a^x) - a^x \ln a \right) dx = \left(-\dfrac{a^{2x} \ln a}{\sqrt{1-a^{2x}}} \arccos (a^x) \right) dx.$

21. 求由下列方程所确定的函数 $y = f(x)$ 的微分：

（1）$2y - x = (x-y) \ln (x-y)$；

解　方程两边同时对 x 求导，$2y' - 1 = (1-y') \ln (x-y) + (x-y) \dfrac{1}{x-y} (1-y')$，即 $(3 + \ln (x-y)) y' =$

$\ln (x-y) + 2$，$y' = \dfrac{\ln (x-y) + 2}{3 + \ln (x-y)}$，所以 $dy = \dfrac{\ln (x-y) + 2}{3 + \ln (x-y)} dx$.

（2）$\sin (xy) = xy^2$.

解方程两边同时对 x 求导，$\cos (xy)(y + xy') = y^2 + 2xyy'$，即

$$(x\cos (xy) - 2xy) y' = y^2 - y\cos xy,$$

整理得 $y' = \dfrac{y^2 - y\cos (xy)}{x\cos (xy) - 2xy}$，所以 $dy = \dfrac{y^2 - y\cos (xy)}{x\cos (xy) - 2xy} dx$.

22. 利用微分求近似值：

（1）$\sqrt[100]{1.002}$；（2）$\sin 29°$；（3）$\arcsin 0.4998$；（4）$\arctan 1.01$.

解　（1）$\sqrt[100]{1.002} = \sqrt[100]{1 + 0.002} \approx 1 + \dfrac{1}{100} \times 0.002 = 1.00002$；

（2）$\sin 29° = \sin \left(\dfrac{\pi}{6} - \dfrac{\pi}{180} \right) \approx \sin \dfrac{\pi}{6} - \dfrac{\pi}{180} \cos \dfrac{\pi}{6} \approx 0.485$；

（3）$\arcsin 0.4998 = \arcsin (0.5 - 0.0002) \approx \arcsin 0.5 - \dfrac{1}{\sqrt{1 - 0.5^2}} \times 0.0002 \approx 0.523$；

（4）$\arctan 1.01 = \arctan (1 + 0.01) \approx \arctan 1 + \dfrac{1}{1+1} \times 0.01 \approx 0.790$.

23. 已知 $y = x^3 + 2x$，计算在 $x = 3$ 处，当 $\Delta x = 0.01$ 时的微分 dy 和增量 Δy.

解　先求函数在 x 处的微分表达式 $dy = (3x^2 + 2) \Delta x$，再求函数在 $x = 3$ 处，当 $\Delta x = 0.01$ 时的微分值，$dy \big|_{\substack{x=3 \\ \Delta x=0.01}} = (3 \times 3^2 + 2) \times 0.01 = 0.29$；$x = 3$ 处自变量增量下，函数的增量为 $\Delta y \big|_{\substack{x=3 \\ \Delta x=0.01}} = \left[(3+0.01)^3 + 2 \times (3+0.01) \right] - (3^3 + 2 \times 3) = 0.290901$.

24. 若通过某种方式可测量球体形肿瘤直径 d，再根据测量值 d 计算出肿瘤体积 V，如果要使体积 V 的相对误差不超过 5%，则直径 d 测量值的相对测量误差应不超过多少？

解　由球体体积公式 $V = \dfrac{\pi d^3}{6}$，则 $\Delta V \approx dV = \dfrac{\pi d^2}{2} \Delta d$.

体积的相对误差 $\left| \dfrac{\Delta V}{V} \right| \approx \left| \dfrac{\pi d^2 \Delta d / 2}{\pi d^3 / 6} \right| = 3 \left| \dfrac{\Delta d}{d} \right| < 0.05$，所以 $\left| \dfrac{\Delta d}{d} \right| < 0.017$.

直径 d 的测量值的相对测量误差应不超过 1.7%.

25. 验证下列函数在闭区间上满足拉格朗日中值定理条件，并求满足定理的中值 ξ：

（1）$y = \arctan x$，$x \in [0, 1]$；

解 函数 $y=\arctan x$ 在 $[0,1]$ 上连续,在 $(0,1)$ 内可导,所以满足拉格朗日定理条件 $y'=\dfrac{1}{1+x^2}$,

$f'(\xi)=\dfrac{1}{1+\xi^2}=\dfrac{\arctan 1-\arctan 0}{1-0}=\dfrac{\pi}{4}$,故 $\xi=\sqrt{\dfrac{4}{\pi}-1}$.

(2) $y=\ln x,x\in[1,\mathrm{e}]$.

解 函数 $y=\ln x$ 在 $[1,\mathrm{e}]$ 上连续,在 $(1,\mathrm{e})$ 内可导,所以满足拉格朗日定理条件 $y'=\dfrac{1}{x}$,

$f'(\xi)=\dfrac{1}{\xi}=\dfrac{\ln \mathrm{e}-\ln 1}{\mathrm{e}-1}=\dfrac{1}{\mathrm{e}-1}$,故 $\xi=\mathrm{e}-1$.

26. 证明下列等式或不等式:

(1) $\arctan x+\operatorname{arccot} x=\dfrac{\pi}{2}$;

证明 设 $y=\arctan x+\operatorname{arccot} x$,则 $y'=\dfrac{1}{1+x^2}-\dfrac{1}{1+x^2}=0$,故 $y=\arctan x+\operatorname{arccot} x$ 为一个常数,又

$\arctan 1+\operatorname{arccot} 1=\dfrac{\pi}{4}+\dfrac{\pi}{4}=\dfrac{\pi}{2}$,所以 $\arctan x+\operatorname{arccot} x=\dfrac{\pi}{2}$.

(2) $2\arctan x+\arcsin \dfrac{2x}{1+x^2}=\pi(x\geqslant 1)$;

证明 令 $y=2\arctan x+\arcsin \dfrac{2x}{1+x^2}$,$y'=\dfrac{2}{1+x^2}+\dfrac{1}{\sqrt{1-\dfrac{4x^2}{(1+x^2)^2}}}\cdot\dfrac{2(1+x^2)-2x\cdot 2x}{(1+x^2)^2}$

$=\dfrac{2}{1+x^2}+\dfrac{2-2x^2}{\sqrt{(1+x^2)^2-4x^2}(1+x^2)}=\dfrac{2}{1+x^2}-\dfrac{2(1-x^2)}{(1-x^2)(1+x^2)}=0.$

取 $x=1,y(1)=2\arctan 1+\arcsin \dfrac{2}{1+1^2}=2\times\dfrac{\pi}{4}+\dfrac{\pi}{2}=\pi.$

(3) 当 $b>a>0,n>1$ 时,$na^{n-1}(b-a)<b^n-a^n<nb^{n-1}(b-a)$;

证明 设 $f(x)=x^n$,显然 $f(x)$ 在 $[a,b]$ 上满足拉格朗日中值定理的条件,得 $f(b)-f(a)=f'(\xi)(b-a),\xi\in(a,b)$,由于 $f'(x)=nx^{n-1}$,所以上式即为 $b^n-a^n=n\xi^{n-1}(b-a)$,又因 $a<\xi<b$,故有 $na^{n-1}(b-a)<b^n-a^n<nb^{n-1}(b-a)$.

(4) $|\arctan b-\arctan a|\leqslant|b-a|$.

证明 $y=\arctan x$,显然在区间 $[a,b]$ 上满足拉格朗日中值定理,有 $f'(\xi)=\dfrac{1}{1+\xi^2}=$

$\dfrac{\arctan b-\arctan a}{b-a}$,$|\arctan b-\arctan a|\leqslant|b-a|$.

27. 利用洛必达法则求下列函数极限:

(1) $\lim\limits_{x\to 0}\dfrac{\mathrm{e}^x-\mathrm{e}^{-x}-2x}{x-\sin x}$; 　(2) $\lim\limits_{x\to\frac{\pi}{2}}\dfrac{\ln\sin x}{(\pi-2x)^2}$; 　(3) $\lim\limits_{x\to+\infty}\dfrac{x\mathrm{e}^{\frac{x}{2}}}{x+\mathrm{e}^x}$;

(4) $\lim\limits_{x\to\frac{\pi}{2}}\dfrac{\tan x}{\tan 3x}$; 　(5) $\lim\limits_{x\to 0^+}x^2\ln x$; 　(6) $\lim\limits_{x\to 0}\left(\dfrac{1}{x}-\dfrac{1}{\mathrm{e}^x-1}\right)$;

(7) $\lim\limits_{x\to\frac{\pi}{2}}(\tan x)^{2\cos x}$; 　(8) $\lim\limits_{x\to 0}(\mathrm{e}^x+x)^{\frac{1}{x}}$; 　(9) $\lim\limits_{x\to 0^+}\left(\dfrac{1}{x}\right)^{\tan x}$.

解 （1）$\lim\limits_{x\to 0}\dfrac{e^x-e^{-x}-2x}{x-\sin x}=\lim\limits_{x\to 0}\dfrac{e^x+e^{-x}-2}{1-\cos x}=\lim\limits_{x\to 0}\dfrac{e^x-e^{-x}}{\sin x}=\lim\limits_{x\to 0}\dfrac{e^x+e^{-x}}{\cos x}=2.$

（2）$\lim\limits_{x\to \frac{\pi}{2}}\dfrac{\ln\sin x}{(\pi-2x)^2}=\lim\limits_{x\to \frac{\pi}{2}}-\dfrac{\frac{\cos x}{\sin x}}{4(\pi-2x)}=\lim\limits_{x\to \frac{\pi}{2}}-\dfrac{\cot x}{4(\pi-2x)}=\lim\limits_{x\to \frac{\pi}{2}}-\dfrac{-\csc^2 x}{-8}=-\dfrac{1}{8}.$

（3）$\lim\limits_{x\to +\infty}\dfrac{xe^{\frac{x}{2}}}{x+e^x}=\lim\limits_{x\to +\infty}\dfrac{\left(1+\frac{1}{2}x\right)e^{\frac{x}{2}}}{1+e^x}=\lim\limits_{x\to +\infty}\dfrac{\frac{1}{2}e^{\frac{x}{2}}\left(2+\frac{1}{2}x\right)}{e^x}$

$=\dfrac{1}{2}\lim\limits_{x\to +\infty}\dfrac{2+\frac{1}{2}x}{e^{\frac{x}{2}}}=\dfrac{1}{2}\lim\limits_{x\to +\infty}\dfrac{\frac{1}{2}}{\frac{1}{2}e^{\frac{x}{2}}}=0.$

（4）$\lim\limits_{x\to \frac{\pi}{2}}\dfrac{\tan x}{\tan 3x}=\lim\limits_{x\to \frac{\pi}{2}}\dfrac{\sin x\cdot\cos 3x}{\sin 3x\cdot\cos x}=-\lim\limits_{x\to \frac{\pi}{2}}\dfrac{\cos 3x}{\cos x}=-\lim\limits_{x\to \frac{\pi}{2}}\dfrac{-3\sin 3x}{-\sin x}=3.$

（5）$\lim\limits_{x\to 0^+}x^2\ln x=\lim\limits_{x\to 0^+}\dfrac{\ln x}{x^{-2}}=\lim\limits_{x\to 0^+}\dfrac{\frac{1}{x}}{-2x^{-3}}=-\dfrac{1}{2}\lim\limits_{x\to 0^+}\dfrac{x^3}{x}=0.$

（6）$\lim\limits_{x\to 0}\left(\dfrac{1}{x}-\dfrac{1}{e^x-1}\right)=\lim\limits_{x\to 0}\dfrac{e^x-1-x}{x(e^x-1)}=\lim\limits_{x\to 0}\dfrac{e^x-1}{(e^x-1)+xe^x}=\lim\limits_{x\to 0}\dfrac{e^x}{2e^x+xe^x}=\dfrac{1}{2}.$

（7）$\lim\limits_{x\to \frac{\pi}{2}}(\tan x)^{2\cos x}=\lim\limits_{x\to \frac{\pi}{2}}e^{2\cos x\ln\tan x}=\lim\limits_{x\to \frac{\pi}{2}}e^{2\frac{\ln\tan x}{\sec x}}=e^{2\lim\limits_{x\to \frac{\pi}{2}}\frac{\frac{\sec^2 x}{\tan x}}{\tan x\sec x}}$

$e^{2\lim\limits_{x\to \frac{\pi}{2}}\frac{\sec x}{\tan^2 x}}=e^{2\lim\limits_{x\to \frac{\pi}{2}}\frac{\cos x}{\sin^2 x}}=e^0=1.$

（8）$\lim\limits_{x\to 0}(e^x+x)^{\frac{1}{x}}=\lim\limits_{x\to 0}e^{\frac{\ln(e^x+x)}{x}}=e^{\lim\limits_{x\to 0}\frac{\ln(e^x+x)}{x}}=e^{\lim\limits_{x\to 0}\frac{e^x+1}{e^x+x}}=e^2.$

（9）$\lim\limits_{x\to 0^+}\left(\dfrac{1}{x}\right)^{\tan x}=\lim\limits_{x\to 0^+}e^{\tan x\ln\left(\frac{1}{x}\right)}=e^{\lim\limits_{x\to 0^+}\frac{\ln\left(\frac{1}{x}\right)}{\cot x}}=e^{\lim\limits_{x\to 0^+}\frac{x\left(-\frac{1}{x^2}\right)}{-\csc^2 x}}=e^{\lim\limits_{x\to 0^+}\frac{\sin^2 x}{x}}=e^0=1.$

*28. 设函数 $f(x)$ 存在二阶导数，$f(0)=0$，$f'(0)=1$，$f''(0)=2$，试求 $\lim\limits_{x\to 0}\dfrac{f(x)-x}{x^2}$（提示：用洛必达法则及导数定义）.

解 $\lim\limits_{x\to 0}\dfrac{f(x)-x}{x^2}=\lim\limits_{x\to 0}\dfrac{f'(x)-1}{2x}=\lim\limits_{x\to 0}\dfrac{f''(x)}{2}=\dfrac{2}{2}=1.$

29. 试确定下列函数的单调区间：

（1）$f(x)=2x^2-12x+5$；　　（2）$f(x)=2x^2-\ln x$；　　（3）$f(x)=xe^{-x}$；　　（4）$f(x)=\dfrac{\sqrt{x}}{1+x}$.

解 （1）$f'(x)=4x-12=4(x-3)$，故 $(-\infty,3)$ 为单调递减区间，$(3,+\infty)$ 为单调递增区间.

（2）$f'(x)=4x-\dfrac{1}{x}=\dfrac{4x^2-1}{x}$，$\left(0,\dfrac{1}{2}\right)$ 为单调递减区间，$\left(\dfrac{1}{2},+\infty\right)$ 为单调递增区间.

（3）$f'(x)=e^{-x}-xe^{-x}=e^{-x}(1-x)$，$(-\infty,1)$ 为单调递增区间，$(1,+\infty)$ 为单调递减区间.

(4) $f'(x) = \dfrac{\dfrac{1}{2\sqrt{x}}(1+x) - \sqrt{x}}{(1+x)^2} = \dfrac{1+x-2x}{2\sqrt{x}(1+x)^2} = \dfrac{1-x}{2\sqrt{x}(1+x)^2}$，$(0,1)$ 为单调递增区间，$(1,+\infty)$ 为单调递减区间.

30. 求下列函数的极值：

(1) $f(x) = 3x - x^3$;　(2) $f(x) = \dfrac{x}{\ln x}$;　(3) $f(x) = \dfrac{6x}{x^2+1}$;　(4) $f(x) = (2x-1)\sqrt[3]{(x-3)^2}$.

解　(1) $f'(x) = 3 - 3x^2 = 3(1+x)(1-x)$，当 $x < -1$ 时，$f'(x) < 0$；当 $-1 < x < 1$ 时，$f'(x) > 0$；当 $x > 1$ 时，$f'(x) < 0$，故 $f_{极小值}(-1) = -2$，$f_{极大值}(1) = 2$.

(2) $f'(x) = \dfrac{\ln x - x \cdot \dfrac{1}{x}}{(\ln x)^2} = \dfrac{\ln x - 1}{(\ln x)^2}$，当 $0 < x < 1$ 和 $1 < x < e$ 时，$f'(x) < 0$；当 $x > e$ 时，$f'(x) > 0$；故 $f_{极小值}(e) = e$.

(3) $f'(x) = \dfrac{6(x^2+1) - 12x^2}{(x^2+1)^2} = \dfrac{6-6x^2}{(x^2+1)^2} = \dfrac{6(1+x)(1-x)}{(x^2+1)^2}$，当 $x < -1$ 时，$f'(x) < 0$；当 $-1 < x < 1$ 时，$f'(x) > 0$；当 $x > 1$ 时，$f'(x) < 0$，故 $f_{极小值}(-1) = -3$，$f_{极大值}(1) = 3$.

(4) $f'(x) = 2\sqrt[3]{(x-2)^2} + (2x-1) \cdot \dfrac{2}{3}(x-3)^{-\frac{1}{3}} = \dfrac{6(x-3) + 2(2x-1)}{3\sqrt[3]{x-3}} = \dfrac{10(x-2)}{3\sqrt[3]{x-3}}$，当 $x < 2$ 时，$f'(x) > 0$；当 $2 < x < 3$ 时，$f'(x) < 0$；当 $x > 3$ 时，$f'(x) > 0$，故 $f_{极大值}(2) = 3$，$f_{极小值}(3) = 0$.

31. a 为何值时，函数 $f(x) = a\sin x + \dfrac{1}{3}\sin 3x$ 在 $x = \dfrac{\pi}{3}$ 处取得极值？它是极大值，还是极小值？并求此极值.

解　$f'(x) = a\cos x + \cos 3x$，$f'\left(\dfrac{\pi}{3}\right) = a\cos\dfrac{\pi}{3} + \cos\pi = \dfrac{1}{2}a - 1 = 0$，$a = 2$，$f''(x) = -2\sin x - 3\sin 3x$，$f''\left(\dfrac{\pi}{3}\right) = -2\sin\dfrac{\pi}{3} - \sin\pi < 0$，故为极大值，$f_{极大值}\left(\dfrac{\pi}{3}\right) = 2\sin\dfrac{\pi}{3} + \dfrac{1}{3}\sin\pi = \sqrt{3}$.

32. 求下列函数的最大值、最小值：

(1) $y = x^2 e^{-x}$，$x \in [-1, 3]$;　(2) $y = x^2 - \dfrac{54}{x}$，$x \in (-\infty, 0)$.

解　(1) $y' = 2xe^{-x} - x^2 e^{-x} = e^{-x}x(2-x)$，令 $y' = 0$，得 $x = 0$，$x = 2$. 因为 $y(-1) = e$，$y(0) = 0$，$y(2) = 4e^{-2}$，$y(3) = 9e^{-3}$，所以 $y_{最大值}(-1) = e$，$y_{最小值}(0) = 0$.

(2) $y' = 2x + \dfrac{54}{x^2} = \dfrac{2x^3 + 54}{x^2}$，$y' = 0$，得 $x = -3$，且当 $x < -3$ 时，$y' < 0$；当 $x > -3$ 时，$y' > 0$，所以该函数在区间 $(-\infty, 0)$ 上，$y_{最小值}(-3) = 27$.

33. 求下列曲线的凹凸区间与拐点：

(1) $y = 3x^4 - 4x^3 + 1$;　(2) $y = \ln(1+x^2)$.

解　(1) $y' = 12x^3 - 12x^2$；$y'' = 36x^2 - 24x = 36x\left(x - \dfrac{2}{3}\right)$；$y'' = 0$，得 $x = 0$，$x = \dfrac{2}{3}$. 当 $x < 0$ 时，$y'' > 0$；当 $0 < x < \dfrac{2}{3}$ 时，$y'' < 0$；当 $x > \dfrac{2}{3}$ 时，$y'' > 0$，故凹区间为 $(-\infty, 0) \cup \left(\dfrac{2}{3}, +\infty\right)$，凸区间为 $\left(0, \dfrac{2}{3}\right)$，拐点为

$(0,1),\left(\dfrac{2}{3},\dfrac{11}{27}\right).$

（2）$y'=\dfrac{2x}{1+x^2},y''=\dfrac{2(1+x^2)-2x\cdot 2x}{(1+x^2)^2}=\dfrac{2(1-x^2)}{(1+x^2)^2};y''=0$,得 $x=\pm 1.$ 当 $x<-1$ 时,$y''<0$;当 $-1<x<1$ 时,$y''>0$;当 $x>1$ 时,$y''<0.$ 故凸区间为 $(-\infty,-1)\cup(1,+\infty)$,凹区间为 $(-1,1)$,拐点为 $(-1,\ln 2),(1,\ln 2).$

34. 求下列曲线渐近线:

（1）$y=\dfrac{1}{x^2-4x-5}$;　　　（2）$y=\dfrac{x^2+2x-1}{x}.$

解　（1）$\displaystyle\lim_{x\to\infty}\dfrac{1}{x^2-4x-5}=0$,故有一条水平渐近线 $y=0.$

$\displaystyle\lim_{x\to-1}\dfrac{1}{x^2-4x-5}=\lim_{x\to-1}\dfrac{1}{(x+1)(x-5)}=\infty$;$\displaystyle\lim_{x\to5}\dfrac{1}{x^2-4x-5}=\lim_{x\to5}\dfrac{1}{(x+1)(x-5)}=\infty$,故有两条垂直渐近线 $x=-1,x=5.$

（2）$\displaystyle\lim_{x\to0}\dfrac{x^2+2x-1}{x}=\infty$,故有垂直渐近线 $x=0$;$\displaystyle\lim_{x\to\infty}\dfrac{x^2+2x-1}{x^2}=1=a$,而 $\displaystyle\lim_{x\to\infty}\left(\dfrac{x^2+2x-1}{x}-x\right)=$

$\displaystyle\lim_{x\to\infty}\dfrac{x^2+2x-1-x^2}{x}=2=b$,故有一条斜渐近线 $y=x+2.$

35. 描绘下列函数的图形:

（1）$y=x^3-3x^2-9x+14$;　　　（2）$y=\dfrac{x}{1+x^2}.$

解　（1）定义域:$x\in(-\infty,+\infty)$,无渐近线;$y'=3x^2-6x-9$,当 $y'=0$ 时,$x=3,x=-1.y''=6x-6$,当 $y''=0$ 时,$x=1.$ 列表作图如下(表 2-3,图 2-2).

表 2-3　函数 $y=x^3-3x^2-9x+14$ 图形的描绘

x	$(-\infty,-1)$	-1	$(-1,1)$	1	$(1,3)$	3	$(3,+\infty)$
y'	$+$	0	$-$		$-$	0	$+$
y''	$-$		$-$	0	$+$		$+$
y	↗	$f_{极大}(-1)=19$	↘	拐点$(1,3)$	↘	$f_{极小}(3)=-13$	↗

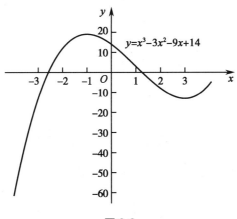

图 2-2

（2）定义域：$x \in (-\infty, +\infty)$，函数为奇函数，函数图像关于原点对称．由于 $\lim\limits_{x \to \infty} \dfrac{x}{1+x^2} = 0$，故有水平渐近线 $y = 0$．

$y' = \dfrac{1-x^2}{(1+x^2)^2}$，当 $y' = 0$ 时，$x = -1$，$x = 1$．

$y'' = \dfrac{2x^3 - 6x}{(1+x^2)^3}$，当 $y'' = 0$ 时，$x = 0$，$x = \sqrt{3}$，$x = -\sqrt{3}$．列表作图如下（表 2-4，图 2-3）．

表 2-4　函数 $y = \dfrac{x}{1+x^2}$ 图形的描绘

x	$(-\infty, -\sqrt{3})$	$-\sqrt{3}$	$(-\sqrt{3}, -1)$	-1	$(-1, 0)$	0	$(0, 1)$	1	$(1, \sqrt{3})$	$\sqrt{3}$	$(\sqrt{3}, +\infty)$
y'	$-$		$-$	0	$+$		$+$	0	$-$		$-$
y''	$-$	0	$+$		$+$	0	$-$		$-$	0	$+$
y	↘	拐点	↘	极小值	↗	拐点	↗	极大值	↘	拐点	↘

综上可求得拐点为 $\left(-\sqrt{3}, -\dfrac{\sqrt{3}}{4}\right)$，$(0, 0)$，$\left(\sqrt{3}, \dfrac{\sqrt{3}}{4}\right)$；$f_{极大值}(1) = \dfrac{1}{2}$；$f_{极小值}(-1) = -\dfrac{1}{2}$．

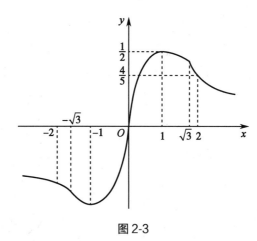

图 2-3

36．（续例 2-49）求 t 为何值时，血药浓度变化率达到最小值，并通过分析 $C(t)$ 的单调性和极值、凹凸性和拐点，绘制药时曲线．

解　定义域为 $(0, +\infty)$，令 $\dfrac{dC}{dt} = \dfrac{A}{\alpha_2 - \alpha_1}(-\alpha_1 e^{-\alpha_1 t} + \alpha_2 e^{-\alpha_2 t}) = 0$，可得 $t_0 = \dfrac{\ln \alpha_2 - \ln \alpha_1}{\alpha_2 - \alpha_1}$，$C\big|_{t=+\infty} = $

$\lim\limits_{t \to +\infty} \dfrac{A}{\alpha_2 - \alpha_1}(e^{-\alpha_1 t} - e^{-\alpha_2 t}) = \dfrac{A}{\alpha_2 - \alpha_1} \lim\limits_{t \to +\infty} \dfrac{e^{(\alpha_2 - \alpha_1)t} - 1}{e^{\alpha_2 t}} = 0$，故有水平渐近线 $y = 0$；由 $\dfrac{d^2 C}{dt^2} = \dfrac{A}{\alpha_2 - \alpha_1}(\alpha_1^2 e^{-\alpha_1 t} - $

$\alpha_2^2 e^{-\alpha_2 t}) = 0$，可得 $t_1 = \dfrac{2(\ln \alpha_2 - \ln \alpha_1)}{\alpha_2 - \alpha_1} = 2t_0$，故当 $t = t_1 = \dfrac{2(\ln \alpha_2 - \ln \alpha_1)}{\alpha_2 - \alpha_1} = 2t_0$ 时，血药浓度变化率达到最小值，列表作图如下（表 2-5，图 2-4）．

表 2-5　药时曲线图形的描绘

x	$(0,t_0)$	t_0	(t_0,t_1)	t_1	$(t_1,+\infty)$
C'	+	0	−		−
C''	−		−	0	+
C	↗	极大值	↘	拐点	↘

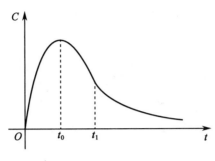

图 2-4

第三章 | 一元函数积分学

一、学习目标

掌握 不定积分和定积分的概念,不定积分基本公式,直接积分、换元积分和分部积分三种积分法,牛顿-莱布尼兹公式,微元法的应用.

熟悉 不定积分、定积分的性质及其几何意义,广义积分的概念及计算,应用定积分求平面图形面积、旋转体体积、连续函数的平均值.

了解 原函数存在定理,函数可积的条件,定积分在医学中的应用.

二、知识要点

第一节 不定积分

(一) 不定积分相关概念与性质

1. 理解原函数与不定积分的概念及其相互关系.

2. 不定积分的几何意义 不定积分表示 $f(x)$ 的一族积分曲线,而 $f(x)$ 正是积分曲线的斜率.

3. 不定积分与求导的关系

(1) $\left[\int f(x)\mathrm{d}x\right]' = f(x)$ 或 $\mathrm{d}\int f(x)\mathrm{d}x = f(x)\mathrm{d}x$;

(2) $\int f'(x)\mathrm{d}x = f(x) + C$ 或 $\int \mathrm{d}f(x) = f(x) + C$.

4. 基本积分公式 熟记 13 个基本积分公式.

5. 不定积分的运算性质

(1) $\int kf(x)\mathrm{d}x = k\int f(x)\mathrm{d}x$ (k 为非零常数);

(2) $\int [f(x) \pm g(x)]\mathrm{d}x = \int f(x)\mathrm{d}x \pm \int g(x)\mathrm{d}x$.

(二) 不定积分的计算

1. 直接积分法把用不定积分的定义、基本积分公式和运算性质求积分的方法,称为直接积分法. 有时要先将被积函数作代数、三角恒等变形,然后直接用基本积分公式和不定积分的运算性质进行求解. 这里要熟记基本积分公式和不定积分的线性运算性质.

2. 第一换元法 $\int f[\varphi(x)]\varphi'(x)\mathrm{d}x = \left[\int f(u)\mathrm{d}u\right]_{u=\varphi(x)} = F[\varphi(x)] + C$.

第一换元法有时也称凑微分法,是用 $u = \varphi(x)$ 进行变量代换后,再求积分的方法. 特别是当被积函数是复合函数,不能用直接积分法求解时,可考虑使用凑微分法. 凑微分法是不定积分计算中最重要的方法,其技巧性和灵活性较强,不仅要熟记基本积分公式和常见的凑微分类型,还要熟悉一些典型的例子,要做大量的多种类型的题目,并善于分析和归纳,才能逐步提高解题能力.

3. 第二换元积分法 $\int f(x)\mathrm{d}x = \left[\int f[\psi(u)]\psi'(u)\mathrm{d}u\right]_{u=\psi^{-1}(x)}$.

第二换元积分法是用 $x=\psi(u)$ 进行变量代换后,再求积分的方法. 特别是在处理带根号等的不定积分问题时,关键是作一个适当的变量代换 $x=\psi(u)$,将根号去掉. 常用的变量代换有根式代换和三角代换.

4. 分部积分法 $\int u\mathrm{d}v = uv - \int v\mathrm{d}u$ 或 $\int uv'\mathrm{d}x = uv - \int u'v\mathrm{d}x$.

分部积分法是用分部积分公式 $\int u\mathrm{d}v = uv - \int v\mathrm{d}u$ 或 $\int uv'\mathrm{d}x = uv - \int u'v\mathrm{d}x$ 求积分的方法. 分部积分法之所以叫分部积分法,是因为它的精髓是分部! 积分时需要把被积函数分成两个部分,再用分部积分公式求积分. 那么根据什么规律分呢? 事实上是根据两个函数哪个函数凑微分方便,就选哪个函数凑微分,所以根据函数的各种类型,凑微分方便的顺序应该是"指三幂对反". 因此就有了我们教材中提出的"指三幂对反"的最新结论.

如果被积函数只有一个,那就把常数函数 1,看成是凑微分最方便的那个函数进行凑微分,所以可以直接用分部积分公式求积分.

当被积函数是三个及以上时,就需要把被积函数化成两个或看成两个,再利用分部积分公式求积分.

本节内容是一元函数积分学的基础,正确理解不定积分的概念,熟练掌握**不定积分的性质**、基本积分公式、换元积分法、分部积分法,对学好一元函数积分学非常重要.

第二节 定积分

(一)定积分的相关概念

1. 定积分的定义 定积分 $\int_a^b f(x)\mathrm{d}x$ 是一个和式的极限,即

$$\int_a^b f(x)\mathrm{d}x = \lim_{\lambda \to 0}\sum_{i=1}^n f(\xi_i)\Delta x_i.$$

2. 定积分的几何意义 定积分 $\int_a^b f(x)\mathrm{d}x$ 是介于 x 轴、曲线 $y=f(x)$ 及直线 $x=a$、$x=b$ 之间的各部分面积的代数和.

3. 定积分的性质

(1) $\int_a^b kf(x)\mathrm{d}x = k\int_a^b f(x)\mathrm{d}x$ (k 是常数).

(2) $\int_a^b [f(x) \pm g(x)]\mathrm{d}x = \int_a^b f(x)\mathrm{d}x \pm \int_a^b g(x)\mathrm{d}x$.

(3) $\int_a^b f(x)\mathrm{d}x = \int_a^c f(x)\mathrm{d}x + \int_c^b f(x)\mathrm{d}x$ (其中 a、b、c 为三个任意实数).

(4) 如果在区间 $[a,b]$ 上,$(x) \leqslant g(x)$,则 $\int_a^b f(x)\mathrm{d}x \leqslant \int_a^b g(x)\mathrm{d}x$.

(5) 设 M、m 分别是函数 $f(x)$ 在区间 $[a,b]$ 上的最大值和最小值,则

$$m(b-a) \leqslant \int_a^b f(x)\mathrm{d}x \leqslant M(b-a).$$

(6) 如果函数 $f(x)$ 在闭区间 $[a,b]$ 上连续,则在 $[a,b]$ 上至少存在一点 ξ,使得

$$\int_a^b f(x)\,\mathrm{d}x = f(\xi)(b-a) \quad (a \le \xi \le b).$$

（二）定积分的计算

1. 牛顿-莱布尼兹公式　如果 $F(x)$ 是 $f(x)$ 的一个原函数,则

$$\int_a^b f(x)\,\mathrm{d}x = F(b) - F(a).$$

2. 定积分的换元积分法　$\int_a^b f(x)\,\mathrm{d}x = \int_\alpha^\beta f[\varphi(t)]\varphi'(t)\,\mathrm{d}t.$ **注意**:换元必换限.

3. 定积分的分部积分法　$\int_a^b u\,\mathrm{d}v = uv\Big|_a^b - \int_a^b v\,\mathrm{d}u.$

学习本节内容要正确理解定积分的概念,熟练掌握定积分的性质、牛顿-莱布尼兹公式、换元积分法、分部积分法.

第三节　广义积分

（一）无穷区间上的广义积分

1. $\displaystyle\int_a^{+\infty} f(x)\,\mathrm{d}x = \lim_{b\to+\infty}\int_a^b f(x)\,\mathrm{d}x.$

2. $\displaystyle\int_{-\infty}^b f(x)\,\mathrm{d}x = \lim_{a\to-\infty}\int_a^b f(x)\,\mathrm{d}x.$

3. $\displaystyle\int_{-\infty}^{+\infty} f(x)\,\mathrm{d}x = \lim_{a\to-\infty}\int_a^c f(x)\,\mathrm{d}x + \lim_{b\to+\infty}\int_c^b f(x)\,\mathrm{d}x$ (c 为任意常数).当右端两个广义积分都收敛时,称广义积分 $\displaystyle\int_{-\infty}^{+\infty} f(x)\,\mathrm{d}x$ 收敛,否则称此广义积分发散.

（二）被积函数为无界的广义积分

1. $\displaystyle\int_a^b f(x)\,\mathrm{d}x = \lim_{\varepsilon\to0^+}\int_{a+\varepsilon}^b f(x)\,\mathrm{d}x.$

2. $\displaystyle\int_a^b f(x)\,\mathrm{d}x = \lim_{\varepsilon\to0^+}\int_a^{b-\varepsilon} f(x)\,\mathrm{d}x.$

3. $\displaystyle\int_a^b f(x)\,\mathrm{d}x = \lim_{\varepsilon_1\to0^+}\int_a^{c-\varepsilon_1} f(x)\,\mathrm{d}x + \lim_{\varepsilon_2\to0^+}\int_{c+\varepsilon_2}^b f(x)\,\mathrm{d}x.$ 当右端两个极限都存在时,称广义积分 $\displaystyle\int_a^b f(x)\,\mathrm{d}x$ 收敛,否则称此广义积分发散.

学习本节内容要理解广义积分的定义,掌握各种类型广义积分的计算方法.

第四节　积分的应用

（一）微元法

微元法解决实际问题的三个步骤:

1. 选取坐标系及积分变量(例如 x),并确定其变化区间 $[a,b]$.

2. 在 $[a,b]$ 中任取一小区间 $[x,x+\mathrm{d}x]$,求出相应于这个一小区间的部分量 ΔA 的近似值.如果 ΔA 能近似地表示为 $[a,b]$ 上的一个连续函数在 x 处的值 $f(x)$ 与 $\mathrm{d}x$ 的乘积,就把 $f(x)\,\mathrm{d}x$ 称为所求量 A 的元素(或微元),且记作 $\mathrm{d}A$,即 $\mathrm{d}A = f(x)\,\mathrm{d}x.$

3. 以所求量 A 的元素 $f(x)\,\mathrm{d}x$ 为被积表达式,在 $[a,b]$ 上作定积分,即得 A 的定积分表达式:

$$A = \int_a^b f(x)\,\mathrm{d}x.$$

（二）定积分在几何中的应用

1. 平面图形的面积

（1）面积的计算公式

① 由曲线 $y=f_1(x)$、$y=f_2(x)$（$f_1(x) \geqslant f_2(x)$）和直线 $x=a$、$x=b$（$a<b$）围成的平面图形面积为

$$A = \int_a^b [f_1(x) - f_2(x)] \mathrm{d}x.$$

② 由曲线 $x=\varphi_1(y)$、$x=\varphi_2(y)$（$\varphi_1(y) \geqslant \varphi_2(y)$）及直线 $y=c$、$y=d$（$c<d$）围成的平面图形面积为

$$A = \int_c^d [\varphi_1(y) - \varphi_2(y)] \mathrm{d}y.$$

（2）面积的计算步骤

① 根据所给条件,在平面直角坐标系中画出有关曲线,确定各曲线所围成的平面图形.

② 求解每两条曲线方程所构成的方程组,得到各交点的坐标.

③ 适当地选择积分变量并确定图形在 x 轴(或 y 轴)上的投影区间.

④ 确定上、下曲线(或左、右曲线),给出面积微元.

⑤ 确定积分上、下限,以面积微元为被积表达式,在积分限上作定积分,计算出平面图形面积.

2. 旋转体的体积

（1）旋转体体积公式

① 由曲线 $y=f(x)$ 与直线 $x=a$、$x=b$（$a<b$）及 x 轴所围成的平面图形绕 Ox 轴旋转一周而成的旋转体的体积为 $V_x = \int_a^b \pi y^2 \mathrm{d}x = \int_a^b \pi f^2(x) \mathrm{d}x$.

② 由曲线 $x=\varphi(y)$ 及直线 $y=c$、$y=d$（$c<d$）与 y 轴所围成的平面图形绕 Oy 轴旋转一周所成的旋转体的体积为 $V_y = \int_c^d \pi x^2 \mathrm{d}y = \int_c^d \pi \phi^2(y) \mathrm{d}y$.

（2）旋转体体积的计算步骤

① 根据所给条件取坐标系,画出相应的平面图形,并求出各曲线交点的坐标.

② 根据旋转轴适当地选择积分变量并确定积分限.

③ 求出积分变量任一点处垂直于旋转轴的截面面积表达式,确定体积微元.

④ 以体积微元为被积表达式,在积分限上作定积分,便可计算出所求体积.

学习本节内容要掌握微元法解决实际问题的分析思路,会用微元法求平面图形的面积和旋转体的体积,并了解定积分在医药及其他自然科学领域中的应用.

三、典型例题

例 1 用换元积分法求 $\int \dfrac{\sqrt[3]{\ln x}}{x} \mathrm{d}x$.

解 $\int \dfrac{\sqrt[3]{\ln x}}{x} \mathrm{d}x = \int \sqrt[3]{\ln x}\, \mathrm{d}\ln x = \dfrac{3}{4}(\ln x)^{\frac{4}{3}} + C.$

分析:正确理解 13 个基本积分公式是掌握不定积分计算的关键,所有积分公式中的 x 均应理解为 x 的连续函数 $u(x)$.例如 $\int x^{\alpha} \mathrm{d}x = \dfrac{1}{\alpha+1} x^{\alpha+1} + C$ 可被理解为下面的结构式

$$\int \square^{\alpha}_{\mathrm{d}}\square = \dfrac{1}{\alpha+1}\square^{\alpha+1} + C \quad (\alpha \neq -1),$$

式中的方块"▢"可以为自变量 x,也可以是 x 的函数 $u(x)$. 例如 $\int \boxed{\cos x}^3 \mathrm{d}\boxed{\cos x} = \dfrac{1}{4}\boxed{\cos x}^4 + C$,

$\int \sqrt{\ln x}\ \mathrm{d}\ln x = \dfrac{2}{3}(\ln x)^{\frac{3}{2}} + C$, $\int \dfrac{1}{(\arcsin x)^2}\mathrm{d}\arcsin x = -\dfrac{1}{\arcsin x} + C$.

例 2　求 $\displaystyle\int \dfrac{\cos x\mathrm{d}x}{\sin x[\,1 + (\ln \sin x)^2\,]}$.

解　$\displaystyle\int \dfrac{\cos x\mathrm{d}x}{\sin x[\,1 + (\ln \sin x)^2\,]} = \int \dfrac{\mathrm{d}\sin x}{\sin x[\,1 + (\ln \sin x)^2\,]}$

$$= \int \dfrac{\mathrm{d}\ln \sin x}{1 + (\ln \sin x)^2} = \arctan(\ln \sin x) + C.$$

分析:换元积分法的依据就是基本积分公式中的 x 可以换成任意连续可导函数 $u(x)$ 时,公式依然成立.

例 3　设 $\dfrac{\sin x}{x}$ 是函数 $f(x)$ 的一个原函数,求 $\displaystyle\int x^3 f'(x)\mathrm{d}x$.

解　因为 $F(x) = \dfrac{\sin x}{x}$ 是 $f(x)$ 的一个原函数,故 $f(x) = F'(x) = \left(\dfrac{\sin x}{x}\right)'$,由分部积分法得

$$\int x^3 f'(x)\mathrm{d}x = \int x^3 \mathrm{d}[f(x)] = x^3 f(x) - \int f(x)3x^2\mathrm{d}x = x^3 f(x) - 3\int x^2\left(\dfrac{\sin x}{x}\right)'\mathrm{d}x$$

$$= x^3 f(x) - 3\int x^2 \mathrm{d}\left(\dfrac{\sin x}{x}\right) = x^3\left(\dfrac{\sin x}{x}\right)' - 3\left[x^2\dfrac{\sin x}{x} - \int \dfrac{\sin x}{x}2x\mathrm{d}x\right]$$

$$= x^3\dfrac{x\cos x - \sin x}{x^2} - 3x\sin x - 6\cos x + C = x^2\cos x - 4x\sin x - 6\cos x + C.$$

例 4　用分部积分法求下列不定积分:

(1) $\displaystyle\int \ln(x + \sqrt{1 + x^2})\mathrm{d}x$;　　(2) $\displaystyle\int x\arctan x\mathrm{d}x$.

解　(1) $\displaystyle\int \ln(x + \sqrt{1 + x^2})\mathrm{d}x = x\ln(x + \sqrt{1 + x^2}) - \int x\mathrm{d}\ln(x + \sqrt{1 + x^2})$

$$= x\ln(x + \sqrt{1 + x^2}) - \int \dfrac{x}{\sqrt{1 + x^2}}\mathrm{d}x$$

$$= x\ln(x + \sqrt{1 + x^2}) - \dfrac{1}{2}\int \dfrac{1}{\sqrt{1 + x^2}}\mathrm{d}(1 + x^2)$$

$$= x\ln(x + \sqrt{1 + x^2}) - \sqrt{1 + x^2} + C.$$

分析:利用分部积分求积分,当被积函数为一个函数时,可以直接用分部积分公式求积分.

(2) $\displaystyle\int x\arctan x\mathrm{d}x = \dfrac{1}{2}\int \arctan x\mathrm{d}x^2 = \dfrac{1}{2}\left(x^2\arctan x - \int x^2\mathrm{d}\arctan x\right)$

$$= \dfrac{1}{2}\left(x^2\arctan x - \int \dfrac{x^2}{1 + x^2}\mathrm{d}x\right) = \dfrac{1}{2}\left(x^2\arctan x - \int \dfrac{1 + x^2 - 1}{1 + x^2}\mathrm{d}x\right)$$

$$= \dfrac{1}{2}\left(x^2\arctan x - \int 1\mathrm{d}x + \int \dfrac{1}{1 + x^2}\mathrm{d}x\right) = \dfrac{1}{2}(x^2\arctan x - x + \arctan x) + C.$$

分析:当被积函数由两个函数的乘积组成时,则依次选取指数函数、三角函数、幂函数、对数函数、反三角函数,凑到微分号后面去,再用分部积分公式求解.

例5 计算下列积分:

$(1) \int \sin x \mathrm{d}x;$ $(2) \int_0^{\frac{\pi}{2}} \sin x \mathrm{d}x.$

解 $(1) \int \sin x \mathrm{d}x = -\cos x + C.$ $(2) \int_0^{\frac{\pi}{2}} \sin x \mathrm{d}x = -\cos x \Big|_0^{\frac{\pi}{2}} = -\cos \frac{\pi}{2} - (-\cos 0) = 1.$

注意:由例5可知①不定积分是函数族,即原函数的全体;②定积分是一个具体的数值,它的大小不但与被积函数有关,而且还与上、下限有关.

例6 求 $\int_0^1 \sqrt{2x - x^2} \mathrm{d}x.$

解法1 $\int_0^1 \sqrt{2x - x^2} \mathrm{d}x = \int_0^1 \sqrt{1 - (x-1)^2} \mathrm{d}(x-1) \xrightarrow{\text{令} x - 1 = t} \int_{-1}^0 \sqrt{1 - t^2} \mathrm{d}t$

$\xrightarrow{\text{令} t = \sin s} \int_{-\frac{\pi}{2}}^0 \cos^2 s \mathrm{d}s = \frac{1}{2} \int_{-\frac{\pi}{2}}^0 (1 + \cos 2s) \mathrm{d}s = \frac{1}{2} \left(s + \frac{1}{2} \sin 2s \right) \Big|_{-\frac{\pi}{2}}^0 = \frac{\pi}{4}.$

解法2 利用定积分的几何意义.被积函数为以$(1,0)$为圆心,半径为1的上半圆,所求定积分即为$\frac{1}{4}$圆面积,即 $\int_0^1 \sqrt{2x - x^2} \mathrm{d}x = \frac{1}{4} \pi \cdot 1^2 = \frac{\pi}{4}.$

例7 计算定积分 $\int_{\frac{1}{2}}^{\frac{3}{2}} \frac{\mathrm{d}x}{\sqrt{|x - x^2|}}.$

解 因为 $|x - x^2| = \begin{cases} x - x^2, & \frac{1}{2} \leqslant x \leqslant 1 \\ x^2 - x, & 1 \leqslant x \leqslant \frac{3}{2} \end{cases}$,所以

$\int_{\frac{1}{2}}^{\frac{3}{2}} \frac{\mathrm{d}x}{\sqrt{|x - x^2|}} = \int_{\frac{1}{2}}^1 \frac{\mathrm{d}x}{\sqrt{x - x^2}} + \int_1^{\frac{3}{2}} \frac{\mathrm{d}x}{\sqrt{x^2 - x}} = \int_{\frac{1}{2}}^1 \frac{\mathrm{d}x}{\sqrt{\frac{1}{4} - \left(x - \frac{1}{2}\right)^2}} + \int_1^{\frac{3}{2}} \frac{\mathrm{d}x}{\sqrt{\left(x - \frac{1}{2}\right)^2 - \frac{1}{4}}}$

$= \lim_{\varepsilon_1 \to 0^+} \int_{\frac{1}{2}}^{1-\varepsilon_1} \frac{\mathrm{d}x}{\sqrt{\frac{1}{4} - \left(x - \frac{1}{2}\right)^2}} + \lim_{\varepsilon_2 \to 0^+} \int_{1+\varepsilon_2}^{\frac{3}{2}} \frac{\mathrm{d}x}{\sqrt{\left(x - \frac{1}{2}\right)^2 - \frac{1}{4}}}$

$= \lim_{\varepsilon_1 \to 0^+} \arcsin \frac{x - \frac{1}{2}}{\frac{1}{2}} \Big|_{\frac{1}{2}}^{1-\varepsilon_1} + \lim_{\varepsilon_2 \to 0^+} \ln \left| \left(x - \frac{1}{2}\right) + \sqrt{\left(x - \frac{1}{2}\right)^2 - \frac{1}{4}} \right| \Big|_{1+\varepsilon_2}^{\frac{3}{2}}$

$= \lim_{\varepsilon_1 \to 0^+} \left(\arcsin \frac{\frac{1}{2} - \varepsilon_1}{\frac{1}{2}} - \arcsin 0 \right) + \left[\lim_{\varepsilon_2 \to 0^+} \ln \left(1 + \frac{\sqrt{3}}{2}\right) - \ln \left(\frac{1}{2} + \varepsilon_2 + \sqrt{\varepsilon_2 + \varepsilon_2^2}\right) \right]$

$= (\arcsin 1 - 0) + \left(\ln \frac{2 + \sqrt{3}}{2} - \ln \frac{1}{2} \right) = \frac{\pi}{2} + \ln (2 + \sqrt{3}).$

例8 计算 $\int_1^{+\infty} \frac{\mathrm{d}x}{\mathrm{e}^{1+x} + \mathrm{e}^{3-x}}.$

解 原式 $= \int_1^{+\infty} \frac{\mathrm{e}^{x-3}}{\mathrm{e}^{2(x-1)} + 1} \mathrm{d}x = \mathrm{e}^{-2} \int_1^{+\infty} \frac{\mathrm{d}\mathrm{e}^{x-1}}{1 + \mathrm{e}^{2(x-1)}} = \mathrm{e}^{-2} \arctan \mathrm{e}^{x-1} \Big|_1^{+\infty} = \frac{\pi}{4} \cdot \mathrm{e}^{-2}.$

例 9 在曲线 $y = x^2 (x \geqslant 0)$ 上一点 M 处作切线,使得切线、曲线及 x 轴围成的面积为 $\dfrac{2}{3}$,求:(1)切点 M 的坐标;(2)过切点 M 的切线方程;(3)上述平面图形绕 x 轴旋转一周得到的旋转体积.

解 设切点为 (x_0, x_0^2),则过 M 的切线为 $y - x_0^2 = 2x_0(x - x_0)$,因此切线与 x 轴交点为 $\left(\dfrac{x_0}{2}, 0 \right)$,故

所围平面图形面积为 $S = \displaystyle\int_0^{x_0} x^2 \mathrm{d}x - \dfrac{1}{2}\left(x_0 - \dfrac{x_0}{2}\right)x_0^2 = \dfrac{1}{12}x_0^3$,由已知,$\dfrac{x_0^3}{12} = \dfrac{2}{3} \Rightarrow x_0 = 2$,故:

(1) M 点坐标为 $(2, 4)$;

(2) 过 M 点的切线为 $y = 4(x - 1)$;

(3) $V_x = \displaystyle\int_0^1 \pi \cdot x^4 \mathrm{d}x + \int_1^2 \pi \cdot [x^4 - (4x - 4)^2] \mathrm{d}x = \dfrac{\pi}{5} + \dfrac{13}{15}\pi = \dfrac{16}{15}\pi$ 　或

$V_x = \displaystyle\int_0^1 \pi \cdot x^4 \mathrm{d}x - \dfrac{1}{3}\pi \cdot 4^2 \cdot 1 = \dfrac{32}{5}\pi - \dfrac{16}{3}\pi = \dfrac{16}{15}\pi.$

四、习题解答

练习题 3-1

1. 利用求导验证以下等式:

(1) $\displaystyle\int \dfrac{1}{\sqrt{x^2 + 1}} \mathrm{d}x = \ln\left(x + \sqrt{x^2 + 1}\right) + C;$

解 因为 $\left[\ln\left(x + \sqrt{x^2 + 1}\right) + C\right]' = \dfrac{1 + \dfrac{x}{\sqrt{x^2 + 1}}}{x + \sqrt{x^2 + 1}} = \dfrac{1}{\sqrt{x^2 + 1}}$,所以

$\displaystyle\int \dfrac{1}{\sqrt{x^2 + 1}} \mathrm{d}x = \ln\left(x + \sqrt{x^2 + 1}\right) + C.$

(2) $\displaystyle\int \dfrac{x}{\sqrt{x^2 + 1}} \mathrm{d}x = \sqrt{x^2 + 1} + C;$

解 因为 $\left[\sqrt{x^2 + 1} + C\right]' = \dfrac{2x}{2\sqrt{x^2 + 1}} = \dfrac{x}{\sqrt{x^2 + 1}}$,所以 $\displaystyle\int \dfrac{x}{\sqrt{x^2 + 1}} \mathrm{d}x = \sqrt{x^2 + 1} + C.$

(3) $\displaystyle\int \dfrac{1}{x^2 \sqrt{x^2 - 1}} \mathrm{d}x = \dfrac{\sqrt{x^2 - 1}}{x} + C;$

解 因为 $\left[\dfrac{\sqrt{x^2 - 1}}{x} + C\right]' = \dfrac{\dfrac{2x}{2\sqrt{x^2 - 1}} \cdot x - 1 \cdot \sqrt{x^2 - 1}}{x^2} = \dfrac{\dfrac{1}{\sqrt{x^2 - 1}}}{x^2} = \dfrac{1}{x^2 \sqrt{x^2 - 1}}$,所以

$\displaystyle\int \dfrac{1}{x^2 \sqrt{x^2 - 1}} \mathrm{d}x = \dfrac{\sqrt{x^2 - 1}}{x} + C.$

(4) $\displaystyle\int x\cos x \mathrm{d}x = x\sin x + \cos x + C;$

解　因为 $[x\sin x+\cos x+C]'=\sin x+x\cos x-\sin x=x\cos x$，所以 $\int x\cos x\mathrm{d}x=x\sin x+\cos x+C.$

(5) $\int\sec x\mathrm{d}x=\ln|\tan x+\sec x|+C;$

解　因为 $[\ln|\tan x+\sec x|+C]'=\dfrac{\sec^2 x+\sec x\cdot\tan x}{\tan x+\sec xx}=\sec x$，所以 $\int\sec x\mathrm{d}x=\ln|\tan x+\sec x|+C.$

(6) $\int\cos^2 x\mathrm{d}x=\dfrac{1}{2}x+\dfrac{1}{4}\sin 2x+C.$

解　因为 $\left[\dfrac{1}{2}x+\dfrac{1}{4}\sin 2x+C\right]'=\dfrac{1}{2}+\dfrac{1}{4}\cdot\cos 2x\cdot 2=\dfrac{1}{2}(1+\cos 2x)=\cos^2 x$，所以 $\int\cos^2 x\mathrm{d}x=\dfrac{1}{2}x+\dfrac{1}{4}\sin 2x+C.$

2. 在下列空格里填入合适的函数：

(1) ( )$'=2x-3;$　　　(2) ( )$'=x^2;$　　　(3) ( )$'=x^{-1};$

(4) ( )$'=\sin x;$　　　(5) ( )$'=\mathrm{e}^x;$　　　(6) $\mathrm{d}($)$=x^{-2}\mathrm{d}x;$

(7) $\mathrm{d}($)$=\dfrac{3}{x^2+1}\mathrm{d}x;$　　　(8) $\mathrm{d}($)$=-\dfrac{1}{\sqrt{1-x^2}}\mathrm{d}x;$　　　(9) $\mathrm{d}($)$=\sec^2 x\mathrm{d}x;$

(10) $\mathrm{d}($)$=-\csc^2 x\mathrm{d}x.$

解　(1) $x^2-3x+C;$　　　(2) $\dfrac{1}{3}x^3+C;$　　　(3) $\ln|x|+C;$

(4) $-\cos x+C;$　　　(5) $\mathrm{e}^x+C;$　　　(6) $-x^{-1}+C;$

(7) $3\arctan x+C$ 或 $-3\mathrm{arccot}\,x+C;$　　　(8) $-\arcsin x+C$ 或 $\arccos x+C;$

(9) $\tan x+C;$　　　(10) $\cot x+C.$

3. 利用不定积分性质和基本积分公式求下列不定积分：

(1) $\int(x^2-2)^2\mathrm{d}x;$　　　(2) $\int x^4(x+2)^3\mathrm{d}x;$　　　(3) $\int(1+x)(1+x^2)\mathrm{d}x;$

(4) $\int\left(\dfrac{1-x}{x}\right)^2\mathrm{d}x;$　　　(5) $\int\left(1+\dfrac{1}{x}\right)\sqrt{x\sqrt{x}}\,\mathrm{d}x;$　　　(6) $\int\dfrac{x^2-2}{x^2+1}\mathrm{d}x;$

(7) $\int\dfrac{x^2}{1-x^2}\mathrm{d}x;$　　　(8) $\int\dfrac{(1+x)^2}{x\sqrt{x}}\mathrm{d}x;$　　　(9) $\int(2^x+3^x)^2\mathrm{d}x;$

(10) $\int\dfrac{\mathrm{e}^{3x}-1}{\mathrm{e}^x-1}\mathrm{d}x;$　　　(11) $\int\dfrac{\sqrt{x^4+x^{-4}+2}}{x^2}\mathrm{d}x;$　　　(12) $\int\cos^2\dfrac{x}{2}\mathrm{d}x.$

解　(1) $\int(x^2-2)^2\mathrm{d}x=\int(x^4-4x^2+4)\mathrm{d}x=\dfrac{1}{5}x^5-\dfrac{4}{3}x^3+4x+C.$

(2) $\int x^4(x+2)^3\mathrm{d}x=\int x^4(x^3+6x^2+12x+8)\mathrm{d}x=\int(x^7+6x^6+12x^5+8x^4)\mathrm{d}x$

$$=\dfrac{1}{8}x^8+\dfrac{6}{7}x^7+2x^6+\dfrac{8}{5}x^5+C.$$

(3) $\int(1+x)(1+x^2)\mathrm{d}x=\int(1+x+x^2+x^3)\mathrm{d}x=x+\dfrac{1}{2}x^2+\dfrac{1}{3}x^3+\dfrac{1}{4}x^4+C.$

(4) $\int\left(\dfrac{1-x}{x}\right)^2\mathrm{d}x=\int\dfrac{(1-x)^2}{x^2}\mathrm{d}x=\int\dfrac{1-2x+x^2}{x^2}\mathrm{d}x=\int(x^{-2}-2x^{-1}+1)\mathrm{d}x$

$$= -\frac{1}{x} - 2\ln|x| + x + C.$$

(5) $\int \left(1 + \frac{1}{x}\right)\sqrt{x\sqrt{x}}\,\mathrm{d}x = \int (1 + x^{-1})x^{\frac{3}{4}}\,\mathrm{d}x = \int (x^{\frac{3}{4}} + x^{-\frac{1}{4}})\,\mathrm{d}x = \frac{4}{7}x^{\frac{7}{4}} + \frac{4}{3}x^{\frac{3}{4}} + C.$

(6) $\int \frac{x^2 - 2}{x^2 + 1}\,\mathrm{d}x = \int \frac{x^2 + 1 - 3}{x^2 + 1}\,\mathrm{d}x = \int \left(1 - \frac{3}{x^2 + 1}\right)\,\mathrm{d}x = x - 3\arctan x + C.$

(7) $\int \frac{x^2}{1 - x^2}\,\mathrm{d}x = \int \frac{-(1 - x^2) + 1}{1 - x^2}\,\mathrm{d}x = \int (-1)\,\mathrm{d}x + \int \frac{1}{1 - x^2}\,\mathrm{d}x = -x + \int \frac{1}{(1 - x)(1 + x)}\,\mathrm{d}x$

$$= -x + \frac{1}{2}\int \left(\frac{1}{1 - x} + \frac{1}{1 + x}\right)\,\mathrm{d}x = -x + \frac{1}{2}(\ln|1 + x| - \ln|1 - x|) + C$$

$$= -x + \frac{1}{2}\ln\left|\frac{1 + x}{1 - x}\right| + C.$$

(8) $\int \frac{(1 + x)^2}{x\sqrt{x}}\,\mathrm{d}x = \int \frac{1 + 2x + x^2}{x^{\frac{3}{2}}}\,\mathrm{d}x = \int (x^{-\frac{3}{2}} + 2x^{-\frac{1}{2}} + x^{\frac{1}{2}})\,\mathrm{d}x$

$$= -2x^{-\frac{1}{2}} + 4x^{\frac{1}{2}} + \frac{2}{3}x^{\frac{3}{2}} + C.$$

(9) $\int (2^x + 3^x)^2\,\mathrm{d}x = \int (4^x + 2 \cdot 6^x + 9^x)\,\mathrm{d}x = \frac{4^x}{\ln 4} + \frac{2 \cdot 6^x}{\ln 6} + \frac{9^x}{\ln 9} + C.$

(10) $\int \frac{\mathrm{e}^{3x} - 1}{\mathrm{e}^x - 1}\,\mathrm{d}x = \int \frac{(\mathrm{e}^x)^3 - 1^3}{\mathrm{e}^x - 1}\,\mathrm{d}x = \int [(\mathrm{e}^2)^x + \mathrm{e}^x + 1]\,\mathrm{d}x = 2\mathrm{e}^{2x} + \mathrm{e}^x + x + C.$

(11) $\int \frac{\sqrt{x^4 + x^{-4} + 2}}{x^2}\,\mathrm{d}x = \int \frac{\sqrt{(x^2 + x^{-2})^2}}{x^2}\,\mathrm{d}x = \int \frac{x^2 + x^{-2}}{x^2}\,\mathrm{d}x = \int (1 + x^{-4})\,\mathrm{d}x = x - \frac{1}{3}x^{-3} + C.$

(12) $\int \cos^2 \frac{x}{2}\,\mathrm{d}x = \int \left(\frac{1}{2} + \frac{1}{2}\cos x\right)\,\mathrm{d}x = \frac{1}{2}x + \frac{1}{2}\sin x + C.$

4. 在空格中填入合适的系数,使得下列等式成立$\left[\text{例如:}\,\mathrm{d}x = \left(\frac{1}{4}\right)\mathrm{d}(4x + 7)\right]$:

(1) $\mathrm{d}x = (\quad)\mathrm{d}(ax)$; (2) $\mathrm{d}x = (\quad)\mathrm{d}(7x - 3)$; (3) $x\mathrm{d}x = (\quad)\mathrm{d}(x^2)$;

(4) $x\mathrm{d}x = (\quad)\mathrm{d}(5x^2)$; (5) $x\mathrm{d}x = (\quad)\mathrm{d}(1 - x^2)$; (6) $x\mathrm{d}x = (\quad)\mathrm{d}(3x^2 - 2)$;

(7) $\mathrm{e}^{2x}\mathrm{d}x = (\quad)\mathrm{d}(\mathrm{e}^{2x})$; (8) $\mathrm{e}^{-\frac{1}{2}x}\mathrm{d}x = (\quad)\mathrm{d}(1 + \mathrm{e}^{-\frac{1}{2}x})$;

(9) $\sin \frac{3}{2}x\mathrm{d}x = (\quad)\mathrm{d}\left(\cos \frac{3}{2}x\right)$; (10) $\frac{1}{x}\mathrm{d}x = (\quad)\mathrm{d}(5\ln|x|)$;

(11) $\frac{\mathrm{d}x}{\sqrt{1 - x^2}} = (\quad)\mathrm{d}(1 + \arccos x)$; (12) $\frac{1}{1 + 9x^2}\mathrm{d}x = (\quad)\mathrm{d}(\arctan 3x)$;

(13) $\frac{\mathrm{d}x}{\sqrt{1 - x^2}} = (\quad)\mathrm{d}(1 - \arcsin x)$; (14) $\frac{x\mathrm{d}x}{\sqrt{1 - x^2}} = (\quad)\mathrm{d}(\sqrt{1 - x^2})$.

解 (1) $\mathrm{d}x = \left(\frac{1}{a}\right)\mathrm{d}(ax)$; (2) $\mathrm{d}x = \left(\frac{1}{7}\right)\mathrm{d}(7x - 3)$; (3) $x\mathrm{d}x = \left(\frac{1}{2}\right)\mathrm{d}(x^2)$;

(4) $x\mathrm{d}x = \left(\frac{1}{10}\right)\mathrm{d}(5x^2)$; (5) $x\mathrm{d}x = \left(-\frac{1}{2}\right)\mathrm{d}(1 - x^2)$; (6) $x\mathrm{d}x = \left(\frac{1}{6}\right)\mathrm{d}(3x^2 - 2)$;

(7) $e^{2x}dx = \left(\dfrac{1}{2}\right)d(e^{2x})$; (8) $e^{-\frac{1}{2}x}dx = (-2)d(1 + e^{-\frac{1}{2}x})$;

(9) $\sin\dfrac{3}{2}xdx = \left(-\dfrac{2}{3}\right)d(\cos\dfrac{3}{2}x)$; (10) $\dfrac{1}{x}dx = \left(\dfrac{1}{5}\right)d(5\ln|x|)$;

(11) $\dfrac{dx}{\sqrt{1-x^2}} = (-1)d(1 + \arccos x)$; (12) $\dfrac{1}{1+9x^2}dx = \left(\dfrac{1}{3}\right)d(\arctan 3x)$;

(13) $\dfrac{dx}{\sqrt{1-x^2}} = (-1)d(1 - \arcsin x)$; (14) $\dfrac{xdx}{\sqrt{1-x^2}} = (-1)d(\sqrt{1-x^2})$.

5. 用换元积分法求下列不定积分：

(1) $\displaystyle\int\dfrac{dx}{x-a}$; (2) $\displaystyle\int(1+2x)^{10}dx$; (3) $\displaystyle\int\sqrt{2-x}\,dx$;

(4) $\displaystyle\int\dfrac{1}{\sqrt{2x-1}}dx$; (5) $\displaystyle\int\dfrac{1}{\sqrt{(1+3x)^3}}dx$; (6) $\displaystyle\int\dfrac{\sqrt[3]{1-2x+x^2}}{(1-x)^2}dx$;

(7) $\displaystyle\int\dfrac{dx}{2+x^2}$; (8) $\displaystyle\int\dfrac{1}{4-x^2}dx$; (9) $\displaystyle\int\dfrac{dx}{\sqrt{3-2x^2}}$;

(10) $\displaystyle\int\dfrac{1}{e^x}dx$; (11) $\displaystyle\int(e^x + e^{-x})^2dx$; (12) $\displaystyle\int\dfrac{x}{\sqrt{1-x^2}}dx$;

(13) $\displaystyle\int x^2\sqrt{1-x^3}\,dx$; (14) $\displaystyle\int\dfrac{x}{3+2x^2}dx$; (15) $\displaystyle\int\dfrac{x}{x^4+4}dx$;

(16) $\displaystyle\int\dfrac{1}{x\sqrt{x-x^2}}dx$; (17) $\displaystyle\int xe^{-x^2}dx$; (18) $\displaystyle\int\dfrac{1}{e^x+e^{-x}}dx$;

(19) $\displaystyle\int\dfrac{\ln(\ln x)}{x\ln x}dx$; (20) $\displaystyle\int\dfrac{\sin x+\cos x}{\sqrt{\sin x-\cos x}}dx$; (21) $\displaystyle\int\dfrac{dx}{1+\cos x}$;

(22) $\displaystyle\int\dfrac{1}{1+\sin x}dx$; (23) $\displaystyle\int\sin x\cos^3 xdx$; (24) $\displaystyle\int\sin 4x\cos 2xdx$;

(25) $\displaystyle\int\dfrac{dx}{\sqrt{x^2-a^2}}(a>0)$; (26) $\displaystyle\int\dfrac{dx}{\sqrt{x^2+2x-3}}$; (27) $\displaystyle\int\dfrac{xdx}{1-\sqrt{x}}$;

(28) $\displaystyle\int\dfrac{dx}{x^{\frac{1}{2}}-x^{\frac{1}{3}}}$.

解 (1) $\displaystyle\int\dfrac{dx}{x-a} = \int\dfrac{d(x-a)}{x-a} = \ln|x-a| + C.$

(2) $\displaystyle\int(1+2x)^{10}dx = \dfrac{1}{2}\int(1+2x)^{10}d(1+2x) = \dfrac{1}{22}(1+2x)^{11} + C.$

(3) $\displaystyle\int\sqrt{2-x}\,dx = -\int\sqrt{2-x}\,d(2-x) = -\dfrac{2}{3}(2-x)^{\frac{3}{2}} + C.$

(4) $\displaystyle\int\dfrac{1}{\sqrt{2x-1}}dx = \dfrac{1}{2}\int\dfrac{1}{\sqrt{2x-1}}d(2x-1) = \sqrt{2x-1} + C.$

(5) $\displaystyle\int\dfrac{1}{\sqrt{(1+3x)^3}}dx = \dfrac{1}{3}\int(1+3x)^{-\frac{3}{2}}d(1+3x) = -\dfrac{2}{3}(1+3x)^{-\frac{1}{2}} + C.$

$(6)\displaystyle\int\frac{\sqrt[3]{1-2x+x^2}}{(1-x)^2}\mathrm{d}x=\int\frac{(1-x)^{\frac{2}{3}}}{(1-x)^2}\mathrm{d}x=\int(1-x)^{-\frac{4}{3}}\mathrm{d}x=-\int(1-x)^{-\frac{4}{3}}\mathrm{d}(1-x)$

$$=3(1-x)^{-\frac{1}{3}}+C.$$

$(7)\displaystyle\int\frac{\mathrm{d}x}{2+x^2}=\frac{1}{2}\int\frac{1}{1+\left(\frac{x}{\sqrt{2}}\right)^2}\mathrm{d}x=\frac{\sqrt{2}}{2}\int\frac{1}{1+\left(\frac{x}{\sqrt{2}}\right)^2}\mathrm{d}\left(\frac{x}{\sqrt{2}}\right)=\frac{\sqrt{2}}{2}\arctan\frac{x}{\sqrt{2}}+C.$

$(8)\displaystyle\int\frac{1}{4-x^2}\mathrm{d}x=\int\frac{1}{(2-x)(2+x)}\mathrm{d}x=\frac{1}{4}\int\left(\frac{1}{2-x}+\frac{1}{2+x}\right)\mathrm{d}x$

$$=\frac{1}{4}(-\ln|2-x|+\ln|2+x|)+C=\frac{1}{4}\ln\left|\frac{2+x}{2-x}\right|+C.$$

$(9)\displaystyle\int\frac{\mathrm{d}x}{\sqrt{3-2x^2}}=\frac{\sqrt{3}}{3}\int\frac{\mathrm{d}x}{\sqrt{1-\left(\sqrt{\frac{2}{3}}x\right)^2}}=\frac{\sqrt{2}}{2}\int\frac{\mathrm{d}\left(\sqrt{\frac{2}{3}}x\right)}{\sqrt{1-\left(\sqrt{\frac{2}{3}}x\right)^2}}=\frac{\sqrt{2}}{2}\arcsin\sqrt{\frac{2}{3}}x+C.$

$(10)\displaystyle\int\frac{1}{\mathrm{e}^x}\mathrm{d}x=\int\frac{\mathrm{e}^x}{(\mathrm{e}^x)^2}\mathrm{d}x=\int(\mathrm{e}^x)^{-2}\mathrm{d}\mathrm{e}^x=-\frac{1}{\mathrm{e}^x}+C.$

另解：$\displaystyle\int\frac{1}{\mathrm{e}^x}\mathrm{d}x=\int\mathrm{e}^{-x}\mathrm{d}x=-\int\mathrm{e}^{-x}\mathrm{d}(-x)=-\mathrm{e}^{-x}+C.$

$(11)\displaystyle\int(\mathrm{e}^x+\mathrm{e}^{-x})^2\mathrm{d}x=\int[(\mathrm{e}^2)^x+2+(\mathrm{e}^{-2})^x]\mathrm{d}x=\frac{1}{2}\mathrm{e}^{2x}+2x-\frac{1}{2}\mathrm{e}^{-2x}+C.$

$(12)\displaystyle\int\frac{x}{\sqrt{1-x^2}}\mathrm{d}x=\frac{1}{2}\int\frac{1}{\sqrt{1-x^2}}\mathrm{d}(x^2)=-\frac{1}{2}\int\frac{1}{\sqrt{1-x^2}}\mathrm{d}(1-x^2)=-\sqrt{1-x^2}+C.$

$(13)\displaystyle\int x^2\sqrt{1-x^3}\mathrm{d}x=\frac{1}{3}\int\sqrt{1-x^3}\mathrm{d}(x^3)=-\frac{1}{3}\int\sqrt{1-x^3}\mathrm{d}(1-x^3)=-\frac{2}{9}(1-x^3)^{\frac{3}{2}}+C.$

$(14)\displaystyle\int\frac{x}{3+2x^2}\mathrm{d}x=\frac{1}{2}\int\frac{1}{3+2x^2}\mathrm{d}(x^2)=\frac{1}{4}\int\frac{\mathrm{d}(3+2x^2)}{3+2x^2}=\frac{1}{4}\ln(3+2x^2)+C.$

$(15)\displaystyle\int\frac{x}{x^4+4}\mathrm{d}x=\frac{1}{2}\int\frac{1}{(x^2)^2+2^2}\mathrm{d}x^2=\frac{1}{4}\int\frac{1}{\left(\frac{x^2}{2}\right)^2+1}\mathrm{d}\left(\frac{x^2}{2}\right)=\frac{1}{4}\arctan\left(\frac{x^2}{2}\right)+C.$

$(16)\displaystyle\int\frac{1}{x\sqrt{x-x^2}}\mathrm{d}x=\int\frac{1}{x^2\sqrt{\frac{1}{x}-1}}\mathrm{d}x=-\int\frac{1}{\sqrt{\frac{1}{x}-1}}\mathrm{d}\left(\frac{1}{x}-1\right)=-2\sqrt{\frac{1}{x}-1}+C.$

$(17)\displaystyle\int x\mathrm{e}^{-x^2}\mathrm{d}x=-\frac{1}{2}\int\mathrm{e}^{-x^2}\mathrm{d}(-x^2)=-\frac{1}{2}\mathrm{e}^{-x^2}+C.$

$(18)\displaystyle\int\frac{1}{\mathrm{e}^x+\mathrm{e}^{-x}}\mathrm{d}x=\int\frac{\mathrm{e}^x}{\mathrm{e}^{2x}+1}\mathrm{d}x=\int\frac{1}{(\mathrm{e}^x)^2+1}\mathrm{d}\mathrm{e}^x=\arctan\mathrm{e}^x+C.$

$(19)\displaystyle\int\frac{\ln(\ln x)}{x\ln x}\mathrm{d}x=\int\frac{\ln(\ln x)}{\ln x}\mathrm{d}\ln x=\int\ln(\ln x)\mathrm{d}\ln(\ln x)=\frac{1}{2}\ln^2(\ln x)+C.$

$(20)\displaystyle\int\frac{\sin x+\cos x}{\sqrt{\sin x-\cos x}}\mathrm{d}x=\int\frac{1}{\sqrt{\sin x-\cos x}}\mathrm{d}(\sin x-\cos x)=2\sqrt{\sin x-\cos x}+C.$

(21) $\displaystyle\int \frac{\mathrm{d}x}{1 + \cos x} = \int \frac{\mathrm{d}x}{2\cos^2 \frac{x}{2}} = \int \frac{1}{\cos^2 \frac{x}{2}}\mathrm{d}\left(\frac{x}{2}\right) = \tan \frac{x}{2} + C.$

(22) $\displaystyle\int \frac{1}{1 + \sin x}\mathrm{d}x = \int \frac{\mathrm{d}x}{1 + \cos \left(\frac{\pi}{2} - x\right)} = -\int \frac{\mathrm{d}\left(\frac{\pi}{4} - \frac{x}{2}\right)}{\cos^2 \left(\frac{\pi}{4} - \frac{x}{2}\right)} = -\tan \left(\frac{\pi}{4} - \frac{x}{2}\right) + C.$

(23) $\displaystyle\int \sin x \cos^3 x\,\mathrm{d}x = -\int \cos^3 x\,\mathrm{d}\cos x = -\frac{1}{4}\cos^4 x + C.$

(24) $\displaystyle\int \sin 4x\cos 2x\,\mathrm{d}x = \frac{1}{2}\int (\sin 6x + \sin 2x)\,\mathrm{d}x = -\frac{1}{12}\cos 6x - \frac{1}{4}\cos 2x + C.$

(25) $\displaystyle\int \frac{1}{\sqrt{x^2 - a^2}}\mathrm{d}x \xlongequal[a > 0]{x = a\sec u} \int \frac{a\sec u\tan u}{a\tan u}\mathrm{d}u = \int \sec u\,\mathrm{d}u = \ln|\sec u + \tan u| + C_1$

$\qquad\qquad\qquad\qquad\qquad = \ln\left|x + \sqrt{x^2 - a^2}\right| + C.$

(26) $\displaystyle\int \frac{1}{\sqrt{x^2 + 2x - 3}}\mathrm{d}x = \int \frac{\mathrm{d}(x + 1)}{\sqrt{(x + 1)^2 - 2}} = \ln\left|x + 1 + \sqrt{x^2 + 2x - 3}\right| + C.$

(27) $\displaystyle\int \frac{x}{1 - \sqrt{x}}\mathrm{d}x \xlongequal[x = (1 - u)^2]{1 - \sqrt{x} = u} \int \frac{(1 - u)^2}{u}(2u - 2)\,\mathrm{d}u = \int \left(2u^2 - 6u + 6 - \frac{2}{u}\right)\mathrm{d}u$

$= \dfrac{2}{3}u^3 - 3u^2 + 6u - 2\ln|u| + C$

$\xlongequal{u = 1 - \sqrt{x}} \dfrac{2}{3}(1 - \sqrt{x})^3 - 3(1 - \sqrt{x})^2 + 6(1 - \sqrt{x}) - 2\ln\left|1 - \sqrt{x}\right| + C.$

(28) $\displaystyle\int \frac{1}{x^{\frac{1}{2}} - x^{\frac{1}{3}}}\mathrm{d}x \xlongequal{x = u^6} \int \frac{6u^5}{u^3 - u^2}\mathrm{d}u = 6\int \frac{u^3}{u - 1}\mathrm{d}u = 6\int \frac{u^3 - 1 + 1}{u - 1}\mathrm{d}u = 6\int (u^2 + u + 1)\,\mathrm{d}u$

$+ 6\displaystyle\int \frac{1}{u - 1}\mathrm{d}u = 2u^3 + 3u^2 + 6u + 6\ln|u - 1| + C$

$\xlongequal{u = \sqrt[6]{x}} 2x^{\frac{1}{2}} + 3x^{\frac{1}{3}} + 6x^{\frac{1}{6}} + 6\ln\left|x^{\frac{1}{6}} - 1\right| + C.$

6. 用分部积分法求下列不定积分：

(1) $\displaystyle\int \left(\frac{\ln x}{x}\right)^2\mathrm{d}x$；　　(2) $\displaystyle\int \arctan x\,\mathrm{d}x$；　　(3) $\displaystyle\int x\mathrm{e}^{-x}\,\mathrm{d}x$；　　(4) $\displaystyle\int x\cos x\,\mathrm{d}x$；

(5) $\displaystyle\int x^2\sin 2x\,\mathrm{d}x$；　　(6) $\displaystyle\int x^3\mathrm{e}^{x^2}\,\mathrm{d}x$；　　(7) $\displaystyle\int \cos^3 x\,\mathrm{d}x$；　　(8) $\displaystyle\int x\ln \frac{1 + x}{1 - x}\mathrm{d}x$；

(9) $\displaystyle\int x\sin^2 x\,\mathrm{d}x$；　　(10) $\displaystyle\int \sin \sqrt{x}\,\mathrm{d}x$；　　(11) $\displaystyle\int \sin (\ln x)\,\mathrm{d}x$；　　(12) $\displaystyle\int \mathrm{e}^x\cos x\,\mathrm{d}x$；

(13) $\displaystyle\int (\sin x + \mathrm{e}^x)^2\,\mathrm{d}x$；　　　　　　　　　(14) $\displaystyle\int \frac{x}{\cos^2 x}\mathrm{d}x.$

解　(1) $\displaystyle\int \left(\frac{\ln x}{x}\right)^2\mathrm{d}x = -\int \ln^2 x\,\mathrm{d}\left(\frac{1}{x}\right) = -\frac{1}{x}\ln^2 x + \int \frac{1}{x}\mathrm{d}(\ln^2 x) = -\frac{\ln^2 x}{x} + 2\int \frac{\ln x}{x^2}\mathrm{d}x$

$\qquad\qquad = -\dfrac{\ln^2 x}{x} - 2\int \ln x\,\mathrm{d}\left(\frac{1}{x}\right) = -\dfrac{\ln^2 x}{x} - \dfrac{2}{x}\ln x + 2\int \frac{1}{x}\cdot\frac{1}{x}\mathrm{d}x$

$$= -\frac{\ln^2 x}{x} - \frac{2}{x}\ln x - \frac{2}{x} + C$$

$$= -\frac{1}{x}(\ln^2 x + 2\ln x + 2) + C.$$

(2) $\int \arctan x \mathrm{d}x = x\arctan x - \int \dfrac{x}{1+x^2}\mathrm{d}x = x\arctan x - \dfrac{1}{2}\int \dfrac{\mathrm{d}(1+x^2)}{1+x^2}$

$$= x\arctan x - \frac{1}{2}\ln(1+x^2) + C.$$

(3) $\int x\mathrm{e}^{-x}\mathrm{d}x = \int x\mathrm{d}(-\mathrm{e}^{-x}) = -x\mathrm{e}^{-x} + \int \mathrm{e}^{-x}\mathrm{d}x = -x\mathrm{e}^{-x} - \mathrm{e}^{-x} + C.$

(4) $\int x\cos x\mathrm{d}x = \int x\mathrm{d}(\sin x) = x\sin x - \int \sin x\mathrm{d}x = x\sin x + \cos x + C.$

(5) $\int x^2\sin 2x\mathrm{d}x = \int x^2\mathrm{d}\left(-\dfrac{1}{2}\cos 2x\right) = -\dfrac{1}{2}x^2\cos 2x + \dfrac{1}{2}\int \cos 2x\mathrm{d}(x^2)$

$$= -\frac{1}{2}x^2\cos 2x + \int x\cos 2x\mathrm{d}x = -\frac{1}{2}x^2\cos 2x + \frac{1}{2}\int x\mathrm{d}(\sin 2x)$$

$$= -\frac{1}{2}x^2\cos 2x + \frac{1}{2}x\sin 2x - \int \frac{1}{2}\sin 2x\mathrm{d}x$$

$$= -\frac{1}{2}x^2\cos 2x + \frac{1}{2}x\sin 2x + \frac{1}{4}\cos 2x + C.$$

(6) $\int x^3\mathrm{e}^{x^2}\mathrm{d}x = \dfrac{1}{2}\int x^2\mathrm{e}^{x^2}\mathrm{d}(x^2) = \dfrac{1}{2}\int x^2\mathrm{d}(\mathrm{e}^{x^2}) = \dfrac{1}{2}x^2\mathrm{e}^{x^2} - \dfrac{1}{2}\int \mathrm{e}^{x^2}\mathrm{d}(x^2) = \dfrac{1}{2}x^2\mathrm{e}^{x^2} - \dfrac{1}{2}\mathrm{e}^{x^2} + C.$

(7) $\int \cos^3 x\mathrm{d}x = \int \cos x \cdot \cos^2 x\mathrm{d}x = \int(1-\sin^2 x)\mathrm{d}\sin x = \sin x - \dfrac{1}{3}\sin^3 x + C.$

(8) $\int x\ln\dfrac{1+x}{1-x}\mathrm{d}x = \dfrac{1}{2}\int \ln\dfrac{1+x}{1-x}\mathrm{d}(x^2) = \dfrac{x^2}{2}\ln\dfrac{1+x}{1-x} - \dfrac{1}{2}\int x^2\mathrm{d}\ln\dfrac{1+x}{1-x}$

$$= \frac{x^2}{2}\ln\frac{1+x}{1-x} - \int \frac{x^2}{1-x^2}\mathrm{d}x = \frac{x^2}{2}\ln\frac{1+x}{1-x} + \int\left(1+\frac{1}{x^2-1}\right)\mathrm{d}x$$

$$= \frac{x^2}{2}\ln\frac{1+x}{1-x} + x - \frac{1}{2}\ln\frac{1+x}{1-x} + C = \frac{x^2-1}{2}\ln\frac{1+x}{1-x} + x + C.$$

(9) $\int x\sin^2 x\mathrm{d}x = \dfrac{1}{2}\int x(1-\cos 2x)\mathrm{d}x = \dfrac{1}{2}\int x\mathrm{d}x - \dfrac{1}{2}\int x\cos 2x\mathrm{d}x$

$$= \frac{1}{4}x^2 - \frac{1}{4}\int x\mathrm{d}\sin 2x = \frac{1}{4}x^2 - \frac{1}{4}x\sin 2x + \frac{1}{4}\int \sin 2x\mathrm{d}x$$

$$= \frac{1}{4}x^2 - \frac{1}{4}x\sin 2x - \frac{1}{8}\cos 2x + C.$$

(10) $\int \sin\sqrt{x}\,\mathrm{d}x \xrightarrow{u=\sqrt{x}} \int \sin u \cdot 2u\mathrm{d}u = \int 2u\mathrm{d}(-\cos u) = -2u\cos u + \int 2\cos u\mathrm{d}u$

$$= -2u\cos u + 2\sin u + C = -2\sqrt{x}\cos\sqrt{x} + 2\sin\sqrt{x} + C.$$

(11) $\int \sin(\ln x)\mathrm{d}x = x\sin(\ln x) - \int x\mathrm{d}\sin(\ln x) = x\sin(\ln x) - \int \cos(\ln x)\mathrm{d}x$

$$= x\sin(\ln x) - x\cos(\ln x) + \int x\mathrm{d}\cos(\ln x)$$

$$= x\sin (\ln x) - x\cos (\ln x) - \int \sin (\ln x)\mathrm{d}x.$$

由此得 $\int \sin (\ln x)\mathrm{d}x = \dfrac{x}{2}\left[\sin (\ln x) - \cos (\ln x) \right] + C.$

（12）$\int \mathrm{e}^x \cos x\mathrm{d}x = \int \cos x\mathrm{d}\mathrm{e}^x = \mathrm{e}^x\cos x - \int \mathrm{e}^x\mathrm{d}\cos x = \mathrm{e}^x\cos x + \int \mathrm{e}^x\sin x\mathrm{d}x$

$$= \mathrm{e}^x\cos x + \int \sin x\mathrm{d}\mathrm{e}^x = \mathrm{e}^x\cos x + \mathrm{e}^x\sin x - \int \mathrm{e}^x\mathrm{d}\sin x$$

$$= \mathrm{e}^x\cos x + \mathrm{e}^x\sin x - \int \mathrm{e}^x\cos x\mathrm{d}x \quad \text{所以得}$$

$\int \mathrm{e}^x\cos x\mathrm{d}x = \dfrac{1}{2}\mathrm{e}^x(\cos x + \sin x) + C.$

（13）$\int (\sin x + \mathrm{e}^x)^2\mathrm{d}x = \int \sin^2 x\mathrm{d}x + 2\int \mathrm{e}^x\sin x\mathrm{d}x + \int \mathrm{e}^{2x}\mathrm{d}x$

$\int \sin^2 x\mathrm{d}x = \int \dfrac{1 - \cos 2x}{2}\mathrm{d}x = \int \dfrac{1}{2}\mathrm{d}x - \dfrac{1}{4}\int \cos 2x\mathrm{d}(2x) = \dfrac{1}{2}x - \dfrac{1}{4}\sin 2x + C.$

用与第（12）题同样的方法，可得 $\int \mathrm{e}^x\sin x\mathrm{d}x = \dfrac{1}{2}\mathrm{e}^x(\sin x - \cos x) + C.$

故 $\int (\sin x + \mathrm{e}^x)^2\mathrm{d}x = \dfrac{1}{2}x - \dfrac{1}{4}\sin 2x + \dfrac{1}{2}\mathrm{e}^x(\sin x - \cos x) + \dfrac{1}{2}\mathrm{e}^{2x} + C.$

（14）$\int \dfrac{x}{\cos^2 x}\mathrm{d}x = \int x\mathrm{d}\tan x = x\tan x - \int \tan x\mathrm{d}x = x\tan x + \ln |\cos x| + C.$

7. 函数 $f(x)$ 的原函数为 $\mathrm{e}^{-x} + \cos 2x + \mathrm{e}^2$，则 $f'(x) = (\qquad)$.

解 由 $\mathrm{e}^{-x} + \cos 2x + \mathrm{e}^2$ 是 $f(x)$ 的原函数可得

$f(x) = (\mathrm{e}^{-x} + \cos 2x + \mathrm{e}^2)' = -\mathrm{e}^{-x} - 2\sin 2x$，故 $f'(x) = (-\mathrm{e}^{-x} - 2\sin 2x)' = \mathrm{e}^{-x} - 4\cos 2x$

8.（1）$\mathrm{d}\left(\int \dfrac{\sin x}{x}\mathrm{d}x \right) = (\qquad)$； （2）$\int \mathrm{d}\left(\dfrac{\sin x}{x} \right) = (\qquad)$.

解（1）$\mathrm{d}\left(\int \dfrac{\sin x}{x}\mathrm{d}x \right) = \left(\dfrac{\sin x}{x}\mathrm{d}x \right)$； （2）$\int \mathrm{d}\left(\dfrac{\sin x}{x} \right) = \left(\dfrac{\sin x}{x} + C \right).$

练习题 3-2

1. 用定积分的定义，计算由抛物线 $y = x^2 + 1$、直线 $x = 1$、直线 $x = 2$ 及 x 轴所围成的曲边梯形面积.

解 由于函数 $f(x) = x^2 + 1$ 在区间 $[1,2]$ 上连续，所以可积. 为计算方便，不妨把区间 $[1,2]$ 分成 n 等份，则分点为 $x_i = 1 + \dfrac{i}{n}(i = 1,2,3,\cdots,n)$，每个小区间长度为 $\Delta x_i = \dfrac{1}{n}$，取 ξ_i 为小区间的右端点 x_i，则

$$\sum_{i=1}^{n} f(\xi_i)\Delta x_i = \sum_{i=1}^{n}\left[\left(1 + \dfrac{i}{n}\right)^2 + 1 \right]\dfrac{1}{n} = \dfrac{1}{n}\sum_{i=1}^{n}\left(2 + \dfrac{2i}{n} + \dfrac{i^2}{n^2} \right) = 2 + \dfrac{2}{n^2}\sum_{i=1}^{n} i + \dfrac{1}{n^3}\sum_{i=1}^{n} i^2$$

$$= 2 + \dfrac{n+1}{n} + \dfrac{(n+1)(2n+1)}{6n^2}.$$

当 $n \to \infty$ 时,上式极限为 $2 + 1 + \dfrac{1}{3} = \dfrac{10}{3}$,即为所求图形的面积.

2. 用定积分的几何意义,证明下列各式:

$(1) \displaystyle\int_{-\pi}^{\pi} \sin x \mathrm{d}x = 0;$ $\qquad\qquad$ $(2) \displaystyle\int_0^1 \sqrt{1-x^2} \mathrm{d}x = \dfrac{\pi}{4}.$

证明 (1) 由于函数 $y = \sin x$ 在区间 $[0,\pi]$ 上非负,在区间 $[-\pi,0]$ 上非正. 根据定积分的几何意义,定积分 $\displaystyle\int_{-\pi}^{\pi} \sin x \mathrm{d}x$ 表示曲线 $y = \sin x$ ($x \in [0,\pi]$) 与 x 轴所围成的图形 D_1 的面积减去曲线 $y = \sin x$ ($x \in [0,\pi]$) 与 x 轴所围成的图形 D_2 的面积,显然图形 D_1 与 D_2 的面积是相等的,所以有 $\displaystyle\int_{-\pi}^{\pi} \sin x \mathrm{d}x = 0.$

(2) 根据定积分的几何意义,定积分 $\displaystyle\int_0^1 \sqrt{1-x^2} \mathrm{d}x = \dfrac{\pi}{4}$ 表示的是曲线 $y = \sqrt{1-x^2}$ 以及 x 轴、y 轴围成的在第 I 象限内的图形面积,即单位圆的四分之一的图形,因此有 $\displaystyle\int_0^1 \sqrt{1-x^2} \mathrm{d}x = \dfrac{\pi}{4}.$

3. 用牛顿-莱布尼兹公式求下列定积分:

$(1) \displaystyle\int_1^8 \sqrt[3]{x} \mathrm{d}x;$ $\qquad$ $(2) \displaystyle\int_0^{\frac{\pi}{2}} \sin x \mathrm{d}x;$ $\qquad$ $(3) \displaystyle\int_0^2 |1-x| \mathrm{d}x;$

$(4) \displaystyle\int_1^{\sqrt{3}} \dfrac{2}{1+x^2} \mathrm{d}x;$ $\qquad$ $(5) \displaystyle\int_0^1 (3x^2 - x + 1) \mathrm{d}x;$ $\qquad$ $(6) \displaystyle\int_0^{\frac{\pi}{4}} \tan^2 \theta \mathrm{d}\theta.$

解 $(1) \displaystyle\int_1^8 \sqrt[3]{x} \mathrm{d}x = \dfrac{3}{4} x^{\frac{4}{3}} \Big|_1^8 = 12 - \dfrac{3}{4} = \dfrac{45}{4}.$

$(2) \displaystyle\int_0^{\frac{\pi}{2}} \sin x \mathrm{d}x = -\cos x \Big|_0^{\frac{\pi}{2}} = 1.$

$(3) \displaystyle\int_0^2 |1-x| \mathrm{d}x = \int_0^1 (1-x) \mathrm{d}x + \int_1^2 (x-1) \mathrm{d}x = \left(x - \dfrac{x^2}{2}\right)\Big|_0^1 + \left(\dfrac{x^2}{2} - x\right)\Big|_1^2 = 1.$

$(4) \displaystyle\int_1^{\sqrt{3}} \dfrac{2}{1+x^2} \mathrm{d}x = 2\arctan x \Big|_1^{\sqrt{3}} = 2\arctan\sqrt{3} - 2\arctan 1 = \dfrac{\pi}{6}.$

$(5) \displaystyle\int_0^1 (3x^2 - x + 1) \mathrm{d}x = \left(x^3 - \dfrac{1}{2}x^2 + x\right)\Big|_0^1 = \dfrac{3}{2}.$

$(6) \displaystyle\int_0^{\frac{\pi}{4}} \tan^2 \theta \mathrm{d}\theta = \int_0^{\frac{\pi}{4}} (\sec^2 \theta - 1) \mathrm{d}\theta = (\tan\theta - \theta)\Big|_0^{\frac{\pi}{4}} = 1 - \dfrac{\pi}{4}.$

4. 用换元积分法求下列定积分:

$(1) \displaystyle\int_1^2 \dfrac{x}{2x-1} \mathrm{d}x;$ $\qquad$ $(2) \displaystyle\int_0^{\frac{\pi}{3}} \cos\left(x + \dfrac{\pi}{3}\right) \mathrm{d}x;$ $\qquad$ $(3) \displaystyle\int_{-1}^1 \dfrac{x}{\sqrt{5-4x}} \mathrm{d}x;$

$(4) \displaystyle\int_0^2 \dfrac{1}{2 - 2x + x^2} \mathrm{d}x;$ $\quad$ $(5) \displaystyle\int_0^1 \dfrac{e^{2x} - 1}{e^x + 1} \mathrm{d}x;$ $\qquad$ $(6) \displaystyle\int_2^3 \dfrac{3}{x-1} \mathrm{d}x;$

$(7) \displaystyle\int_0^1 x e^{-\frac{x^2}{2}} \mathrm{d}x;$ $\qquad$ $(8) \displaystyle\int_0^4 \dfrac{1}{1 + \sqrt{x}} \mathrm{d}x;$ $\qquad$ $(9) \displaystyle\int_{-2}^1 \dfrac{1}{(11 + 5x)^3} \mathrm{d}x;$

$(10) \displaystyle\int_0^{\pi} (1 - \sin^3 \theta) \mathrm{d}\theta;$ $\quad$ $(11) \displaystyle\int_{\frac{\pi}{4}}^{\frac{\pi}{2}} \cos^2 t \mathrm{d}t;$ $\qquad$ $(12) \displaystyle\int_0^{\sqrt{2}} \sqrt{2 - x^2} \mathrm{d}x;$

$(13) \int_{-\pi}^{\pi} x^4 \sin x \mathrm{d}x;$　　　$(14) \int_{-\frac{1}{2}}^{\frac{1}{2}} \frac{(\arcsin x)^2}{\sqrt{1-x^2}} \mathrm{d}x;$　　　$(15) \int_{1}^{\sqrt{3}} \frac{1}{x^2 \sqrt{1+x^2}} \mathrm{d}x;$

$(16) \int_{-\frac{1}{2}}^{\frac{1}{2}} \frac{x^3 \sin^2 x}{x^4 + 2x^2 + 1} \mathrm{d}x.$

解　$(1) \int_{1}^{2} \frac{x}{2x-1} \mathrm{d}x = \frac{1}{2} \int_{1}^{2} \left(1 + \frac{1}{2x-1}\right) \mathrm{d}x = \left[\frac{x}{2} + \frac{1}{4} \ln(2x-1)\right]\Big|_{1}^{2} = \frac{1}{2} + \frac{1}{4} \ln 3.$

$(2) \int_{0}^{\frac{\pi}{3}} \cos\left(x + \frac{\pi}{3}\right) \mathrm{d}x = \sin\left(x + \frac{\pi}{3}\right)\Big|_{0}^{\frac{\pi}{3}} = \sin\frac{2\pi}{3} - \sin\frac{\pi}{3} = 0.$

$(3) \int_{-1}^{1} \frac{x}{\sqrt{5-4x}} \mathrm{d}x \xupdownarrow{\sqrt{5-4x}=u} \int_{3}^{1} \frac{5-u^2}{4u} \cdot \left(-\frac{u}{2}\right) \mathrm{d}u = \int_{3}^{1} \frac{u^2-5}{8} \mathrm{d}u = \frac{1}{8} \left(\frac{u^3}{3} - 5u\right)\Big|_{3}^{1} = \frac{1}{6}.$

$(4) \int_{0}^{2} \frac{1}{2 - 2x + x^2} \mathrm{d}x = \int_{0}^{2} \frac{\mathrm{d}(x-1)}{(x-1)^2 + 1} = \arctan(x-1)\Big|_{0}^{2} = \frac{\pi}{2}.$

$(5) \int_{0}^{1} \frac{\mathrm{e}^{2x} - 1}{\mathrm{e}^x + 1} \mathrm{d}x = \int_{0}^{1} (\mathrm{e}^x - 1) \mathrm{d}x = (\mathrm{e}^x - x)\Big|_{0}^{1} = \mathrm{e} - 1 - \mathrm{e}^0 = \mathrm{e} - 2.$

$(6) \int_{2}^{3} \frac{3}{x-1} \mathrm{d}x = 3\ln|x-1|\Big|_{2}^{3} = 3\ln 2 - 3\ln 1 = 3\ln 2.$

$(7) \int_{0}^{1} x\mathrm{e}^{-\frac{x^2}{2}} \mathrm{d}x = -\int_{0}^{1} \mathrm{e}^{-\frac{x^2}{2}} \mathrm{d}\left(-\frac{x^2}{2}\right) = -\mathrm{e}^{-\frac{x^2}{2}}\Big|_{0}^{1} = 1 - \mathrm{e}^{-\frac{1}{2}}.$

$(8) \int_{0}^{4} \frac{1}{1+\sqrt{x}} \mathrm{d}x \xupdownarrow[x=t^2]{t=\sqrt{x}} 2\int_{0}^{2} \frac{t}{1+t} \mathrm{d}t = 2\int_{0}^{2} \frac{1+t-1}{1+t} \mathrm{d}t = 2\int_{0}^{2} \left(1 - \frac{1}{1+t}\right) \mathrm{d}t$

$\qquad = 2[t - \ln(1+t)]\Big|_{0}^{2} = 2(2 - \ln 3).$

$(9) \int_{-2}^{1} \frac{1}{(11+5x)^3} \mathrm{d}x = \frac{1}{5} \int_{-2}^{1} \frac{1}{(11+5x)^3} \mathrm{d}(11+5x) = -\frac{1}{10} \frac{1}{(11+5x)^2}\Big|_{-2}^{1} = \frac{255}{2\,560}.$

$(10) \int_{0}^{\pi} (1 - \sin^3 \theta) \mathrm{d}\theta = \int_{0}^{\pi} 1\mathrm{d}\theta - \int_{0}^{\pi} \sin^2 \theta \sin \theta \mathrm{d}\theta = \pi + \int_{0}^{\pi} (1 - \cos^2 \theta) \mathrm{d}\cos \theta$

$\qquad = \pi + \left(\cos \theta - \frac{1}{3} \cos^3 \theta\right)\Big|_{0}^{\pi} = \pi - \frac{4}{3}.$

$(11) \int_{\frac{\pi}{4}}^{\frac{\pi}{2}} \cos^2 t \mathrm{d}t = \int_{\frac{\pi}{4}}^{\frac{\pi}{2}} \frac{1 + \cos 2t}{2} \mathrm{d}t = \left(\frac{t}{2} + \frac{1}{4} \sin 2t\right)\Big|_{\frac{\pi}{4}}^{\frac{\pi}{2}} = \frac{\pi}{8} - \frac{1}{4}.$

$(12) \int_{0}^{\sqrt{2}} \sqrt{2 - x^2} \mathrm{d}x \xequal{x=\sqrt{2}\sin t} \int_{0}^{\frac{\pi}{2}} 2\cos^2 t \mathrm{d}t \xequal{\text{由}(11)\text{题}} \left(t + \frac{1}{2} \sin 2t\right)\Big|_{0}^{\frac{\pi}{2}} = \frac{\pi}{2}.$

(13) 因为被积函数 $x^4 \sin x$ 是奇函数, 积分区间 $[-\pi, \pi]$ 是以原点为中心的对称区间, 所以

$\int_{-\pi}^{\pi} x^4 \sin x \mathrm{d}x = 0.$

$(14) \int_{-\frac{1}{2}}^{\frac{1}{2}} \frac{(\arcsin x)^2}{\sqrt{1-x^2}} \mathrm{d}x = \int_{-\frac{1}{2}}^{\frac{1}{2}} (\arcsin x)^2 \mathrm{d}\arcsin x = \left[\frac{1}{3} (\arcsin x)^3\right]\Big|_{-\frac{1}{2}}^{\frac{1}{2}} = \frac{2}{3} \left(\frac{\pi}{6}\right)^3.$

（15）$\int_1^{\sqrt{3}} \dfrac{1}{x^2\sqrt{1+x^2}}\mathrm{d}x \xlongequal{x=\frac{1}{t}} -\int_1^{\frac{\sqrt{3}}{3}} \dfrac{t}{\sqrt{1+t^2}}\mathrm{d}t = -\dfrac{1}{2}\int_1^{\frac{\sqrt{3}}{3}} \dfrac{\mathrm{d}(1+t^2)}{\sqrt{1+t^2}} = \left(-\sqrt{1+t^2}\right)\Big|_1^{\frac{\sqrt{3}}{3}}$

$$= \sqrt{2} - \dfrac{2}{3}\sqrt{3}.$$

（16）因为被积函数 $\dfrac{x^3\sin^2 x}{x^4+2x^2+1}$ 是奇函数,积分区间 $\left[-\dfrac{1}{2}, \dfrac{1}{2}\right]$ 是以原点为中心的对称区间,所以 $\int_{-\frac{1}{2}}^{\frac{1}{2}} \dfrac{x^3\sin^2 x}{x^4+2x^2+1}\mathrm{d}x = 0.$

5. 用分部积分法求下列定积分:

（1）$\int_1^{e}\sin(\ln x)\mathrm{d}x$;　　　（2）$\int_0^1 x\mathrm{e}^{-x}\mathrm{d}x$;　　　（3）$\int_0^1 x\arcsin x\mathrm{d}x$;　　　（4）$\int_0^{\frac{\pi}{2}}\mathrm{e}^{2x}\cos x\mathrm{d}x$.

解　（1）$\int_1^{e}\sin(\ln x)\mathrm{d}x = x\sin(\ln x)\Big|_1^{e} - \int_1^{e} x\mathrm{d}\sin(\ln x) = \mathrm{e}\sin 1 - \int_1^{e}\cos(\ln x)\mathrm{d}x$

$$= \mathrm{e}\sin 1 - x\cos(\ln x)\Big|_1^{e} + \int_1^{e} x\mathrm{d}\cos(\ln x)$$

$$= \mathrm{e}\sin 1 - \mathrm{e}\cos 1 + 1 - \int_1^{e}\sin(\ln x)\mathrm{d}x. \text{ 故}$$

$$\int_1^{e}\sin(\ln x)\mathrm{d}x = \dfrac{1}{2}(\mathrm{e}\sin 1 - \mathrm{e}\cos 1 + 1).$$

（2）$\int_0^1 x\mathrm{e}^{-x}\mathrm{d}x = -\int_0^1 x\mathrm{d}(\mathrm{e}^{-x}) = -x\mathrm{e}^{-x}\Big|_0^1 - \int_0^1 \mathrm{e}^{-x}\mathrm{d}(-x) = -\mathrm{e}^{-1} - \mathrm{e}^{-x}\Big|_0^1 = 1 - \dfrac{2}{\mathrm{e}}.$

（3）$\int_0^1 x\arcsin x\mathrm{d}x = \int_0^1 \arcsin x\mathrm{d}\left(\dfrac{x^2}{2}\right) = \dfrac{x^2}{2}\arcsin x\Big|_0^1 - \int_0^1 \dfrac{x^2}{2}\mathrm{d}(\arcsin x)$

$$= \dfrac{\pi}{4} - \dfrac{1}{2}\int_0^1 \dfrac{x^2}{\sqrt{1-x^2}}\mathrm{d}x = \dfrac{\pi}{4} + \dfrac{1}{2}\int_0^1 \dfrac{(1-x^2)-1}{\sqrt{1-x^2}}\mathrm{d}x$$

$$= \dfrac{\pi}{4} + \dfrac{1}{2}\int_0^1 \sqrt{1-x^2}\mathrm{d}x - \dfrac{1}{2}\int_0^1 \dfrac{1}{\sqrt{1-x^2}}\mathrm{d}x$$

$$= \dfrac{\pi}{4} + \dfrac{1}{2}\cdot\dfrac{\pi}{4} - \dfrac{1}{2}\arcsin x\Big|_0^1 = \dfrac{\pi}{8}.$$

（4）$\int_0^{\frac{\pi}{2}}\mathrm{e}^{2x}\cos x\mathrm{d}x = \dfrac{1}{2}\int_0^{\frac{\pi}{2}}\cos x\mathrm{d}(\mathrm{e}^{2x}) = \dfrac{1}{2}\mathrm{e}^{2x}\cos x\Big|_0^{\frac{\pi}{2}} - \dfrac{1}{2}\int_0^{\frac{\pi}{2}}\mathrm{e}^{2x}\mathrm{d}(\cos x)$

$$= -\dfrac{1}{2} + \dfrac{1}{2}\int_0^{\frac{\pi}{2}}\mathrm{e}^{2x}\sin x\mathrm{d}x = -\dfrac{1}{2} + \dfrac{1}{4}\int_0^{\frac{\pi}{2}}\sin x\mathrm{d}(\mathrm{e}^{2x})$$

$$= -\dfrac{1}{2} + \dfrac{1}{4}\mathrm{e}^{2x}\sin x\Big|_0^{\frac{\pi}{2}} - \dfrac{1}{4}\int_0^{\frac{\pi}{2}}\mathrm{e}^{2x}\mathrm{d}(\sin x)$$

$$= -\dfrac{1}{2} + \dfrac{1}{4}\mathrm{e}^{\pi} - \dfrac{1}{4}\int_0^{\frac{\pi}{2}}\mathrm{e}^{2x}\cos x\mathrm{d}x, \text{ 故 } \dfrac{5}{4}\int_0^{\frac{\pi}{2}}\mathrm{e}^{2x}\cos x\mathrm{d}x = \dfrac{1}{4}(\mathrm{e}^{\pi}-2), \text{ 即}$$

$$\int_0^{\frac{\pi}{2}}\mathrm{e}^{2x}\cos x\mathrm{d}x = \dfrac{1}{5}(\mathrm{e}^{\pi}-2).$$

练习题 3-3

1. 判断下列各广义积分的敛散性,若收敛,则求其值:

$(1)\int_0^1 \ln x dx;$ $(2)\int_1^{+\infty} \frac{1}{\sqrt{x^3}}dx;$ $(3)\int_0^{+\infty} \frac{dx}{x^2+3x+2};$ $(4)\int_{-\infty}^{+\infty} \frac{dx}{5+4x+x^2};$

$(5)\int_0^2 \frac{1}{x^2-4x+3}dx;$ $(6)\int_0^{+\infty} e^{-\sqrt{x}}dx;$ $(7)\int_0^1 \frac{dx}{\sqrt{1-x^2}};$ $(8)\int_0^{+\infty} e^{-x}\sin x dx.$

解 $(1)\int_0^1 \ln x dx = (x\ln x)\Big|_0^1 - \int_0^1 x d(\ln x) = \lim_{x\to 0^+}(-x\ln x) - \int_0^1 dx = -1.$

$(2)\int_1^{+\infty} \frac{1}{\sqrt{x^3}}dx = \int_1^{+\infty} x^{-\frac{3}{2}}dx = (-2x^{-\frac{1}{2}})\Big|_1^{+\infty} = \lim_{x\to +\infty}\left[-2\left(\frac{1}{\sqrt{x}}\right)\right]+2 = 2.$

$(3)\int_0^{+\infty} \frac{dx}{x^2+3x+2} = \int_0^{+\infty}\left(\frac{1}{x+1}-\frac{1}{x+2}\right)dx = \ln\frac{x+1}{x+2}\Big|_0^{+\infty} = \lim_{x\to +\infty}\ln\frac{x+1}{x+2} - \ln\frac{1}{2} = \ln 2.$

$(4)\int_{-\infty}^{+\infty} \frac{dx}{5+4x+x^2} = \int_{-\infty}^{+\infty} \frac{d(x+2)}{(x+2)^2+1} = \arctan(x+2)\Big|_{-\infty}^{+\infty} = \frac{\pi}{2} - \left(-\frac{\pi}{2}\right) = \pi.$

$(5)\int_0^2 \frac{1}{x^2-4x+3}dx = \int_0^1 \frac{dx}{(x-1)(x-3)} + \int_1^2 \frac{dx}{(x-1)(x-3)}$

$\qquad = \frac{1}{2}\int_0^1\left(\frac{1}{x-3}-\frac{1}{x-1}\right)dx + \frac{1}{2}\int_1^2\left(\frac{1}{x-3}-\frac{1}{x-1}\right)dx$

$\qquad = \frac{1}{2}\ln\left|\frac{x-3}{x-1}\right|\Big|_0^1 + \frac{1}{2}\ln\left|\frac{x-3}{x-1}\right|\Big|_1^2 = \infty$,故广义积分

$\int_0^2 \frac{dx}{x^2-4x+3}$ 发散.

$(6)\int_0^{+\infty} e^{-\sqrt{x}}dx \xrightarrow{\sqrt{x}=u} \int_0^{+\infty} 2ue^{-u}du = \int_0^{+\infty}-2ud(e^{-u}) = -2ue^{-u}\Big|_0^{+\infty} + 2\int_0^{+\infty} e^{-u}du$

$\qquad = -\lim_{x\to +\infty}2ue^{-u} - 2e^{-u}\Big|_0^{+\infty} = 2.$

$(7)\int_0^1 \frac{dx}{\sqrt{1-x^2}} = \arcsin x\Big|_0^1 = \frac{\pi}{2}.$

$(8)\int_0^{+\infty} e^{-x}\sin x dx = -\int_0^{+\infty}\sin x d(e^{-x}) = -e^{-x}\sin x\Big|_0^{+\infty} + \int_0^{+\infty} e^{-x}d(\sin x)$

$\qquad = 0+0+\int_0^{+\infty} e^{-x}\cos x dx = -\int_0^{+\infty}\cos x d(e^{-x}) = -e^{-x}\cos x\Big|_0^{+\infty} + \int_0^{+\infty} e^{-x}d\cos x$

$\qquad = 0+1-\int_0^{+\infty} e^{-x}\sin x dx$,故 $\int_0^{+\infty} e^{-x}\sin x dx = \frac{1}{2}.$

2. 由概率统计学研究知, X 为服从概率密度函数 $f(x)$ 的随机变量,则其取值小于等于 x 的概率可以用广义积分 $\int_{-\infty}^x f(x)dx$ 计算.已知某药物输入某患者静脉后其血药浓度衰减服从概率密度函数为 $f(t)=\begin{cases}0.1e^{-0.1t}, & t\geq 0 \\ 0, & t<0\end{cases}$ 的指数分布,计算给药 10 小时的血药浓度衰减百分之多少?

解 $\int_{-\infty}^{10} f(t)dt = \int_0^{10} 0.1e^{-0.1t}dt = -e^{-0.1t}\Big|_0^{10} = 1-e^{-1} \approx 0.632\ 1.$

3. 若 $\int_1^{+\infty} \dfrac{1}{x^p}\mathrm{d}x = 0$ 收敛，则 p 的取值范围为(　　).

答案：$(1, +\infty)$.

4. 以下定积分不属于无界函数广义积分的是(　　).

A. $\int_0^{+\infty} \ln(1+x)\mathrm{d}x = 0$;　　　　B. $\int_0^1 \dfrac{\sin x}{x}\mathrm{d}x = 0$;　　　　C. $\int_{-1}^1 \dfrac{1}{x^2}\mathrm{d}x$;　　　　D. $\int_{-3}^0 \dfrac{1}{1+x}\mathrm{d}x$.

答案：A.

5. 已知无穷限广义积分 $\int_{-\infty}^{+\infty} \mathrm{e}^{k|x|}\mathrm{d}x = 1$，求 k 的值.

解　因为 $\int_{-\infty}^{+\infty} \mathrm{e}^{k|x|}\mathrm{d}x = \int_{-\infty}^0 \mathrm{e}^{-kx}\mathrm{d}x + \int_0^{+\infty} \mathrm{e}^{kx}\mathrm{d}x = -\dfrac{1}{k}\mathrm{e}^{-kx}\Big|_{-\infty}^0 + \dfrac{1}{k}\mathrm{e}^{kx}\Big|_0^{+\infty}$

$$= -\dfrac{1}{k} + \lim_{x\to-\infty}\mathrm{e}^{-kx} + \lim_{x\to+\infty}\mathrm{e}^{kx} - \dfrac{1}{k} = 1, \text{所以 } k = -2.$$

练习题 3-4

1. 求由下列曲线围成的平面图形面积：

（1）曲线 $y = \sin x$ 和直线 $x = 0, x = \pi$ 及 x 轴；

解　$S = \int_0^\pi \sin x\mathrm{d}x = -\cos x\Big|_0^\pi = -\cos\pi + \cos 0 = 2$.

（2）曲线 $y = 2x - x^2$ 和直线 $y = -x$；

解　解方程组 $\begin{cases} y = 2x - x^2 \\ y = -x \end{cases}$，求得交点为 $(0,0),(3,-3)$.

$$S = \int_0^3 [(2x - x^2) - (-x)]\mathrm{d}x = \int_0^3 (3x - x^2) = \left(\dfrac{3}{2}x^2 - \dfrac{1}{3}x^3\right)\Big|_0^3 = \dfrac{9}{2}.$$

（3）抛物线 $y^2 = 2x$ 与圆 $x^2 + y^2 = 8$ 的相交部分（图 3-1）；

解　$S = 2\int_0^2 \left(\sqrt{8 - y^2} - \dfrac{y^2}{2}\right)\mathrm{d}y = 2\left(\dfrac{y}{2}\sqrt{8 - y^2} + \dfrac{8}{2}\arcsin\dfrac{y}{2\sqrt{2}} - \dfrac{1}{6}y^3\right)\Big|_0^2 = 2\pi + \dfrac{4}{3}$.

（4）曲线 $y = \sqrt{x}$ 和直线 $y = x$（图 3-2）；

解　解方程组 $\begin{cases} y = \sqrt{x} \\ y = x \end{cases}$，求得交点坐标为 $(0,0)$ 和 $(1,1)$

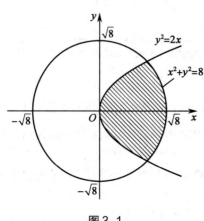

图 3-1

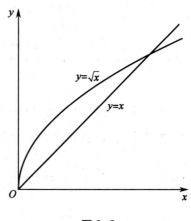

图 3-2

$$S = \int_0^1 (\sqrt{x} - x)\,\mathrm{d}x = \left[\frac{2}{3}x^{\frac{3}{2}} - \frac{1}{2}x^2 \right]\Big|_0^1 = \frac{1}{6}.$$

（5）曲线 $y = \mathrm{e}^x$ 和直线 $y = \mathrm{e}$ 及 y 轴（图 3-3）；

解　$S = \int_0^1 (\mathrm{e} - \mathrm{e}^x)\,\mathrm{d}x = [\mathrm{e}x - \mathrm{e}^x]\Big|_0^1 = 1.$

（6）曲线 $y = \dfrac{1}{x}$ 与直线 $y = x$ 及 $x = 2$（图 3-4）；

解　解得 $y = \dfrac{1}{x}$ 与 $y = x$ 的交点为 $(1,1)$，$y = x$ 与 $x = 2$ 的交点为 $(2,2)$，所以

$$S = \int_1^2 \left(x - \frac{1}{x} \right)\mathrm{d}x = \left[\frac{1}{2}x^2 - \ln x \right]\Big|_1^2 = \frac{3}{2} - \ln 2.$$

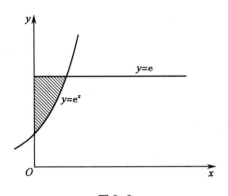

图 3-3

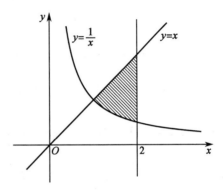

图 3-4

（7）曲线 $y = \mathrm{e}^x$、$y = \mathrm{e}^{-x}$ 与直线 $x = 1$（图 3-5）；

解　$S = \int_0^1 (\mathrm{e}^x - \mathrm{e}^{-x})\,\mathrm{d}x = (\mathrm{e}^x + \mathrm{e}^{-x})\Big|_0^1$

$\qquad = \mathrm{e} + \dfrac{1}{\mathrm{e}} - 2.$

（8）余弦曲线 $y = \cos x,\ -\dfrac{\pi}{2} \leqslant x \leqslant \dfrac{3\pi}{2}$ 与 x 轴所围

成图形；

解　$S = \int_{-\frac{\pi}{2}}^{\frac{3\pi}{2}} |\cos x|\,\mathrm{d}x$

$\qquad = \int_{-\frac{\pi}{2}}^{\frac{\pi}{2}} \cos x\,\mathrm{d}x + \int_{\frac{\pi}{2}}^{\frac{3\pi}{2}} (-\cos x)\,\mathrm{d}x$

$\qquad = \sin x \Big|_{-\frac{\pi}{2}}^{\frac{\pi}{2}} - \sin x \Big|_{\frac{\pi}{2}}^{\frac{3\pi}{2}}$

$\qquad = [1 - (-1)] - [(-1) - 1] = 4.$

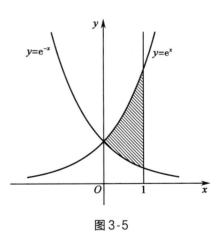

图 3-5

（9）直线 $y = 2x + 3$ 和曲线 $y = x^2$；

解　解方程组 $\begin{cases} y = 2x + 3 \\ y = x^2 \end{cases}$，得交点 $(-1,1)$、$(3,9)$，积分变量 x 从 -1 变 3，面积为

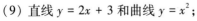

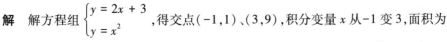

$$S = \int_{-1}^3 [(2x + 3) - x^2]\,\mathrm{d}x = \int_{-1}^3 (2x + 3 - x^2)\,\mathrm{d}x = \left(x^2 + 3x - \frac{x^3}{3} \right)\Big|_{-1}^3 = 11 - \frac{1}{3} = \frac{32}{3}.$$

（10）直线 $y = 2x$ 和曲线 $y = 3 - x^2$.

解　解方程组 $\begin{cases} y = 2x \\ y = 3 - x^2 \end{cases}$，得交点 $(-3, -6)$、$(1, 2)$，积分变量 x 从 -3 变 1，面积为

$$S = \int_{-3}^{1} \left[(3 - x^2) - 2x \right] dx = \int_{-3}^{1} (3 - x^2 - 2x) dx = \left(3x - \frac{x^3}{3} - x^2 \right) \Big|_{-3}^{1} = 11 - \frac{1}{3}.$$

2. 求抛物线 $y = -x^2 + 4x - 3$ 及其在点 $(0, -3)$ 和 $(3, 0)$ 处的切线所围成的图形的面积（图 3-6）.

解　首先求得导数 $y'|_{x=0} = 4$，$y'|_{x=3} = -2$，故抛物线在点 $(0, -3)$ 和 $(3, 0)$ 处的切线分别是 $y = 4x - 3$、$y = -2x + 6$，容易求得这两条切线交点为 $\left(\frac{3}{2}, 3 \right)$，因此所求面积为

$$S = \int_{0}^{\frac{3}{2}} \left[4x - 3 - (-x^2 + 4x - 3) \right] dx +$$
$$\int_{\frac{3}{2}}^{3} \left[-2x + 6 - (-x^2 + 4x - 3) \right] dx = \frac{9}{4}.$$

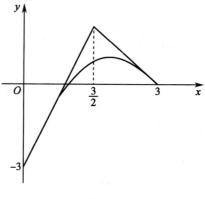

图 3-6

3. 某肿瘤体为椭圆 $\dfrac{x^2}{2^2} + \dfrac{y^2}{3^2} = 1$ 绕 y 轴旋转所产生的旋转体，求此肿瘤体的体积.

解　$V = \int_{-3}^{3} \pi x^2 dy = \pi \int_{-3}^{3} 2^2 \left(1 - \frac{y^2}{3^2} \right) dy = \pi \cdot 2^2 \cdot \left(y - \frac{y^3}{3^3} \right) \Big|_{-3}^{3} = 16\pi.$

4. 经研究发现，某一个小伤口表面其修复的速度为 $\dfrac{dA}{dt} = -5t^{-2}$，其中 t 表示时间，单位为天，$1 \leqslant t \leqslant 5$，$A$ 表示伤口的表面积，假设 $A(1) = 5$，问患者受伤 5 天后伤口的表面积有多大？

解　$A(t) = \int -5t^{-2} dt = \dfrac{5}{t} + C$，因为 $A(1) = 5$ 时，$C = 0$，即 $A(t) = \dfrac{5}{t}$，所以 $A(5) = 1$.

5. 已知某药物输入某患者静脉后其血药浓度衰减为 $f(t) = 10e^{-0.1t}$，计算给药 10 小时内的平均血药浓度 $\overline{C(t)}$.

解　$\overline{C(t)} = \dfrac{1}{10} \int_{0}^{10} 10e^{-0.1t} dt = -10e^{-0.1t} \Big|_{0}^{10} = 10(1 - e^{-1}).$

复习题三

1. 用直接积分法求下列不定积分：

（1）$\int (x^3 + 1) dx$；

（2）$\int \sqrt[3]{x} dx$；

（3）$\int (e^x - 2) dx$；

（4）$\int 3\sin x dx$；

（5）$\int x\sqrt{x} dx$；

（6）$\int (\sqrt{x} + 1)(x - \sqrt{x} + 1) dx$；

（7）$\int \cot^2 x dx$；

（8）$\int (1 + \sin x + \cos x) dx$；

（9）$\int \dfrac{1}{\sqrt{x}} dx$；

（10）$\int \dfrac{4x - 3\sqrt{x} - 5}{x} dx$；

（11）$\int \dfrac{x^3 - 27}{x - 3} dx$；

（12）$\int \dfrac{\sqrt{1 + x^2}}{\sqrt{1 - x^4}} dx$；

（13）$\int \dfrac{\cos 2x}{\cos x - \sin x}\mathrm{d}x$；　　（14）$\int \dfrac{1}{\sin^2 x \cos^2 x}\mathrm{d}x$.

解　（1）$\int (x^3 + 1)\mathrm{d}x = \dfrac{1}{4}x^4 + x + C.$

（2）$\int \sqrt[3]{x}\,\mathrm{d}x = \dfrac{3}{4}x^{\frac{4}{3}} + C.$

（3）$\int (\mathrm{e}^x - 2)\mathrm{d}x = \int \mathrm{e}^x \mathrm{d}x - \int 2\mathrm{d}x = \mathrm{e}^x - 2x + C.$

（4）$\int 3\sin x\mathrm{d}x = 3\int \sin x\mathrm{d}x = -3\cos x + C.$

（5）$\int x\sqrt{x}\,\mathrm{d}x = \int x^{\frac{3}{2}}\mathrm{d}x = \dfrac{2}{5}x^{\frac{5}{2}} + C.$

（6）$\int (\sqrt{x} + 1)(x - \sqrt{x} + 1)\mathrm{d}x = \int (x^{\frac{3}{2}} + 1)\mathrm{d}x = \int x^{\frac{3}{2}}\mathrm{d}x + \int \mathrm{d}x = \dfrac{2}{5}x^{\frac{5}{2}} + x + C.$

（7）$\int \cot^2 x\mathrm{d}x = \int [(1 + \cot^2 x) - 1]\mathrm{d}x = \int \csc^2 x\mathrm{d}x - \int \mathrm{d}x = -\cot x - x + C.$

（8）$\int (1 + \sin x + \cos x)\mathrm{d}x = \int \mathrm{d}x + \int \sin x\mathrm{d}x + \int \cos x\mathrm{d}x = x - \cos x + \sin x + C.$

（9）$\int \dfrac{1}{\sqrt{x}}\mathrm{d}x = \int x^{-\frac{1}{2}}\mathrm{d}x = 2x^{\frac{1}{2}} + C = 2\sqrt{x} + C.$

（10）$\int \dfrac{4x - 3\sqrt{x} - 5}{x}\mathrm{d}x = \int \left(4 - 3x^{-\frac{1}{2}} - \dfrac{5}{x}\right)\mathrm{d}x = 4\int \mathrm{d}x - 3\int x^{-\frac{1}{2}}\mathrm{d}x - 5\int \dfrac{1}{x}\mathrm{d}x$

$\qquad\qquad = 4x - 6x^{\frac{1}{2}} - 5\ln|x| + C = 4x - 6\sqrt{x} - 5\ln|x| + C.$

（11）$\int \dfrac{x^3 - 27}{x - 3}\mathrm{d}x = \int (x^2 + 3x + 9)\mathrm{d}x = \int x^2 \mathrm{d}x + 3\int x\mathrm{d}x + 9\int \mathrm{d}x = \dfrac{1}{3}x^3 + \dfrac{3}{2}x^2 + 9x + C.$

（12）$\int \dfrac{\sqrt{1 + x^2}}{\sqrt{1 - x^4}}\mathrm{d}x = \int \dfrac{\sqrt{1 + x^2}}{\sqrt{(1 - x^2)(1 + x^2)}}\mathrm{d}x = \int \dfrac{\mathrm{d}x}{\sqrt{1 - x^2}} = \arcsin x + C.$

（13）$\int \dfrac{\cos 2x}{\cos x - \sin x}\mathrm{d}x = \int \dfrac{\cos^2 x - \sin^2 x}{\cos x - \sin x}\mathrm{d}x = \int (\cos x + \sin x)\mathrm{d}x$

$\qquad\qquad = \int \cos x\mathrm{d}x + \int \sin x\mathrm{d}x = \sin x - \cos x + C.$

（14）$\int \dfrac{1}{\sin^2 x \cos^2 x}\mathrm{d}x = \int \dfrac{\sin^2 x + \cos^2 x}{\sin^2 x \cos^2 x}\mathrm{d}x = \int \dfrac{\mathrm{d}x}{\cos^2 x} + \int \dfrac{\mathrm{d}x}{\sin^2 x} = \tan x - \cot x + C.$

2. 用换元积分法求下列不定积分：

（1）$\int \sin^3 x\cos x\mathrm{d}x$；　　（2）$\int \sin 2x \cos^3 x\mathrm{d}x$；　　（3）$\int \dfrac{3\mathrm{d}x}{(1 - 2x)^2}$；　　（4）$\int \dfrac{\sqrt{\ln x}}{x}\mathrm{d}x$；

（5）$\int \dfrac{1}{1 - x^2}\ln\dfrac{1 + x}{1 - x}\mathrm{d}x$；（6）$\int \dfrac{2x - 3}{x^2 - 3x + 8}\mathrm{d}x$；　　（7）$\int 2x\sqrt{x^2 + 1}\,\mathrm{d}x$；（8）$\int (3 - 2x)^8 \mathrm{d}x$；

（9）$\int \dfrac{\mathrm{d}x}{1 + 9x^2}$；　　（10）$\int \dfrac{\mathrm{d}x}{\sqrt{4 - 9x^2}}$；　　（11）$\int \dfrac{\mathrm{d}x}{\sqrt{1 + \mathrm{e}^{2x}}}$；（12）$\int \dfrac{\sec x \cdot \tan x}{\sqrt{\sec^2 x + 1}}\mathrm{d}x$；

（13）$\int \sin^4 x\mathrm{d}x$；　　（14）$\int (\tan x - \cot x)\mathrm{d}x$；（15）$\int \dfrac{x\mathrm{d}x}{\sqrt{4 - x^4}}$；　　（16）$\int \dfrac{\mathrm{d}x}{\sin^4 x}$；

（17）$\int \dfrac{\mathrm{d}x}{(1 - x^2)^{3/2}}$；　　（18）$\int \dfrac{\mathrm{d}x}{\sqrt{x^2 - 3}}$；　　　　（19）$\int \dfrac{\mathrm{d}x}{x^2 \sqrt{1 - x^2}}$；　（20）$\int \dfrac{\mathrm{d}x}{x^2 \sqrt{x^2 + 3}}$；

（21）$\int \dfrac{\sqrt{x^2 - 4}}{x}\mathrm{d}x$；　　（22）$\int \dfrac{\mathrm{d}x}{(1 + x^2)^{3/2}}$.

解　（1）$\int \sin^3 x\cos x\,\mathrm{d}x = \int \sin^3 x\,\mathrm{d}\sin x = \dfrac{1}{4}\sin^4 x + C.$

（2）$\int \sin 2x \cos^3 x\,\mathrm{d}x = \int 2\sin x \cos^4 x\,\mathrm{d}x = -2\int \cos^4 x\,\mathrm{d}\cos x = -\dfrac{2}{5}\cos^5 x + C.$

（3）$\int \dfrac{3}{(1 - 2x)^2}\mathrm{d}x = -\dfrac{3}{2}\int \dfrac{\mathrm{d}(1 - 2x)}{(1 - 2x)^2} = \dfrac{3}{2(1 - 2x)} + C.$

（4）$\int \dfrac{\sqrt{\ln x}}{x}\mathrm{d}x = \int \sqrt{\ln x}\,\mathrm{d}\ln x = \dfrac{2}{3}(\ln x)^{\frac{3}{2}} + C.$

（5）因为 $\left(\ln \dfrac{1 + x}{1 - x}\right)' = \dfrac{1 - x}{1 + x} \cdot \dfrac{(1 + x)'(1 - x) - (1 + x)(1 - x)'}{(1 - x)^2} = \dfrac{2}{1 - x^2}$，所以

$$\int \dfrac{1}{1 - x^2}\ln \dfrac{1 + x}{1 - x}\mathrm{d}x = \dfrac{1}{2}\int \ln \dfrac{1 + x}{1 - x}\,\mathrm{d}\ln \dfrac{1 + x}{1 - x} = \dfrac{1}{4}\ln^2\left(\dfrac{1 + x}{1 - x}\right) + C.$$

（6）$\int \dfrac{2x - 3}{x^2 - 3x + 8}\mathrm{d}x = \int \dfrac{\mathrm{d}(x^2 - 3x)}{x^2 - 3x + 8} = \int \dfrac{\mathrm{d}(x^2 - 3x + 8)}{x^2 - 3x + 8} = \ln|x^2 - 3x + 8| + C.$

（7）$\int 2x\sqrt{x^2 + 1}\,\mathrm{d}x = \int \sqrt{x^2 + 1}\,\mathrm{d}x^2 = \int \sqrt{x^2 + 1}\,\mathrm{d}(x^2 + 1) = \dfrac{2}{3}(x^2 + 1)^{\frac{3}{2}} + C.$

（8）$\int (3 - 2x)^8\mathrm{d}x = -\dfrac{1}{2}\int (3 - 2x)^8\mathrm{d}(3 - 2x) = -\dfrac{1}{18}(3 - 2x)^9 + C.$

（9）$\int \dfrac{\mathrm{d}x}{1 + 9x^2} = \dfrac{1}{3}\int \dfrac{\mathrm{d}(3x)}{1 + (3x)^2} = \dfrac{1}{3}\arctan 3x + C.$

（10）$\int \dfrac{\mathrm{d}x}{\sqrt{4 - 9x^2}} = \dfrac{1}{2}\int \dfrac{\mathrm{d}x}{\sqrt{1 - \left(\dfrac{3}{2}x\right)^2}} = \dfrac{1}{3}\int \dfrac{\mathrm{d}\left(\dfrac{3}{2}x\right)}{\sqrt{1 - \left(\dfrac{3}{2}x\right)^2}} = \dfrac{1}{3}\arcsin \dfrac{3}{2}x + C.$

（11）$\int \dfrac{\mathrm{d}x}{\sqrt{1 + \mathrm{e}^{2x}}} = \int \dfrac{\mathrm{e}^{-x}\mathrm{d}x}{\mathrm{e}^{-x}\sqrt{1 + \mathrm{e}^{2x}}} = \int \dfrac{-\mathrm{d}\mathrm{e}^{-x}}{\sqrt{\mathrm{e}^{-2x} + 1}} \xlongequal{\text{由教材例 3-18}} -\ln\left|\sqrt{\mathrm{e}^{-2x} + 1} + \mathrm{e}^{-x}\right| + C.$

（12）$\int \dfrac{\sec x \cdot \tan x}{\sqrt{\sec^2 x + 1}}\mathrm{d}x = \int \dfrac{\mathrm{d}\sec x}{\sqrt{\sec^2 x + 1}} \xlongequal{\sec x = t} \int \dfrac{\mathrm{d}t}{\sqrt{t^2 + 1}}$，而

$$\int \dfrac{\mathrm{d}t}{\sqrt{t^2 + 1}} \xlongequal{t = \tan u} \int \dfrac{\sec^2 u\,\mathrm{d}u}{\sec u} = \int \sec u\,\mathrm{d}u = \ln|\sec u + \tan u| + C$$

$$= \ln\left|\sqrt{1 + t^2} + t\right| + C \text{（图 3-7）}，所以 \int \dfrac{\sec x \cdot \tan x}{\sqrt{\sec^2 x + 1}}\mathrm{d}x = \ln\left|\sqrt{1 + t^2} + t\right| + C$$

$$= \ln\left|\sqrt{1 + \sec^2 x} + \sec x\right| + C.$$

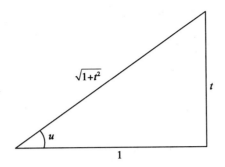

图 3-7

（13）$\int \sin^4 x \mathrm{d}x = \int \left(\dfrac{1 - \cos 2x}{2} \right)^2 \mathrm{d}x = \dfrac{1}{4} \int \left(1 - 2\cos 2x + \cos^2 2x \right) \mathrm{d}x$

$\qquad = \dfrac{1}{4} \left[x - \int \cos 2x \mathrm{d}2x + \int \dfrac{1 + \cos 4x}{2} \mathrm{d}x \right] = \dfrac{1}{4} \left[x - \sin 2x + \dfrac{x}{2} + \dfrac{1}{8} \int \cos 4x \mathrm{d}4x \right]$

$\qquad = \dfrac{3x}{8} - \dfrac{\sin 2x}{4} + \dfrac{\sin 4x}{32} + C.$

（14）$\int (\tan x - \cot x) \, \mathrm{d}x = \int \dfrac{\sin x}{\cos x} \mathrm{d}x - \int \dfrac{\cos x}{\sin x} \mathrm{d}x = \int \dfrac{- \mathrm{d}\cos x}{\cos x} - \int \dfrac{\mathrm{d}\sin x}{\sin x}$

$\qquad = -\ln |\cos x| - \ln |\sin x| + C = -\ln |\sin x \cos x| + C.$

（15）$\int \dfrac{x}{\sqrt{4 - x^4}} \mathrm{d}x = \dfrac{1}{2} \int \dfrac{\mathrm{d}x^2}{\sqrt{4 - (x^2)^2}} \xlongequal{x^2 = t} \dfrac{1}{2} \int \dfrac{\mathrm{d}t}{\sqrt{4 - t^2}}$ 设 $t = 2\sin u$，则 $\mathrm{d}t = 2\cos u \mathrm{d}u$，于是

$\qquad \int \dfrac{\mathrm{d}t}{\sqrt{4 - t^2}} = \int \dfrac{2\cos u \mathrm{d}u}{2\cos u} = \int \mathrm{d}u = u + C_1 = \arcsin \dfrac{t}{2} + C_1$，所以

$\qquad \int \dfrac{x}{\sqrt{4 - x^4}} \mathrm{d}x = \dfrac{1}{2} \arcsin \dfrac{t}{2} + \dfrac{1}{2} C_1 = \dfrac{1}{2} \arcsin \dfrac{x^2}{2} + C.$

（16）$\int \dfrac{1}{\sin^4 x} \mathrm{d}x = \int \dfrac{\csc^2 x \mathrm{d}x}{\sin^2 x} = -\int \dfrac{\mathrm{d}\cot x}{\sin^2 x} = -\int \csc^2 x \mathrm{d}\cot x = -\int (1 + \cot^2 x) \mathrm{d}\cot x$

$\qquad = -\int \mathrm{d}\cot x - \int \cot^2 x \mathrm{d}\cot x = -\cot x - \dfrac{1}{3} \cot^3 x + C.$

（17）$\int \dfrac{\mathrm{d}x}{(1 - x^2)^{3/2}};$

解 设 $x = \sin t$，则 $\mathrm{d}x = \cos t \mathrm{d}t$，于是

$\qquad \int \dfrac{\mathrm{d}x}{(1 - x^2)^{3/2}} = \int \dfrac{\cos t \mathrm{d}t}{\cos^3 t} = \int \dfrac{\mathrm{d}t}{\cos^2 t}$

$\qquad = \int \sec^2 t \mathrm{d}t = \tan t + C$

$\qquad = \dfrac{x}{\sqrt{1 - x^2}} + C (\text{图 3-8}).$

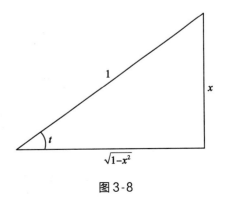

图 3-8

（18）$\int \dfrac{\mathrm{d}x}{\sqrt{x^2 - 3}};$

解　设 $x = \sqrt{3}\sec t$，则 $\mathrm{d}x = \sqrt{3}\sec t\tan t\,\mathrm{d}t$，于是

$$\int \frac{\mathrm{d}x}{\sqrt{x^2 - 3}} = \int \frac{\sqrt{3}\sec t\tan t\,\mathrm{d}t}{\sqrt{3}\tan t} = \int \sec t\,\mathrm{d}t$$

$$= \ln|\sec t + \tan t| + C$$

$$= \ln\left| \frac{x}{\sqrt{3}} + \frac{\sqrt{x^2 - 3}}{\sqrt{3}} \right| + C_1$$

$$= \ln\left| x + \sqrt{x^2 - 3} \right| + C，如图 3\text{-}9 所示.$$

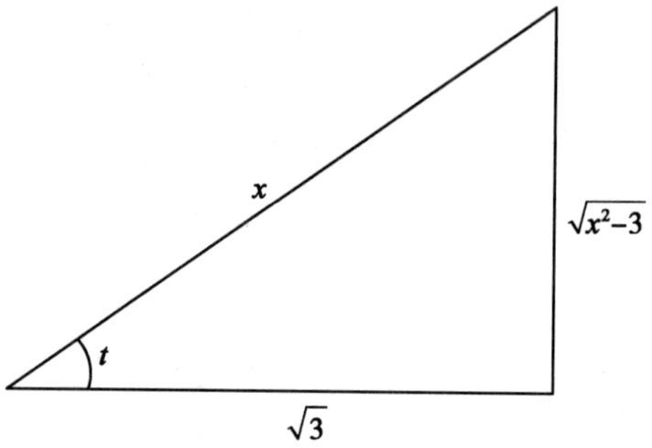

(19) $\displaystyle\int \frac{\mathrm{d}x}{x^2\sqrt{1 - x^2}}$；

解法 1　设 $x = \sin t$，则 $\mathrm{d}x = \cos t\,\mathrm{d}t$；于是

$$\int \frac{\mathrm{d}x}{x^2\sqrt{1 - x^2}} = \int \frac{\cos t\,\mathrm{d}t}{\sin^2 t\cos t} = \int \csc^2 t\,\mathrm{d}t = -\cot t + C = -\frac{\sqrt{1 - x^2}}{x} + C.$$

解法 2　设 $x = \dfrac{1}{u}$，则 $\mathrm{d}x = -\dfrac{1}{u^2}\mathrm{d}u$；于是

$$\int \frac{\mathrm{d}x}{x^2\sqrt{1 - x^2}} = \int \frac{-\dfrac{1}{u^2}\mathrm{d}u}{\dfrac{1}{u^2}\sqrt{1 - \dfrac{1}{u^2}}} = -\int \frac{u\,\mathrm{d}u}{\sqrt{u^2 - 1}}$$

$$= -\frac{1}{2}\int \frac{\mathrm{d}(u^2 - 1)}{\sqrt{u^2 - 1}} = -\sqrt{u^2 - 1} + C$$

$$= -\sqrt{\frac{1}{x^2} - 1} + C$$

$$= -\frac{\sqrt{1 - x^2}}{x} + C，如图 3\text{-}10 所示.$$

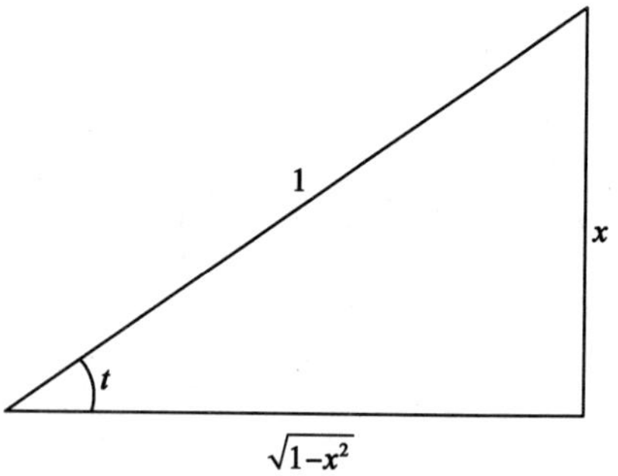

图 3-9

图 3-10

(20) $\displaystyle\int \frac{\mathrm{d}x}{x^2\sqrt{x^2 + 3}}$；

解法 1　设 $x = \sqrt{3}\tan t$，则 $\mathrm{d}x = \sqrt{3}\sec^2 t\,\mathrm{d}t$；于是

$$\int \frac{\mathrm{d}x}{x^2\sqrt{x^2 + 3}} = \int \frac{\sqrt{3}\sec^2 t\,\mathrm{d}t}{3\tan^2 t \cdot \sqrt{3}\sec t} = \frac{1}{3}\int \frac{\cos t\,\mathrm{d}t}{\sin^2 t} = \frac{1}{3}\int \frac{\mathrm{d}\sin t}{\sin^2 t} = -\frac{1}{3} \cdot \frac{1}{\sin t} + C$$

$$= -\frac{1}{3}\csc t + C = -\frac{\sqrt{x^2 + 3}}{3x} + C.$$

解法 2　设 $x = \dfrac{1}{u}$，则 $\mathrm{d}x = -\dfrac{1}{u^2}\mathrm{d}u$；于是

$$\int \frac{\mathrm{d}x}{x^2\sqrt{x^2 + 3}} = \int \frac{-\dfrac{1}{u^2}\mathrm{d}u}{\dfrac{1}{u^2}\sqrt{\dfrac{1}{u^2} + 3}} = -\int \frac{u\,\mathrm{d}u}{\sqrt{1 + 3u^2}} = -\frac{1}{6}\int \frac{\mathrm{d}(1 + 3u^2)}{\sqrt{1 + 3u^2}}$$

$$= -\frac{1}{3}\sqrt{1 + 3u^2} + C = -\frac{1}{3}\sqrt{1 + \frac{3}{x^2}} + C$$

$$= -\frac{\sqrt{x^2 + 3}}{3x} + C, 如图 3\text{-}11 所示.$$

（21）$\int \dfrac{\sqrt{x^2 - 4}}{x}\mathrm{d}x$；

解　设 $x = 2\sec t$，则 $\mathrm{d}x = 2\sec t\tan t\mathrm{d}t$；于是

$$\int \frac{\sqrt{x^2 - 4}}{x}\mathrm{d}x = \int \frac{2\tan t}{2\sec t}2\sec t\tan t\mathrm{d}t = 2\int \tan^2 t\mathrm{d}t$$

$$= 2\int(\sec^2 t - 1)\mathrm{d}t = 2\tan t - 2t + C$$

$$= \sqrt{x^2 - 4} - 2\arctan\frac{\sqrt{x^2 - 4}}{2} + C, 如图 3\text{-}12 所示.$$

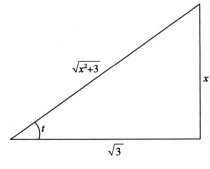

图 3-11

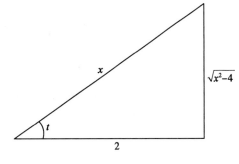

图 3-12

（22）$\int \dfrac{1}{(1 + x^2)^{3/2}}\mathrm{d}x$；

解　设 $x = \tan t$，则 $\mathrm{d}x = \sec^2 t\mathrm{d}t$；于是

$$\int \frac{1}{(1 + x^2)^{3/2}}\mathrm{d}x = \int \frac{\sec^2 t\mathrm{d}t}{(1 + \tan^2 x)^{3/2}} = \int \frac{\sec^2 t\mathrm{d}t}{\sec^3 t}$$

$$= \int \frac{\mathrm{d}t}{\sec t} = \int \cos t\mathrm{d}t = \sin t + C$$

$$= \frac{x}{\sqrt{1 + x^2}} + C, 如图 3\text{-}13 所示.$$

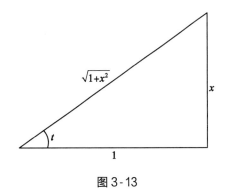

图 3-13

3. 用分部积分法求下列不定积分：

（1）$\int x\mathrm{e}^{-x}\mathrm{d}x$；　　（2）$\int x\sin 2x\mathrm{d}x$；　　（3）$\int x^2\cos^2 x\mathrm{d}x$；　　（4）$\int \ln(x^2 + 1)\mathrm{d}x$；

（5）$\int(\arcsin x)^2\mathrm{d}x$；　　（6）$\int \cos(\ln x)\mathrm{d}x$；　　（7）$\int \dfrac{(\ln x)^3}{x^2}\mathrm{d}x$；　　（8）$\int \dfrac{\ln\cos x}{\cos^2 x}\mathrm{d}x$；

（9）$\int \sqrt{9 - x^2}\mathrm{d}x$；　　（10）$\int x^2\sin x\mathrm{d}x$；　　（11）$\int \ln^2 x\mathrm{d}x$；　　（12）$\int \mathrm{e}^{ax}\sin bx\mathrm{d}x$.

解 （1）$\int x e^{-x} dx = -\int x d e^{-x} = -\left[x e^{-x} - \int e^{-x} dx \right] = -\left[x e^{-x} + \int e^{-x} d(-x) \right]$

$$= -e^{-x}(x+1) + C.$$

（2）$\int x \sin 2x dx = \frac{1}{2}\int x \sin 2x d2x = -\frac{1}{2}\int x d\cos 2x = -\frac{1}{2}\left[x \cos 2x - \int \cos 2x dx \right]$

$$= -\frac{1}{2}\left[x \cos 2x - \frac{1}{2}\int \cos 2x d2x \right] = -\frac{1}{2}\left[x \cos 2x - \frac{1}{2}\sin 2x \right] + C$$

$$= -\frac{x \cos 2x}{2} + \frac{\sin 2x}{4} + C.$$

（3）$\int x^2 \cos^2 x dx = \int \frac{x^2(1+\cos 2x)}{2} dx = \frac{1}{2}\left[\int x^2 dx + \int x^2 \cos 2x dx \right] = \frac{x^3}{6} + \frac{1}{2}\int x^2 \cos 2x dx$

$$= \frac{x^3}{6} + \frac{1}{4}\int x^2 d\sin 2x = \frac{x^3}{6} + \frac{x^2 \sin 2x}{4} - \frac{1}{4}\int \sin 2x dx^2$$

$$= \frac{x^3}{6} + \frac{x^2 \sin 2x}{4} - \frac{1}{4}\int 2x \sin 2x dx$$

$$= \frac{x^3}{6} + \frac{x^2 \sin 2x}{4} + \frac{1}{4}\int x d\cos 2x = \frac{x^3}{6} + \frac{x^2 \sin 2x}{4} + \frac{1}{4}\left[x \cos 2x - \int \cos 2x dx \right]$$

$$= \frac{x^3}{6} + \frac{x^2 \sin 2x}{4} + \frac{x \cos 2x}{4} - \frac{1}{8}\int \cos 2x d2x$$

$$= \frac{x^3}{6} + \frac{x^2 \sin 2x}{4} + \frac{x \cos 2x}{4} - \frac{\sin 2x}{8} + C.$$

（4）$\int \ln(x^2+1) dx = x \ln(x^2+1) - \int x d\ln(x^2+1) = x \ln(x^2+1) - \int \frac{2x^2 dx}{x^2+1}$

$$= x \ln(x^2+1) - 2\int \left[1 - \frac{1}{x^2+1} \right] dx = x \ln(x^2+1) - 2x + 2\arctan x + C.$$

（5）$\int (\arcsin x)^2 dx = x(\arcsin x)^2 - \int x d(\arcsin x)^2 = x(\arcsin x)^2 - \int \frac{2x \arcsin x}{\sqrt{1-x^2}} dx$

$$= x(\arcsin x)^2 + \int \frac{\arcsin x}{\sqrt{1-x^2}} d(1-x^2) = x(\arcsin x)^2 + 2\int \arcsin x d\sqrt{1-x^2}$$

$$= x(\arcsin x)^2 + 2\arcsin x \cdot \sqrt{1-x^2} - 2\int \sqrt{1-x^2} d\arcsin x$$

$$= x(\arcsin x)^2 + 2\arcsin x \cdot \sqrt{1-x^2} - 2\int dx$$

$$= x(\arcsin x)^2 + 2\sqrt{1-x^2}\arcsin x - 2x + C.$$

（6）$\int \cos(\ln x) dx = x \cos(\ln x) - \int x d\cos(\ln x) = x \cos(\ln x) + \int x \sin(\ln x) \frac{1}{x} dx$

$$= x \cos(\ln x) + \int \sin(\ln x) dx = x \cos(\ln x) + x \sin(\ln x) - \int x d\sin(\ln x)$$

$$= x \cos(\ln x) + x \sin(\ln x) - \int x \cos(\ln x) \frac{1}{x} dx$$

$$= x \cos(\ln x) + x \sin(\ln x) - \int \cos(\ln x) dx,$$

所以 $\int \cos(\ln x)\,\mathrm{d}x = \dfrac{x}{2}[\cos(\ln x) + \sin(\ln x)] + C.$

(7) $\displaystyle\int \frac{(\ln x)^3}{x^2}\,\mathrm{d}x = -\int (\ln x)^3 \mathrm{d}\frac{1}{x} = -\frac{(\ln x)^3}{x} + \int \frac{1}{x}\mathrm{d}(\ln x)^3 = -\frac{(\ln x)^3}{x} + \int \frac{3(\ln x)^2}{x^2}\,\mathrm{d}x$

$\displaystyle = -\frac{(\ln x)^3}{x} - 3\int (\ln x)^2 \mathrm{d}\frac{1}{x} = -\frac{(\ln x)^3}{x} - \frac{3(\ln x)^2}{x} + \int \frac{3}{x}\mathrm{d}(\ln x)^2$

$\displaystyle = -\frac{(\ln x)^3}{x} - \frac{3(\ln x)^2}{x} + \int \frac{6\ln x}{x^2}\,\mathrm{d}x = -\frac{(\ln x)^3}{x} - \frac{3(\ln x)^2}{x} - 6\int \ln x \mathrm{d}\frac{1}{x}$

$\displaystyle = -\frac{(\ln x)^3}{x} - \frac{3(\ln x)^2}{x} - \frac{6\ln x}{x} + 6\int \frac{1}{x}\mathrm{d}\ln x$

$\displaystyle = -\frac{(\ln x)^3}{x} - \frac{3(\ln x)^2}{x} - \frac{6\ln x}{x} + 6\int \frac{1}{x^2}\,\mathrm{d}x$

$\displaystyle = -\frac{(\ln x)^3}{x} - \frac{3(\ln x)^2}{x} - \frac{6\ln x}{x} - \frac{6}{x} + C$

$\displaystyle = -\frac{1}{x}\left[(\ln x)^3 + 3(\ln x)^2 + 6\ln x + 6\right] + C.$

(8) $\displaystyle\int \frac{\ln \cos x}{\cos^2 x}\,\mathrm{d}x = \int \ln \cos x \mathrm{d}\tan x = \tan x \cdot \ln \cos x - \int \tan x \mathrm{d}\ln \cos x$

$\displaystyle = \tan x \cdot \ln \cos x - \int \tan x \cdot \frac{1}{\cos x}(-\sin x)\,\mathrm{d}x = \tan x \cdot \ln \cos x + \int \tan^2 x \mathrm{d}x$

$\displaystyle = \tan x \cdot \ln \cos x + \int (\sec^2 x - 1)\,\mathrm{d}x = \tan x \cdot \ln \cos x + \tan x - x + C.$

(9) $\displaystyle\int \sqrt{9 - x^2}\,\mathrm{d}x = \int \sqrt{3^2 - x^2}\,\mathrm{d}x = x\sqrt{3^2 - x^2} - \int x \mathrm{d}\sqrt{3^2 - x^2} = x\sqrt{3^2 - x^2} - \int \frac{-2x^2\mathrm{d}x}{2\sqrt{3^2 - x^2}}$

$\displaystyle = x\sqrt{3^2 - x^2} - \int \frac{[(3^2 - x^2) - 3^2]\mathrm{d}x}{\sqrt{3^2 - x^2}} = x\sqrt{3^2 - x^2} - \int \sqrt{3^2 - x^2}\,\mathrm{d}x + 9\int \frac{\mathrm{d}x}{\sqrt{3^2 - x^2}}$

$\displaystyle \Rightarrow \int \sqrt{3^2 - x^2}\,\mathrm{d}x = \frac{1}{2}\left[x\sqrt{3^2 - x^2} + 9\int \frac{\mathrm{d}\left(\dfrac{x}{3}\right)}{\sqrt{1 - \dfrac{x^2}{3^2}}}\right] = \frac{1}{2}\left[x\sqrt{3^2 - x^2} + 9\arcsin \frac{x}{3}\right] + C.$

注:由教材例 3-17 $\displaystyle\int \sqrt{a^2 - x^2}\,\mathrm{d}x = \frac{a^2}{2}\arcsin \frac{x}{a} + \frac{1}{2}x\sqrt{a^2 - x^2} + C$,令 $a = 3$ 同样可得上述结果.

(10) $\displaystyle\int x^2 \sin x \mathrm{d}x = -\int x^2 \mathrm{d}\cos x = -x^2 \cos x + \int \cos x \mathrm{d}x^2 = -x^2 \cos x + 2\int x\cos x \mathrm{d}x$

$\displaystyle = -x^2 \cos x + 2\int x \mathrm{d}\sin x = -x^2 \cos x + 2x\sin x - 2\int \sin x \mathrm{d}x$

$\displaystyle = -x^2 \cos x + 2x\sin x + 2\cos x + C.$

(11) $\displaystyle\int \ln^2 x \mathrm{d}x = x\ln^2 x - \int x \mathrm{d}\ln^2 x = x\ln^2 x - \int \frac{2x\ln x}{x}\,\mathrm{d}x = x\ln^2 x - 2\int \ln x \mathrm{d}x$

$\displaystyle = x\ln^2 x - 2x\ln x + 2\int x \mathrm{d}\ln x = x\ln^2 x - 2x\ln x + 2\int \mathrm{d}x$

$$= x\ln^2 x - 2x\ln x + 2x + C.$$

（12）$\displaystyle\int e^{ax}\sin bx\mathrm{d}x = \frac{1}{a}\int \sin bx\mathrm{d}e^{ax} = \frac{1}{a}\left[e^{ax}\sin bx - \int e^{ax}\mathrm{d}\sin bx\right]$

$$= \frac{1}{a}\left[e^{ax}\sin bx - b\int e^{ax}\cos bx\mathrm{d}x\right] = \frac{1}{a}\left[e^{ax}\sin bx - \frac{b}{a}\int \cos bx\mathrm{d}e^{ax}\right]$$

$$= \frac{1}{a}\left[e^{ax}\sin bx - \frac{b}{a}e^{ax}\cos bx + \frac{b}{a}\int e^{ax}\mathrm{d}\cos bx\right]$$

$$= \frac{1}{a}\left[e^{ax}\sin bx - \frac{b}{a}e^{ax}\cos bx - \frac{b^2}{a}\int e^{ax}\sin bx\mathrm{d}x\right]，则$$

$$\left(1 + \frac{b^2}{a^2}\right)\int e^{ax}\sin bx\mathrm{d}x = \frac{e^{ax}}{a}\left[\sin bx - \frac{b}{a}\cos bx\right] + C，所以$$

$$\int e^{ax}\sin bx\mathrm{d}x = \frac{e^{ax}(a\sin bx - b\cos bx)}{a^2 + b^2} + C.$$

4. 求下列不定积分：

（1）$\displaystyle\int \frac{x+3}{x^2-5x+6}\mathrm{d}x$；

解 因为 $\displaystyle\frac{x+3}{x^2-5x+6} = \frac{6(x-2)-5(x-3)}{(x-2)(x-3)} = \frac{6}{x-3} + \frac{-5}{x-2}$，所以

$$\int \frac{x+3}{x^2-5x+6}\mathrm{d}x = \int \frac{6}{x-3}\mathrm{d}x + \int \frac{-5}{x-2}\mathrm{d}x = 6\int \frac{\mathrm{d}(x-3)}{x-3} - 5\int \frac{\mathrm{d}(x-2)}{x-2}$$

$$= 6\ln|x-3| - 5\ln|x-2| + C.$$

（2）$\displaystyle\int \frac{x+1}{x^2+4x+5}\mathrm{d}x$；

解 $\displaystyle\int \frac{x+1}{x^2+4x+5}\mathrm{d}x = \frac{1}{2}\int \frac{2x+4-2}{x^2+4x+5}\mathrm{d}x = \frac{1}{2}\left[\int \frac{2x+4}{x^2+4x+5}\mathrm{d}x - \int \frac{2}{x^2+4x+5}\mathrm{d}x\right]$

$$= \frac{1}{2}\left[\int \frac{\mathrm{d}(x^2+4x+5)}{x^2+4x+5} - \int \frac{2\mathrm{d}(x+2)}{(x+2)^2+1}\right]$$

$$= \frac{1}{2}\ln(x^2+4x+5) - \arctan(x+2) + C.$$

（3）$\displaystyle\int \frac{x^3}{x+3}\mathrm{d}x$；

解 $\displaystyle\int \frac{x^3}{x+3}\mathrm{d}x = \int \frac{x^3+3^3-3^3}{x+3}\mathrm{d}x = \int \left(x^2-3x+9-\frac{27}{x+3}\right)\mathrm{d}x$

$$= \frac{x^3}{3} - \frac{3x^2}{2} + 9x - 27\int \frac{\mathrm{d}(x+3)}{x+3} = \frac{x^3}{3} - \frac{3x^2}{2} + 9x - 27\ln|x+3| + C.$$

（4）$\displaystyle\int \frac{\mathrm{d}x}{x(x^2+1)}$；

$$\int \frac{\mathrm{d}x}{x(x^2+1)} = \int \left[\frac{1}{x} - \frac{x}{x^2+1}\right]\mathrm{d}x = \int \frac{\mathrm{d}x}{x} - \frac{1}{2}\int \frac{\mathrm{d}x^2}{x^2+1} = \ln|x| - \frac{1}{2}\int \frac{\mathrm{d}(x^2+1)}{x^2+1}$$

$$= \ln|x| - \frac{1}{2}\ln(x^2+1) + C = \ln\left|\frac{x}{\sqrt{x^2+1}}\right| + C.$$

（5）$\int \dfrac{\sin \sqrt{x}}{\sqrt{x}}\mathrm{d}x$；

解 $\int \dfrac{\sin \sqrt{x}}{\sqrt{x}}\mathrm{d}x = 2\int \sin \sqrt{x}\,\mathrm{d}\sqrt{x} = -2\cos \sqrt{x} + C$.

（6）$\int \dfrac{\mathrm{e}^{\frac{1}{x}}}{x^2}\mathrm{d}x$；

解 $\int \dfrac{\mathrm{e}^{\frac{1}{x}}}{x^2}\mathrm{d}x = -\int \mathrm{e}^{\frac{1}{x}}\mathrm{d}\dfrac{1}{x} = -\mathrm{e}^{\frac{1}{x}} + C$.

（7）$\int \dfrac{(\arcsin x)^3}{\sqrt{1-x^2}}\mathrm{d}x$；

解 $\int \dfrac{(\arcsin x)^3}{\sqrt{1-x^2}}\mathrm{d}x = \int (\arcsin x)^3 \mathrm{d}\arcsin x = \dfrac{1}{4}(\arcsin x)^4 + C$.

（8）$\int \dfrac{\arctan x}{1+x^2}\mathrm{d}x$；

解 $\int \dfrac{\arctan x}{1+x^2}\mathrm{d}x = \int \arctan x\,\mathrm{d}\arctan x = \dfrac{1}{2}(\arctan x)^2 + C$.

（9）$\int \dfrac{1}{\sqrt{25+3x}}\mathrm{d}x$；

解 $\int \dfrac{1}{\sqrt{25+3x}}\mathrm{d}x = \dfrac{1}{3}\int \dfrac{\mathrm{d}(25+3x)}{\sqrt{25+3x}} = \dfrac{2\sqrt{25+3x}}{3} + C$.

（10）$\int \dfrac{x}{\sqrt{25+3x}}\mathrm{d}x$；

解 $\int \dfrac{x}{\sqrt{25+3x}}\mathrm{d}x = \dfrac{1}{3}\int \dfrac{25+3x-25}{\sqrt{25+3x}}\mathrm{d}x = \dfrac{1}{3}\left[\int \sqrt{25+3x}\,\mathrm{d}x - \int \dfrac{25\mathrm{d}x}{\sqrt{25+3x}}\right]$

$\qquad = \dfrac{1}{9}\left[\int \sqrt{25+3x}\,\mathrm{d}(25+3x) - 25\int \dfrac{\mathrm{d}(25+3x)}{\sqrt{25+3x}}\right]$

$\qquad = \dfrac{2}{9}\left[\dfrac{\sqrt{(25+3x)^3}}{3} - 25\sqrt{25+3x}\right] + C$.

（11）$\int x^2 \arctan x\,\mathrm{d}x$；

解 $\int x^2 \arctan x\,\mathrm{d}x = \dfrac{1}{3}\int \arctan x\,\mathrm{d}x^3 = \dfrac{1}{3}\left[x^3 \arctan x - \int x^3 \mathrm{d}\arctan x\right]$

$\qquad = \dfrac{1}{3}\left[x^3 \arctan x - \int \dfrac{x^3 \mathrm{d}x}{1+x^2}\right] = \dfrac{1}{3}\left[x^3 \arctan x - \dfrac{1}{2}\int \dfrac{x^2 \mathrm{d}x^2}{1+x^2}\right]$

$\qquad = \dfrac{1}{3}\left[x^3 \arctan x - \dfrac{1}{2}\int \dfrac{1+x^2-1}{1+x^2}\mathrm{d}x^2\right]$

$\qquad = \dfrac{1}{3}\left[x^3 \arctan x - \dfrac{1}{2}\int \mathrm{d}x^2 + \dfrac{1}{2}\int \dfrac{\mathrm{d}(1+x^2)}{1+x^2}\right]$

$\qquad = \dfrac{1}{3}\left[x^3 \arctan x - \dfrac{1}{2}x^2 + \dfrac{1}{2}\ln(1+x^2)\right] + C$.

（12）$\int x^2 \ln x \mathrm{d}x$;

解 $\int x^2 \ln x \mathrm{d}x = \dfrac{1}{3}\int \ln x \mathrm{d}x^3 = \dfrac{1}{3}\left[x^3\ln x - \int x^3 \mathrm{d}\ln x \right] = \dfrac{1}{3}\left[x^3\ln x - \int x^3 \cdot \dfrac{1}{x}\mathrm{d}x \right]$

$$= \dfrac{1}{3}\left[x^3\ln x - \int x^2 \mathrm{d}x \right] = \dfrac{1}{3}\left[x^3\ln x - \dfrac{1}{3}x^3 \right] + C = \dfrac{1}{3}x^3\ln x - \dfrac{1}{9}x^3 + C.$$

（13）$\int x^2 \mathrm{e}^x \mathrm{d}x$;

解 $\int x^2 \mathrm{e}^x \mathrm{d}x = \int x^2 \mathrm{d}\mathrm{e}^x = x^2\mathrm{e}^x - \int \mathrm{e}^x \mathrm{d}x^2 = x^2\mathrm{e}^x - 2\int x\mathrm{e}^x \mathrm{d}x$

$$= x^2\mathrm{e}^x - 2\int x\mathrm{d}\mathrm{e}^x = x^2\mathrm{e}^x - 2\left[x\mathrm{e}^x - \int \mathrm{e}^x \mathrm{d}x \right] = x^2\mathrm{e}^x - 2x\mathrm{e}^x + 2\mathrm{e}^x + C.$$

（14）$\int \mathrm{e}^{\sqrt{x}}\mathrm{d}x$.

解 设 $\sqrt{x} = t$，则 $x = t^2$，$\mathrm{d}x = 2t\mathrm{d}t$，于是

$$\int \mathrm{e}^{\sqrt{x}}\mathrm{d}x = \int \mathrm{e}^t 2t\mathrm{d}t = 2\int t\mathrm{e}^t \mathrm{d}t = 2\int t\mathrm{d}\mathrm{e}^t = 2\left[t\mathrm{e}^t - \int \mathrm{e}^t \mathrm{d}t \right] = 2\left[t\mathrm{e}^t - \mathrm{e}^t \right] + C$$

$$= 2\mathrm{e}^t(t - 1) + C = 2\mathrm{e}^{\sqrt{x}}(\sqrt{x} - 1) + C.$$

5. 用牛顿-莱布尼兹公式或定积分的性质计算下列定积分：

（1）$\int_{-1}^{8} \sqrt[3]{x}\,\mathrm{d}x$;

解 $\int_{-1}^{8} \sqrt[3]{x}\,\mathrm{d}x = \left(\dfrac{3}{4}x^{\frac{4}{3}} \right)\Big|_{-1}^{8} = \dfrac{3}{4}\left[8^{\frac{4}{3}} - (-1)^{\frac{4}{3}} \right] = \dfrac{3}{4}(16 - 1) = \dfrac{45}{4}.$

（2）$\int_0^{\pi} \sin x \mathrm{d}x$;

解 $\int_0^{\pi} \sin x \mathrm{d}x = (-\cos x)\Big|_0^{\pi} = -\cos \pi - (-\cos 0) = 1 + 1 = 2.$

（3）$\int_{\frac{1}{\sqrt{3}}}^{\sqrt{3}} \dfrac{\mathrm{d}x}{1 + x^2}$;

解 $\int_{\frac{1}{\sqrt{3}}}^{\sqrt{3}} \dfrac{\mathrm{d}x}{1 + x^2} = \arctan x\Big|_{\frac{1}{\sqrt{3}}}^{\sqrt{3}} = \arctan \sqrt{3} - \arctan \dfrac{1}{\sqrt{3}} = \dfrac{\pi}{3} - \dfrac{\pi}{6} = \dfrac{\pi}{6}.$

（4）$\int_{-\frac{1}{2}}^{\frac{1}{2}} \dfrac{\mathrm{d}x}{\sqrt{1 - x^2}}$;

解 $\int_{-\frac{1}{2}}^{\frac{1}{2}} \dfrac{\mathrm{d}x}{\sqrt{1 - x^2}} = 2\int_0^{\frac{1}{2}} \dfrac{\mathrm{d}x}{\sqrt{1 - x^2}} = 2\arcsin x\Big|_0^{\frac{1}{2}} = 2\arcsin \dfrac{1}{2} = \dfrac{\pi}{3}.$

（5）$\int_{-1}^{1} f(x)\mathrm{d}x$，其中 $f(x) = \begin{cases} x, & x \geqslant 0 \\ \sin x, & x < 0 \end{cases}$.

解 $\int_{-1}^{1} f(x)\mathrm{d}x = \int_{-1}^{0} f(x)\mathrm{d}x + \int_0^1 f(x)\mathrm{d}x = \int_{-1}^0 \sin x \mathrm{d}x + \int_0^1 x\mathrm{d}x$

$$= (-\cos x)\Big|_{-1}^0 + \left(\dfrac{1}{2}x^2 \right)\Big|_0^1 = -1 + \cos(-1) + \dfrac{1}{2} = \cos 1 - \dfrac{1}{2}.$$

6. 用换元法计算下列定积分：

（1）$\int_a^b \dfrac{\mathrm{d}x}{(x + 1)^2}$ $\quad(b>a>0)$;

解　$\displaystyle\int_a^b \frac{\mathrm{d}x}{(x+1)^2} = \int_a^b \frac{\mathrm{d}(x+1)}{(x+1)^2} = -\frac{1}{x+1}\bigg|_a^b = -\frac{1}{b+1} - \left(-\frac{1}{a+1}\right) = \frac{1}{a+1} - \frac{1}{b+1}.$

(2) $\displaystyle\int_{-1}^1 \frac{x\mathrm{d}x}{\sqrt{5-4x}};$

解　设 $\sqrt{5-4x}=t, x=\dfrac{1}{4}(5-t^2), \mathrm{d}x = -\dfrac{1}{2}t\mathrm{d}t$；且当 $x=-1$ 时，$t=3$；当 $x=1$ 时，$t=1$，于是

$$\int_{-1}^1 \frac{x\mathrm{d}x}{\sqrt{5-4x}} = \int_3^1 \frac{1}{t} \cdot \frac{1}{4}(5-t^2)\left(-\frac{1}{2}\right)t\mathrm{d}t = -\frac{1}{8}\int_3^1 (5-t^2)\mathrm{d}t$$

$$= -\frac{1}{8}\left[5t - \frac{1}{3}t^3\right]\bigg|_3^1 = -\frac{1}{8} \cdot \left(-\frac{4}{3}\right) = \frac{1}{6}.$$

(3) $\displaystyle\int_0^a x^2\sqrt{a^2-x^2}\,\mathrm{d}x;$

解　设 $x=a\sin t, \mathrm{d}x = a\cos t\mathrm{d}t$；且当 $x=0$ 时，$t=0$；当 $x=a$ 时，$t=\dfrac{\pi}{2}$，于是

$$\int_0^a x^2\sqrt{a^2-x^2}\,\mathrm{d}x = \int_0^{\frac{\pi}{2}} a^4\sin^2 t\cos^2 t\mathrm{d}t = \frac{a^4}{4}\int_0^{\frac{\pi}{2}}(\sin 2t)^2\mathrm{d}t = \frac{a^4}{4}\int_0^{\frac{\pi}{2}}\frac{1-\cos 4t}{2}\mathrm{d}t$$

$$= \frac{a^4}{8}\left[\int_0^{\frac{\pi}{2}}\mathrm{d}t - \frac{1}{4}\int_0^{\frac{\pi}{2}}\cos 4t\mathrm{d}(4t)\right] = \frac{a^4}{8}\left[t\bigg|_0^{\frac{\pi}{2}} - \frac{1}{4}(\sin 4t)\bigg|_0^{\frac{\pi}{2}}\right] = \frac{a^4}{8} \cdot \frac{\pi}{2} = \frac{\pi a^4}{16}.$$

(4) $\displaystyle\int_0^{\ln 2}\sqrt{\mathrm{e}^x-1}\,\mathrm{d}x;$

解　设 $\sqrt{\mathrm{e}^x-1}=t, x=\ln(t^2+1), \mathrm{d}x = \dfrac{2t}{t^2+1}\mathrm{d}t$；且当 $x=0$ 时，$t=0$；当 $x=\ln 2$ 时，$t=1$，于是

$$\int_0^{\ln 2}\sqrt{\mathrm{e}^x-1}\,\mathrm{d}x = \int_0^1 \frac{2t^2}{t^2+1}\mathrm{d}t = 2\int_0^1\left(1-\frac{1}{t^2+1}\right)\mathrm{d}t = 2[t-\arctan t]\bigg|_0^1 = 2 - \frac{\pi}{2}.$$

(5) $\displaystyle\int_0^1 \frac{\mathrm{d}x}{2x+1};$

解　$\displaystyle\int_0^1 \frac{\mathrm{d}x}{2x+1} = \frac{1}{2}\int_0^1 \frac{\mathrm{d}(1+2x)}{1+2x} = \frac{1}{2}\ln|1+2x|\bigg|_0^1 = \frac{1}{2}(\ln 3 - \ln 1) = \frac{1}{2}\ln 3.$

(6) $\displaystyle\int_0^{\frac{\pi}{2}}\sin\left(x-\frac{\pi}{2}\right)\mathrm{d}x;$

解　$\displaystyle\int_0^{\frac{\pi}{2}}\sin\left(x-\frac{\pi}{2}\right)\mathrm{d}x = \int_0^{\frac{\pi}{2}}(-\cos x)\mathrm{d}x = -\sin x\bigg|_0^{\frac{\pi}{2}} = -1.$

(7) $\displaystyle\int_{-2}^1 \frac{x}{\sqrt{2-x}}\mathrm{d}x;$

解　$\displaystyle\int_{-2}^1 \frac{x}{\sqrt{2-x}}\mathrm{d}x = -\int_{-2}^1 \frac{2-x-2}{\sqrt{2-x}}\mathrm{d}x = \int_{-2}^1 \sqrt{2-x}\,\mathrm{d}(2-x) - 2\int_{-2}^1 \frac{\mathrm{d}(2-x)}{\sqrt{2-x}}$

$$= \frac{2}{3}(2-x)^{\frac{3}{2}}\bigg|_{-2}^1 - 4\sqrt{2-x}\bigg|_{-2}^1 = \left(\frac{2}{3} - \frac{16}{3}\right) - 4\times(1-2) = -\frac{2}{3}.$$

(8) $\displaystyle\int_1^{\mathrm{e}} \frac{\mathrm{d}x}{x\sqrt{1+\ln x}}.$

解　$\displaystyle\int_1^{\mathrm{e}} \frac{\mathrm{d}x}{x\sqrt{1+\ln x}} = \int_1^{\mathrm{e}} \frac{\mathrm{d}(1+\ln x)}{\sqrt{1+\ln x}} = 2\sqrt{1+\ln x}\bigg|_1^{\mathrm{e}} = 2\sqrt{2} - 2 = 2(\sqrt{2}-1).$

7. 用分部法计算下列定积分:

(1) $\int_1^e \cos(\ln x)dx$;

解 $\int_1^e \cos(\ln x)dx = x\cos\ln x \Big|_1^e - \int_1^e xd\cos\ln x = x\cos\ln x \Big|_1^e + \int_1^e \sin\ln x dx$

$$= e\cos 1 - 1 + x\sin\ln x \Big|_1^e - \int_1^e \cos(\ln x)dx$$

$$= e\cos 1 - 1 + e\sin 1 - \int_1^e \cos(\ln x)dx.$$

故 $\int_1^e \cos(\ln x)dx = \dfrac{1}{2}(e\cos 1 + e\sin 1 - 1)$.

(2) $\int_0^{\frac{\pi}{2}} x\sin x dx$;

解 $\int_0^{\frac{\pi}{2}} x\sin x dx = \int_0^{\frac{\pi}{2}} xd(-\cos x) = -x\cos x \Big|_0^{\frac{\pi}{2}} + \int_0^{\frac{\pi}{2}} \cos x dx = \sin x \Big|_0^{\frac{\pi}{2}} = 1.$

(3) $\int_0^1 x\arctan x dx$;

解 $\int_0^1 x\arctan x dx = \int_0^1 \arctan x d\left(\dfrac{1}{2}x^2\right) = \dfrac{1}{2}x^2\arctan x \Big|_0^1 - \int_0^1 \dfrac{1}{2}x^2 d\arctan x$

$$= \dfrac{\pi}{8} - \dfrac{1}{2}\int_0^1 \dfrac{x^2}{1+x^2}dx = \dfrac{\pi}{8} - \dfrac{1}{2}\int_0^1 \left(1 - \dfrac{1}{1+x^2}\right)dx$$

$$= \dfrac{\pi}{8} - \dfrac{1}{2}x \Big|_0^1 + \dfrac{1}{2}\arctan x \Big|_0^1 = \dfrac{\pi}{4} - \dfrac{1}{2}.$$

(4) $\int_0^{\frac{\pi}{2}} e^{2x}\sin x dx$;

解 $\int_0^{\frac{\pi}{2}} e^{2x}\sin x dx = \dfrac{1}{2}\int_0^{\frac{\pi}{2}} \sin x de^{2x} = \dfrac{1}{2}e^{2x}\sin x \Big|_0^{\frac{\pi}{2}} - \dfrac{1}{2}\int_0^{\frac{\pi}{2}} e^{2x}d\sin x$

$$= \dfrac{1}{2}e^{\pi} - \dfrac{1}{2}\int_0^{\frac{\pi}{2}} e^{2x}\cos x dx = \dfrac{1}{2}e^{\pi} - \dfrac{1}{4}\int_0^{\frac{\pi}{2}} \cos x de^{2x}$$

$$= \dfrac{1}{2}e^{\pi} - \dfrac{1}{4}e^{2x}\cos x \Big|_0^{\frac{\pi}{2}} + \dfrac{1}{4}\int_0^{\frac{\pi}{2}} e^{2x}d\cos x$$

$$= \dfrac{1}{2}e^{\pi} + \dfrac{1}{4} - \dfrac{1}{4}\int_0^{\frac{\pi}{2}} e^{2x}\sin x dx.$$

解得 $\int_0^{\frac{\pi}{2}} e^{2x}\sin x dx = \dfrac{2e^{\pi} + 1}{5}$.

(5) $\int_0^{2\pi} x^2\cos x dx$;

解 $\int_0^{2\pi} x^2\cos x dx = \int_0^{2\pi} x^2 d\sin x = x^2\sin x \Big|_0^{2\pi} - \int_0^{2\pi} \sin x dx^2 = -\int_0^{2\pi} 2x\sin x dx$

$$= 2\int_0^{2\pi} xd\cos x = 2\left[x\cos x \Big|_0^{2\pi} - \int_0^{2\pi} \cos x dx\right]$$

$$= 2\left[2\pi - \sin x \Big|_0^{2\pi}\right] = 4\pi.$$

(6) $\int_{\frac{1}{e}}^{e} |\ln x| \mathrm{d}x$.

$$\int_{\frac{1}{e}}^{e} |\ln x| \mathrm{d}x = \int_{\frac{1}{e}}^{1} (-\ln x) \mathrm{d}x + \int_{1}^{e} \ln x \mathrm{d}x = -x\ln x \Big|_{\frac{1}{e}}^{1} + \int_{\frac{1}{e}}^{1} x \mathrm{d}\ln x + x\ln x \Big|_{1}^{e} - \int_{1}^{e} x \mathrm{d}\ln x$$

$$= \frac{1}{e}\ln\frac{1}{e} + \int_{\frac{1}{e}}^{1} x \cdot \frac{1}{x} \mathrm{d}x + e\ln e - \int_{1}^{e} x \cdot \frac{1}{x} \mathrm{d}x = -\frac{1}{e} + x \Big|_{\frac{1}{e}}^{1} + e - x \Big|_{1}^{e}$$

$$= -\frac{1}{e} + 1 - \frac{1}{e} + e - e + 1 = 2 - \frac{2}{e}.$$

8. 证明:

(1) $\int_{0}^{\frac{\pi}{2}} f(\sin x) \mathrm{d}x = \int_{0}^{\frac{\pi}{2}} f(\cos x) \mathrm{d}x$;

证明 $\int_{0}^{\frac{\pi}{2}} f(\sin x) \mathrm{d}x \xup--{x = \frac{\pi}{2} - t} \int_{\frac{\pi}{2}}^{0} f\left[\sin\left(\frac{\pi}{2} - t\right)\right] \mathrm{d}(-t) = \int_{0}^{\frac{\pi}{2}} f(\cos t) \mathrm{d}t = \int_{0}^{\frac{\pi}{2}} f(\cos x) \mathrm{d}x.$

注:最后一个等式是根据定积分的性质,定积分的值与积分变量的选取无关.

(2) $\int_{0}^{1} x^m (1-x)^n \mathrm{d}x = \int_{0}^{1} x^n (1-x)^m \mathrm{d}x$.

证明 设 $1-x=t, x=1-t, \mathrm{d}x=-t$;且当 $x=0$ 时,$t=1$;当 $x=1$ 时,$t=0$;于是

$$\int_{0}^{1} x^m (1-x)^n \mathrm{d}x = \int_{1}^{0} (1-t)^m t^n (-\mathrm{d}t) = \int_{0}^{1} (1-t)^m t^n \mathrm{d}t = \int_{0}^{1} x^n (1-x)^m \mathrm{d}x.$$

9. 设 $f(x)$ 是在 $(-\infty, +\infty)$ 定义的以 T 为周期的连续函数,即对任意的 $x, f(x)=f(x+T)$ 总成立,证明:$\int_{a}^{a+T} f(x) \mathrm{d}x = \int_{0}^{T} f(x) \mathrm{d}x$ (a 为任意实数).

证明 由定积分对区间的可加性,有 $\int_{a}^{a+T} f(x) \mathrm{d}x = \int_{a}^{0} f(x) \mathrm{d}x + \int_{0}^{T} f(x) \mathrm{d}x + \int_{T}^{a+T} f(x) \mathrm{d}x$.

先讨论 $\int_{T}^{a+T} f(x) \mathrm{d}x$:设 $x=t+T$,则 $t=x-T, \mathrm{d}x=\mathrm{d}t$;且当 $x=T$ 时,$t=0$;当 $x=a+T$ 时,$t=a$. 于是

$$\int_{T}^{a+T} f(x) \mathrm{d}x = \int_{0}^{a} f(t+T) \mathrm{d}t = \int_{0}^{a} f(t) \mathrm{d}t = \int_{0}^{a} f(x) \mathrm{d}x = -\int_{a}^{0} f(x) \mathrm{d}x.$$

故

$$\int_{a}^{a+T} f(x) \mathrm{d}x = \int_{a}^{0} f(x) \mathrm{d}x + \int_{0}^{T} f(x) \mathrm{d}x + \int_{T}^{a+T} f(x) \mathrm{d}x$$

$$= \int_{a}^{0} f(x) \mathrm{d}x + \int_{0}^{T} f(x) \mathrm{d}x - \int_{a}^{0} f(x) \mathrm{d}x = \int_{0}^{T} f(x) \mathrm{d}x.$$

10. 大多数植物的生长率是以若干天为周期的连续函数. 假定一种谷物以 $g(t)=\sin^2(\pi t)$ 的速率生长,其中 t 的单位是天,求在前 10 天内谷物生长的量.

解 $W = \int_{0}^{10} g(t) \mathrm{d}t = \int_{0}^{10} \sin^2(\pi x) \mathrm{d}t = \int_{0}^{10} \frac{1 - \cos(2\pi t)}{2} \mathrm{d}t$

$$= \frac{1}{2}\left[\int_{0}^{10} \mathrm{d}t - \frac{1}{2\pi}\int_{0}^{10} \cos(2\pi t) \mathrm{d}(2\pi t)\right]$$

$$= \frac{1}{2}\left[t \Big|_{0}^{10} - \frac{1}{2\pi}\sin(2\pi t) \Big|_{0}^{10}\right] = \frac{1}{2}[10 - \sin(20\pi)] = 5.$$

11. 口服药物必须先被吸收进入血液循环,然后才能在机体的不同部位发挥作用. 一种典型的吸收率函数具有以下形式:$f(t) = kt(t-b)^2 (0 \le t \le b)$,其中 k 和 b 是常数,求药物吸收的总量.

解 $\quad W = \int_0^b f(t)\,dt = \int_0^b kt\,(t-b)^2\,dt = \int_0^b \left[kt^3 - 2kbt^2 + kb^2t \right] dt$

$$= \left[\frac{k}{4}t^4 - \frac{2kb}{3}t^3 + \frac{kb^2}{2}t^2 \right] \Big|_0^b = \frac{k}{4}b^4 - \frac{2kb}{3}b^3 + \frac{kb^2}{2}b^2 = kb^4 \left(\frac{1}{4} - \frac{2}{3} + \frac{1}{2} \right) = \frac{kb^4}{12}.$$

12. 判断下列各广义积分的敛散性,若收敛,则求其值:

(1) $\int_1^{+\infty} \dfrac{dx}{x^3}$;

解 $\quad \int_1^{+\infty} \dfrac{dx}{x^3} = \lim\limits_{b \to +\infty} \int_1^b \dfrac{dx}{x^3} = \lim\limits_{b \to +\infty} \left(-\dfrac{1}{2}x^{-2} \right) \Big|_1^b = \lim\limits_{b \to +\infty} \left(-\dfrac{1}{2b^2} + \dfrac{1}{2} \right) = 0 + \dfrac{1}{2} = \dfrac{1}{2}.$

(2) $\int_0^{+\infty} e^{-3x}\,dx$;

解 $\quad \int_0^{+\infty} e^{-3x}\,dx = -\dfrac{1}{3} \int_0^{+\infty} e^{-3x}\,d(-3x) = -\dfrac{1}{3} (e^{-3x}) \Big|_0^{+\infty} = -\dfrac{1}{3}(0 - 1) = \dfrac{1}{3}.$

(3) $\int_{-\infty}^{+\infty} \dfrac{2x\,dx}{1+x^2}$;

解 $\quad \int_{-\infty}^{+\infty} \dfrac{2x\,dx}{1+x^2} = \int_{-\infty}^0 \dfrac{2x\,dx}{1+x^2} + \int_0^{+\infty} \dfrac{2x\,dx}{1+x^2}.$

由于 $\int_0^{+\infty} \dfrac{2x\,dx}{1+x^2} = \int_0^{+\infty} \dfrac{dx^2}{1+x^2} = \int_0^{+\infty} \dfrac{d(1+x^2)}{1+x^2} = \ln(1+x^2) \Big|_0^{+\infty} = +\infty$,即广义积分 $\int_0^{+\infty} \dfrac{2x\,dx}{1+x^2}$ 发散,所以 $\int_{-\infty}^{+\infty} \dfrac{2x\,dx}{1+x^2}$ 发散.

(4) $\int_0^{\pi} \tan x\,dx$;

解 $\quad x = \dfrac{\pi}{2}$ 是被积函数的无穷间断点,则 $\int_0^{\pi} \tan x\,dx = \int_0^{\frac{\pi}{2}} \tan x\,dx + \int_{\frac{\pi}{2}}^{\pi} \tan x\,dx.$

由于 $\int_0^{\frac{\pi}{2}} \tan x\,dx = \lim\limits_{\varepsilon \to 0^+} \int_0^{\frac{\pi}{2}-\varepsilon} \tan x\,dx = \lim\limits_{\varepsilon \to 0^+} \left[-\ln|\cos x| \right] \Big|_0^{\frac{\pi}{2}-\varepsilon} = +\infty$,即广义积分 $\int_0^{\pi} \tan x\,dx$ 发散,所以 $\int_0^{\pi} \tan x\,dx$ 发散.

(5) $\int_0^2 \dfrac{dx}{(1-x)^2}$;

解 $\quad x = 1$ 是被积函数的无穷间断点,则 $\int_0^2 \dfrac{dx}{(1-x)^2} = \int_0^1 \dfrac{dx}{(1-x)^2} + \int_1^2 \dfrac{dx}{(1-x)^2}$,由于

$\int_0^1 \dfrac{dx}{(1-x)^2} = \lim\limits_{\varepsilon \to 0^+} \int_0^{1-\varepsilon} \dfrac{dx}{(1-x)^2} = -\lim\limits_{\varepsilon \to 0^+} \int_0^{1-\varepsilon} \dfrac{d(1-x)}{(1-x)^2} = -\lim\limits_{\varepsilon \to 0^+} \left(-\dfrac{1}{1-x} \right) \Big|_0^{1-\varepsilon} = +\infty$,即广义积分

$\int_0^1 \dfrac{dx}{(1-x)^2}$ 发散,所以 $\int_0^2 \dfrac{dx}{(1-x)^2}$ 发散.

(6) $\int_1^2 \dfrac{dx}{\sqrt{1-x^2}}$;

解 $\quad x = 1$ 是被积函数的无穷间断点,则

$$\int_1^2 \dfrac{dx}{\sqrt{1-x^2}} = \lim\limits_{\varepsilon \to 0^+} \int_{1+\varepsilon}^2 \dfrac{dx}{\sqrt{1-x^2}} = \lim\limits_{\varepsilon \to 0^+} \arcsin x \Big|_{1+\varepsilon}^2 = \lim\limits_{\varepsilon \to 0^+} \left[\arcsin 2 - \arcsin(1+\varepsilon) \right]$$

$$= \arcsin 2 - \arcsin 1 = \arcsin 2 - \frac{\pi}{2}.$$

（7）$\int_{-\infty}^{0} \frac{\mathrm{d}x}{x^2 - 3x + 2}$；

解　$\int_{-\infty}^{0} \frac{\mathrm{d}x}{x^2 - 3x + 2} = \int_{-\infty}^{0} \left(\frac{1}{x - 2} - \frac{1}{x - 1} \right) \mathrm{d}x = \ln \left| \frac{x - 2}{x - 1} \right| \Big|_{-\infty}^{0} = \ln 2.$

（8）$\int_{1}^{e} \frac{\mathrm{d}x}{x \sqrt{1 - (\ln x)^2}}$；

解　$x = 1$ 是被积函数的无穷间断点，则

$$\int_{1}^{e} \frac{\mathrm{d}x}{x \sqrt{1 - (\ln x)^2}} = \lim_{\varepsilon \to 0^+} \int_{1+\varepsilon}^{e} \frac{\mathrm{d}\ln x}{\sqrt{1 - (\ln x)^2}} = \lim_{\varepsilon \to 0^+} \arcsin \ln x \Big|_{1+\varepsilon}^{e}$$

$$= \lim_{\varepsilon \to 0^+} \left[\arcsin \ln e - \arcsin \ln (1 + \varepsilon) \right]$$

$$= \arcsin 1 - \arcsin 0 = \arcsin 1 = \frac{\pi}{2}.$$

（9）$\int_{0}^{1} \frac{x \mathrm{d}x}{\sqrt{1 - x^2}}$；

解　$x = 1$ 是被积函数的无穷间断点，则

$$\int_{0}^{1} \frac{x \mathrm{d}x}{\sqrt{1 - x^2}} = \lim_{\varepsilon \to 0^+} \int_{0}^{1-\varepsilon} \frac{x \mathrm{d}x}{\sqrt{1 - x^2}} = -\frac{1}{2} \lim_{\varepsilon \to 0^+} \int_{0}^{1-\varepsilon} \frac{\mathrm{d}(1 - x^2)}{\sqrt{1 - x^2}} = -\lim_{\varepsilon \to 0^+} \sqrt{1 - x^2} \Big|_{0}^{1-\varepsilon} = 1.$$

（10）$\int_{0}^{+\infty} \mathrm{e}^{-\lambda x} \mathrm{d}x.$

解　当 $\lambda > 0$ 时，$\int_{0}^{+\infty} \mathrm{e}^{-\lambda x} \mathrm{d}x = -\frac{1}{\lambda} \mathrm{e}^{-\lambda x} \Big|_{0}^{+\infty} = \frac{1}{\lambda}.$

13．求由抛物线 $y = x^2 - 4x + 5$，x 轴及直线 $x = 3$、$x = 5$ 所围成的图形的面积（图 3-14）．

解　$S = \int_{3}^{5} (x^2 - 4x + 5) \mathrm{d}x = \left[\frac{1}{3} x^3 - 2x^2 + 5x \right] \Big|_{3}^{5}$

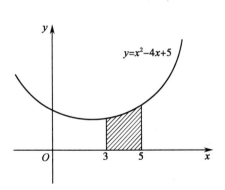

$$= \frac{125}{3} - 50 + 25 - 9 + 18 - 15 = \frac{32}{3}$$

$$= 10 \frac{2}{3}.$$

图 3-14

14．求由抛物线 $y^2 = 4(x + 1)$ 与 $y^2 = 4(1 - x)$ 所围成的图形的面积（图 3-15）．

解　联立方程组 $\begin{cases} y^2 = 4(x + 1), \\ y^2 = 4(1 - x) \end{cases}$，解得 $\begin{cases} x = 0 \\ y = \pm 2 \end{cases}$，

则所求面积为

$$S = \int_{-2}^{2} \left[\left(1 - \frac{y^2}{4} \right) - \left(\frac{y^2}{4} - 1 \right) \right] \mathrm{d}y = \int_{-2}^{2} \left(2 - \frac{y^2}{2} \right) \mathrm{d}y$$

$$= \left(2y - \frac{y^3}{6} \right) \Big|_{-2}^{2} = 4 - \frac{4}{3} + 4 - \frac{4}{3} = \frac{16}{3} = 5 \frac{1}{3}.$$

15. 求由曲线 $y = \ln x$、纵轴与直线 $y = \ln b$、$y = \ln a(b>a>0)$ 所围成图形的面积.

解 $y = \ln x$ 的反函数为 $x = e^y$，所求面积为图 3-16，

$$S = \int_{\ln a}^{\ln b} e^y dy = e^y \Big|_{\ln a}^{\ln b} = e^{\ln b} - e^{\ln a} = b - a.$$

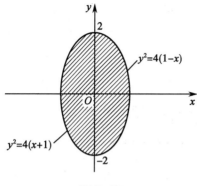

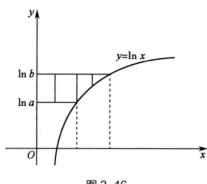

图 3-15   图 3-16

16. 求椭圆 $\dfrac{x^2}{a^2} + \dfrac{y^2}{b^2} = 1$ 绕 y 轴旋转所产生旋转体的体积.

解 由 $\dfrac{x^2}{a^2} + \dfrac{y^2}{b^2} = 1$ 得：$x^2 = a^2\left(1 - \dfrac{y^y}{b^2}\right)$，所求旋转体的体积为

$$V = \int_{-b}^{b} \pi x^2 dy = \int_{-b}^{b} \pi a^2 \left(1 - \frac{y^2}{b^2}\right) dy = \pi a^2 \left(y - \frac{y^3}{3b^2}\right)\Big|_{-b}^{b} = \pi a^2 \left(b - \frac{b}{3} + b - \frac{b}{3}\right) = \frac{4}{3}\pi a^2 b.$$

17. 求双曲线 $\dfrac{x^2}{a^2} - \dfrac{y^2}{b^2} = 1$ 与 $y = \pm b$、$x = 0$ 所围成的平面图形绕 y 轴旋转所产生旋转体的体积.

解 由 $\dfrac{x^2}{a^2} - \dfrac{y^2}{b^2} = 1$ 得：$x^2 = a^2\left(1 + \dfrac{y^y}{b^2}\right)$，所求旋转体的体积为

$$V = \int_{-b}^{b} \pi x^2 dy = \int_{-b}^{b} \pi a^2 \left(1 + \frac{y^2}{b^2}\right) dy = \pi a^2 \left(y + \frac{y^3}{3b^2}\right)\Big|_{-b}^{b} = \pi a^2 \left(b + \frac{b}{3} + b + \frac{b}{3}\right) = \frac{8}{3}\pi a^2 b.$$

18. 求由抛物线 $y = x^2$、$x = y^2$ 所围图形绕 x 轴旋转所产生旋转体的体积(图 3-17).

解 联立方程组 $\begin{cases} y = x^2 \\ x = y^2 \end{cases}$，解得 $\begin{cases} x = 0 \\ y = 0 \end{cases}$ 或 $\begin{cases} x = 1 \\ y = 1 \end{cases}$，所求旋转体的体积为

$$V = \int_0^1 (\pi x - \pi x^4) dx = \pi \left(\frac{1}{2}x^2 - \frac{1}{5}x^5\right)\Big|_0^1$$
$$= \pi \left(\frac{1}{2} - \frac{1}{5}\right) = \frac{3}{10}\pi.$$

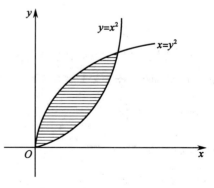

图 3-17

19. 求由余弦曲线 $y = \cos x$，$-\dfrac{\pi}{2} \leqslant x \leqslant \dfrac{3\pi}{2}$ 与 x 轴所围成图形绕 x 轴旋转所产生的旋转体的体积.

解　$V = \int_{-\frac{\pi}{2}}^{\frac{3\pi}{2}} \pi \cos^2 x \mathrm{d}x = \pi \int_{-\frac{\pi}{2}}^{\frac{3\pi}{2}} \frac{1 + \cos 2x}{2} \mathrm{d}x = \pi \left(\frac{x}{2} + \frac{1}{4} \sin 2x \right) \Big|_{-\frac{\pi}{2}}^{\frac{3\pi}{2}} = \pi^2.$

20. 17 世纪末, 法国油漆匠 Gabriel Tarde 提出了一个 Gabriel 喇叭悖论. Gabriel 喇叭是曲线 $y = \frac{1}{x}, x \in [1, +\infty)$ 的图像绕 x 轴旋转一周所形成的旋转体, 求这个旋转体的体积(这个简单的三维图形有一个奇特的性质: 体积有限, 表面积无限).

解　$V = \int_1^{+\infty} \pi \frac{1}{x^2} \mathrm{d}x = -\pi \frac{1}{x} \Big|_1^{+\infty} = \pi.$

21. 一定量的理想气体, 在恒温下, 当体积膨胀时, 压强随之减小, 体积 V 与压强 P 之间有关系 $P = C/V$(C 为常数). 求体积从 V_1 到 V_2 时的平均压强.

解　由函数平均值公式, 得体积从 V_1 到 V_2 时的平均压强为

$$\overline{P} = \frac{1}{V_2 - V_1} \int_{v_1}^{v_2} P \mathrm{d}V = \frac{1}{V_2 - V_1} \int_{v_1}^{v_2} \frac{C}{V} \mathrm{d}V = \frac{C}{V_2 - V_1} (\ln |V|) \Big|_{v_1}^{v_2} = \frac{C}{V_2 - V_1} \ln \left| \frac{V_2}{V_1} \right|.$$

22. 一高热(39℃)患者服用了退烧药后, 体温以 $V = \frac{1}{t^2 - 2t + 2}, t \in [0, 2]$ 的速度(单位: ℃/h)退烧, 求服用退烧药后 2 小时内的平均退烧速度.

解　由函数平均值公式, 得服用了退烧药后 2 小时内的平均退烧速度为

$$\overline{V} = \frac{1}{2} \int_0^2 \frac{1}{t^2 - 2t + 2} \mathrm{d}t = \frac{1}{2} \int_0^2 \frac{1}{1 + (t - 1)^2} \mathrm{d}(t - 1) = \frac{1}{2} \arctan (t - 1) \Big|_0^2 = \frac{\pi}{4}.$$

23. 某种类型的阿司匹林药物进入血液系统的量称为有效药量, 其进入速率可表示为函数 $f(t) = 0.15t (t - 3)^2, (0 \le t \le 3)$.

试问: (1) 何时速率最大, 这时的速率是多少? (2) 有效药量是多少?

解　(1) $f'(t) = 0.15[(t - 3)^2 + 2t(t - 3)] = 0.45(t^2 - 4t + 3) = 0.45(t - 3)(t - 1),$ $f''(t) = 0.45(2t - 4) = 0.9(t - 2),$ 令 $f'(t) = 0,$ 得驻点 $t_1 = 1, t_2 = 3,$ 且 $f''(1) = -0.9 < 0, f''(3) = 0.9 > 0.$

可知在 $t = 1$ 时, 药物进入速率最大, 最大值为 $f(1) = 0.15 \times 1 \times (1 - 3)^2 = 0.6.$

(2) 有效药量为 $W = \int_0^3 0.15t (t - 3)^2 \mathrm{d}t = 0.15 \int_0^3 (t^3 - 6t^2 + 9t) \mathrm{d}t$

$$= 0.15 \left(\frac{t^4}{4} - 2t^3 + \frac{9t^2}{2} \right) \Big|_0^3 = 0.15 \times \frac{27}{4} = \frac{81}{80} = 1.012\ 5.$$

24. 我国某地区开发了一口天然气新井, 工程师预测, 在开采后的第 t 年该井天然气的产量为 $q(t) = 0.06te^{-t} \times 10^6 (\mathrm{m}^3).$ 试估计该新井在前 5 年的总产量.

解　$Q = \int_0^5 (0.06te^{-t} \times 10^6) \mathrm{d}t = -60\ 000 \int_0^5 t \mathrm{d}e^{-t} = -60\ 000 \left(te^{-t} \Big|_0^5 - \int_0^5 e^{-t} \mathrm{d}t \right)$

$$= -60\ 000 (5e^{-5} + e^{-t} \Big|_0^5) = -60\ 000 (6e^{-5} - 1).$$

25. 已知某医院就诊患者总量的变化率是时间 t(年)的函数 $q(t) = 3t + 6,$ 求第一个五年和第二个五年的总就诊量各为多少万人?

解　$Q_1 = \int_0^5 (3t + 6) \mathrm{d}t = \left(\frac{3t^2}{2} + 6t \right) \Big|_0^5 = 67.5.$

$$Q_2 = \int_5^{10} (3t + 6) \mathrm{d}t = \left(\frac{3t^2}{2} + 6t \right) \Big|_5^{10} = 210 - 67.5 = 142.5.$$

26. 设函数 $f(x) = \begin{cases} xe^{-x^2}, & x \geq 0 \\ \dfrac{1}{1 + \cos x}, & x < 0 \end{cases}$，计算 $\int_1^4 f(x - 2)\,dx$.

解　设 $x - 2 = t$，则 $x = t + 2$，$dx = dt$. 当 $x = 1$ 时，$t = -1$；当 $x = 4$ 时，$t = 2$.

$$\int_1^4 f(x-2)\,dx = \int_{-1}^2 f(t)\,dt = \int_{-1}^0 \frac{1}{1 + \cos t}\,dt + \int_0^2 te^{-t^2}\,dt = \int_{-1}^0 \frac{1}{2\cos^2 \dfrac{t}{2}}\,dt - \frac{1}{2}\int_0^2 e^{-t^2}\,d(-t^2)$$

$$= \tan \frac{t}{2}\,\Big|_{-1}^0 - \frac{1}{2}e^{-t^2}\,\Big|_0^2 = \tan \frac{1}{2} + \frac{1}{2} - \frac{1}{2}e^{-4}.$$

27. 证明 $\int_1^{+\infty} \dfrac{dx}{x^p}$ 当 $p > 1$ 时收敛，当 $p \leq 1$ 时发散.

证明　当 $p \neq 1$ 时，有 $\int_1^{+\infty} \dfrac{dx}{x^p} = \dfrac{1}{1-p}x^{1-p}\,\Big|_1^{+\infty} = \begin{cases} \dfrac{1}{p-1}, & p > 1 \\ +\infty, & p < 1 \end{cases}$，当 $p = 1$ 时，有 $\int_1^{+\infty} \dfrac{dx}{x} =$

$\ln x\,\big|_1^{+\infty} = +\infty$，于是当 $p > 1$ 时，广义积分 $\int_1^{+\infty} \dfrac{dx}{x^p}$ 收敛于 $\dfrac{1}{p-1}$；当 $p \leq 1$ 时，广义积分 $\int_1^{+\infty} \dfrac{dx}{x^p}$ 发散.

28. 证明 $\int_0^1 \dfrac{dx}{x^q}$ 当 $q < 1$ 时收敛，当 $q \geq 1$ 时发散.

证明　当 $q > 0$ 时，$x = 0$ 是被积函数 $\dfrac{1}{x^q}$ 的无穷间断点；当 $q \neq 1$ 时，有 $\int_0^1 \dfrac{dx}{x^q} = \lim_{\varepsilon \to 0^+} \int_{0+\varepsilon}^1 \dfrac{dx}{x^q} =$

$\lim_{\varepsilon \to 0^+} \left(\dfrac{1}{1-q}x^{1-q} \right)\Big|_\varepsilon^1 = \begin{cases} \dfrac{1}{1-q}, & q < 1 \\ +\infty, & q > 1 \end{cases}$；当 $q = 1$ 时，有 $\int_0^1 \dfrac{dx}{x} = \lim_{\varepsilon \to 0^+} \int_{0+\varepsilon}^1 \dfrac{dx}{x} = \lim_{\varepsilon \to 0^+} \ln x\,\big|_\varepsilon^1 = \lim_{\varepsilon \to 0^+} (\ln 1 - \ln \varepsilon) =$

$+\infty$；当 $q < 1$ 时，广义积分 $\int_0^1 \dfrac{dx}{x^q}$ 收敛于 $\dfrac{1}{1-q}$；当 $q \geq 1$ 时，广义积分 $\int_0^1 \dfrac{dx}{x^q}$ 发散.

29. 求 $\lim\limits_{n \to +\infty} \left(\dfrac{1}{\sqrt{9n^2 - 1^2}} + \dfrac{1}{\sqrt{9n^2 - 2^2}} + \cdots + \dfrac{1}{\sqrt{9n^2 - n^2}} \right)$.

解　$\lim\limits_{n \to +\infty} \left(\dfrac{1}{\sqrt{9n^2 - 1^2}} + \dfrac{1}{\sqrt{9n^2 - 2^2}} + \cdots + \dfrac{1}{\sqrt{9n^2 - n^2}} \right)$

$$= \lim_{n \to +\infty} \frac{1}{n} \sum_{i=1}^n \frac{1}{\sqrt{9 - \left(\dfrac{i}{n} \right)^2}} = \int_0^1 \frac{dx}{\sqrt{9 - x^2}} = \arcsin \frac{1}{3}.$$

30. 求 $\lim\limits_{n \to +\infty} \int_0^1 \dfrac{x^{3n}}{1 + x}\,dx$

解　因 $0 \leq x \leq 1$，故 $0 \leq \dfrac{x^{3n}}{1+x} \leq x^{3n}$，两边同时积分，

$$0 = \int_0^1 0\,dx \leq \int_0^1 \frac{x^{3n}}{1+x}\,dx \leq \int_0^1 x^{3n}\,dx = \frac{1}{3n+1} \xrightarrow{n \to +\infty} 0.$$

由夹逼法则知 $\lim\limits_{n \to +\infty} \int_0^1 \dfrac{x^{3n}}{1+x}\,dx = 0.$

第四章 多元函数微积分

一、学习目标

掌握 二元函数的概念;偏导数、全微分的概念及计算方法;多元复合函数和隐函数的微分法;无条件极值、拉格朗日乘数法求条件极值;直角坐标系下二重积分的计算;交换二次积分的次序.

熟悉 求二元函数的定义域;多元函数偏导数存在、连续、可微的关系;二元函数极值存在的必要条件和极限的计算;二元函数的连续性;高阶偏导数的计算;二重积分的概念、性质和几何意义;用二重积分求平面面积和曲顶柱体的体积;简单二元函数最值的求法.

了解 空间直角坐标系和简单的空间曲面、空间曲线及其投影;区域的有关概念;偏导数的几何意义;全增量的概念与求值;最小二乘法;极坐标下二重积分的计算.

二、知识要点

第一节 空间解析几何

1. 空间任意两点 $P_1(x_1,y_1,z_1)$ 和 $P_2(x_2,y_2,z_2)$ 间的距离公式

$$|P_1P_2| = \sqrt{(x_2-x_1)^2+(y_2-y_1)^2+(z_2-z_1)^2}.$$

2. 平面方程 $Ax+By+Cz+D=0$.

3. 球面方程 $(x-x_0)^2+(y-y_0)^2+(z-z_0)^2=R^2$,其球心在 $M_0(x_0,y_0,z_0)$ 点处,半径为 R.

4. 圆柱面方程 $x^2+y^2=R^2$,母线平行于 z 轴的圆柱面.

5. 椭圆抛物面方程 $z=x^2+y^2$.

6. 圆锥面方程 $z^2=x^2+y^2$.

7. 空间曲线的一般方程 $\begin{cases} F(x,y,z)=0 \\ G(x,y,z)=0 \end{cases}$.

空间解析几何是多元微积分的基础,它给二元函数提供直观的几何解释.学习本节内容要正确理解空间解析几何的一些基本概念,包括空间直角坐标系,空间两点间的距离,空间曲面及其方程,空间曲线及其投影等概念.

第二节 多元函数的概念

1. **邻域** 设 $P_0(x_0,y_0)$ 是 xOy 平面上的一个点,δ 是某一正数,与点 $P_0(x_0,y_0)$ 距离小于 δ 的点 $P(x,y)$ 的全体,称为点 P_0 的 δ 邻域,记为 $U(P_0,\delta)$.

$$U(P_0,\delta)=\{P\,|\,|PP_0|<\delta\}=\left\{(x,y)\,\Big|\,\sqrt{(x-x_0)^2+(y-y_0)^2}<\delta\right\}.$$

2. 二元函数的概念　设有三个变量 x、y 和 z，如果对于变量 x、y 在它们的变化范围内所取的每一对值，变量 z 按照一定的对应法则都有确定的值与之对应，则称变量 z 为变量 x、y 的二元函数，记为 $z=f(x,y)$，其中 x、y 称为自变量，z 称为因变量.

3. 二元函数的定义域　在 xOy 平面上使函数 $z=f(x,y)$ 有定义的一切点的集合.

学习本节内容要理解二元函数概念，二元函数的要素仍然是定义域和对应法则；要会求二元、三元函数的定义域，二元函数的对应法则与一元函数类似.

第三节　二元函数的极限和连续

（一）二元函数极限

二元函数的极限要求是动点 P 以任何方向、任何路径趋于 P_0 时，函数值 $f(P)$ 都趋于某确定常数 A，所以，确定二元函数极限的情况比较复杂. 但通常以此判定二元函数趋于 P_0 点的极限不存在，即若动点 P 沿着某两条路径趋近于点 P_0 时，函数 $f(P)$ 趋近于两个不同的常数，则可以判定该二元函数趋于点 $P_0(x_0,y_0)$ 的极限不存在.

计算二元函数极限的方法与一元函数极限类似，可以用重要极限、夹逼准则、分解因式、有理化等，但不能用洛必达法则.

（二）二元函数的连续性

设二元函数 $z=f(x,y)$ 在点 $P_0(x_0,y_0)$ 的某一邻域内有定义，如果 $\lim\limits_{\substack{x\to x_0\\y\to y_0}}f(x,y)=f(x_0,y_0)$，则称函数 $z=f(x,y)$ 在点 $P_0(x_0,y_0)$ 处连续. 如果函数 $z=f(x,y)$ 在点 $P_0(x_0,y_0)$ 不连续，则称点 $P_0(x_0,y_0)$ 是函数 $z=f(x,y)$ 的不连续点或间断点.

二元初等函数在其定义区域内是连续的. 二元函数的连续同一元函数概念一样，既有点连续和区域内连续，也有在闭区域上连续的相关性质，以及利用函数连续性求极限的方法.

学习本节内容要理解二元函数极限概念中趋近方式的任意性，要会求二元函数的极限和判定二元函数趋于已知点的极限不存在，会判断二元函数的连续性.

第四节　多元函数的偏导数和全微分

（一）多元函数偏导数的概念

二元函数对自变量的偏导数，就是把其中一个自变量看作常数，对另一个自变量求导，其求导法则与一元函数相同. 类似地，可求得二元以上的多元函数偏导数.

在一阶偏导函数的基础上再求一次偏导数，就是二阶偏导数. 依此类推，可求高阶偏导数. 在高阶偏导数里，出现了纯偏导数和不同次序的混合偏导数. 当一个二元函数的两个混合二阶偏导函数连续时，它们相等，这时二阶混合偏导数与求导次序无关.

（二）多元函数全微分的概念

1. 全微分的定义　如果函数 $z=f(x,y)$ 在点 (x,y) 的某邻域内有定义，当自变量 x 和 y 分别有增量 Δx 和 Δy 时，相应的函数全增量 $\Delta z=f(x+\Delta x,y+\Delta y)-f(x,y)$ 可表示为 $\Delta z=A\Delta x+B\Delta y+o(\rho)$，其中 A、B 与 Δx、Δy 无关，而仅与 x、y 有关，$o(\rho)$ 是当 $\rho\to 0$ 时比 ρ 高阶的无穷小（$\rho=\sqrt{(\Delta x)^2+(\Delta y)^2}$），则称函数 $z=f(x,y)$ 在点 (x,y) 处可微分，而 $A\Delta x+B\Delta y$ 称为函数 $z=f(x,y)$ 在点 (x,y) 处的全微分，记作 $\mathrm{d}z$，即 $\mathrm{d}z=A\Delta x+B\Delta y$.

2. 二元函数的连续、可导与可微的关系　如果函数 $z=f(x,y)$ 在点 (x,y) 可微分，则它在该点必连续;当一阶偏导数连续时,二元函数一定可微,且函数的微分 $dz = \frac{\partial z}{\partial x}dx + \frac{\partial z}{\partial y}dy$.

二元函数的可导与连续、可导与可微的关系与一元函数不同!二元函数可导不一定连续,也不一定可微.

3. 全微分的计算　对于二元初等函数求全微分,只要先求出对每个变量的偏导数,再分别乘以相应变量的微分,最后相加即得,即 $dz = \frac{\partial z}{\partial x}dx + \frac{\partial z}{\partial y}dy$.

学习本节内容要会利用偏导数和全微分的概念求二元函数在一点的偏导数和全微分.

第五节　多元复合函数和隐函数的微分法

(一)多元复合函数微分法

1. 当中间变量都是一元函数时,其导数是全导数.

如函数 $z = f(u,v)$,而 $u = \varphi(x)$,$v = \psi(x)$,则 $z = f[\varphi(x),\psi(x)]$ 是 x 的一元函数,其全导数 $\frac{dz}{dx} = \frac{\partial z}{\partial u}\frac{du}{dx} + \frac{\partial z}{\partial v}\frac{dv}{dx}$.

再如函数 $u = f(x,y,z)$,而 $x = \varphi(t)$,$y = \psi(t)$,$z = \omega(t)$,则复合函数 $u = f[\varphi(t),\psi(t),\omega(t)]$ 的全导数 $\frac{du}{dt} = \frac{\partial u}{\partial x}\frac{dx}{dt} + \frac{\partial u}{\partial y}\frac{dy}{dt} + \frac{\partial u}{\partial z}\frac{dz}{dt}$.

2. 当中间变量都是多元函数时,其导数是偏导数.

如函数 $z = f(u)$,而 $u = u(x,y)$,则复合函数的偏导数 $\frac{\partial z}{\partial x} = \frac{dz}{du}\frac{\partial u}{\partial x}$,$\frac{\partial z}{\partial y} = \frac{dz}{du}\frac{\partial u}{\partial y}$.

另如函数 $z = f(u,v)$,而 $u = u(x,y)$,$v = v(x,y)$,则复合函数 $z = f[u(x,y),v(x,y)]$ 的偏导数 $\frac{\partial z}{\partial x} = \frac{\partial z}{\partial u}\frac{\partial u}{\partial x} + \frac{\partial z}{\partial v}\frac{\partial v}{\partial x}$,$\frac{\partial z}{\partial y} = \frac{\partial z}{\partial u}\frac{\partial u}{\partial y} + \frac{\partial z}{\partial v}\frac{\partial v}{\partial y}$.

再如函数 $z = f(u,v,w)$,而 $u = u(x,y)$,$v = v(x,y)$,$w = w(x,y)$ 都是变量 x、y 的函数,则复合函数 $z = f[u(x,y),v(x,y),w(x,y)]$ 的偏导数

$$\frac{\partial z}{\partial x} = \frac{\partial z}{\partial u}\frac{\partial u}{\partial x} + \frac{\partial z}{\partial v}\frac{\partial v}{\partial x} + \frac{\partial z}{\partial w}\frac{\partial w}{\partial x}, \quad \frac{\partial z}{\partial y} = \frac{\partial z}{\partial u}\frac{\partial u}{\partial y} + \frac{\partial z}{\partial v}\frac{\partial v}{\partial y} + \frac{\partial z}{\partial w}\frac{\partial w}{\partial y}.$$

3. 当中间变量既有多元函数也有一元函数时,其导数是偏导数.

计算时可把其中的一元函数看成多元函数的特例,这样就可归结为上面 2 的情形.

(二)隐函数微分法

1. 一元隐函数求导公式　设函数 $F(x,y)$ 有连续的偏导数,且 $\frac{\partial F}{\partial y} \neq 0$,则由方程 $F(x,y) = 0$ 所确定的可导函数 $y = f(x)$ 的导数为 $\frac{dy}{dx} = -\frac{F'_x}{F'_y}$.

2. 二元隐函数求导公式　设函数 $F(x,y,z)$ 有连续的偏导数,且 $\frac{\partial F}{\partial z} \neq 0$,则方程 $F(x,y,z) = 0$ 所确定的隐函数 $z = f(x,y)$ 的偏导数为 $\frac{\partial z}{\partial x} = -\frac{F'_x}{F'_z}$,$\frac{\partial z}{\partial y} = -\frac{F'_y}{F'_z}$($F'_z \neq 0$).

学习本节内容需要会用锁链法则求多元复合函数的偏导数.运用锁链法则时,要注意正确画

出变量关系图.

第六节　多元函数的极值

（一）二元函数的极值

1. 定义　设函数 $z=f(x,y)$ 在点 (x_0,y_0) 的某个邻域内有定义,对于该邻域内异于 (x_0,y_0) 的点 (x,y),如果都有 $f(x,y)<f(x_0,y_0)$ 或 $f(x,y)>f(x_0,y_0)$,则称函数 $z=f(x,y)$ 在点 (x_0,y_0) 取得极大值或极小值(统称极值)$f(x_0,y_0)$,称点 (x_0,y_0) 为极大值点或极小值点(统称极值点).

2. 二元函数取得极值的条件

（1）极值存在的必要条件:如果函数 $z=f(x,y)$ 在点 (x_0,y_0) 处取得极值,且函数在该点的一阶偏导数存在,那么 $f_x'(x_0,y_0)=0$, $f_y'(x_0,y_0)=0$.

（2）极值存在的充分条件:设函数 $z=f(x,y)$ 在点 (x_0,y_0) 的某邻域内有一阶与二阶连续偏导数,且 $f_x'(x_0,y_0)=0$, $f_y'(x_0,y_0)=0$,记 $A=f_{xx}''(x_0,y_0)$, $B=f_{xy}''(x_0,y_0)$, $C=f_{yy}''(x_0,y_0)$,那么

① 如果 $B^2-AC<0$,则函数 $f(x,y)$ 在点 (x_0,y_0) 处有极值,且当 $A<0$ 时 $f(x_0,y_0)$ 是极大值;当 $A>0$ 时 $f(x_0,y_0)$ 是极小值;

② 如果 $B^2-AC>0$,则点 (x_0,y_0) 不是极值点;

③ 如果 $B^2-AC=0$,则 (x_0,y_0) 是否为极值点不能断定,须另作讨论.

3. 求极值的步骤

（1）求函数 $z=f(x,y)$ 的一阶及二阶偏导数.

（2）令 $\begin{cases} f_x'(x,y)=0, \\ f_y'(x,y)=0, \end{cases}$ 求出方程组的全部实数解,即为所求的驻点.

（3）对每个驻点,求出相应的 A,B,C 二阶偏导数值,并用极值存在的充分条件,判定各驻点是否为极值点.

（4）求出每个极值点的函数值,即极值.

4. 最大值、最小值问题　如果函数 $z=f(x,y)$ 在闭区域 D 上连续,则它在 D 上必能取得最大值和最小值.

假设函数 $z=f(x,y)$ 在 D 上连续且可微,同时只有有限个驻点,则它必在驻点和 D 的边界点上取得最大值和最小值.

在实际问题中,当遇到求二元函数的最大值和最小值问题时,如果根据具体问题的性质,知道函数 $z=f(x,y)$ 的最大值(或最小值)只能在区域 D 内部取得,而函数在 D 内只有唯一的一个驻点,那么该驻点处的函数值必定是函数 $z=f(x,y)$ 在 D 上的最大值(或最小值).

（二）条件极值

如要找函数 $z=f(x,y)$ 在条件 $g(x,y)=0$ 下的可能极值点,其求解步骤如下.

1. 设拉格朗日函数 $F(x,y,\lambda)=f(x,y)+\lambda g(x,y)$,其中 λ 为参数,被称为拉格朗日乘数.

2. 分别求 $F(x,y,\lambda)$ 对 x、y 和 λ 的偏导数,并解下列方程组 $\begin{cases} F_x' =f_x'+\lambda g_x'=0, \\ F_y' =f_y'+\lambda g_y'=0, \\ F_\lambda' =g(x,y)=0, \end{cases}$ 得 (x_0,y_0,λ_0),其中点 (x_0,y_0) 称为条件驻点.

3. 根据问题性质判别 (x_0,y_0) 是否为条件极值点.

（三）最小二乘法

1. 最小二乘法原理　设有一列实验数据 (x_k,y_k) $(k=0,1,2,\cdots,n)$,它们大体分布在某条曲线

上,通过偏差平方和最小求该曲线的方法,称为最小二乘法,找出的函数关系称为经验公式.

2. 最小二乘法解题步骤　如数据点分布近似一条直线时,确定经验公式 $y = ax + b$.

（1）根据法方程组 $\begin{cases} \left(\sum\limits_{k=0}^{n} x_k^2\right)a + \left(\sum\limits_{k=0}^{n} x_k\right)b = \sum\limits_{k=0}^{n} x_k y_k, \\ \left(\sum\limits_{k=0}^{n} x_k\right)a + (n+1)b = \sum\limits_{k=0}^{n} y_k, \end{cases}$ 列表求出各变量的和 $\sum\limits_{k=0}^{n} x_k$, $\sum\limits_{k=0}^{n} x_k^2$, $\sum\limits_{k=0}^{n} y_k$,

$\sum\limits_{k=0}^{n} x_k y_k$, 代入法方程组.

（2）解（1）中法方程组,确定 a,b 值,即得到经验公式 $y = ax + b$.

学习本节内容要正确理解无条件极值和条件极值的相关概念,会利用常用方法求多元函数的无条件极值和条件极值.

第七节　二重积分

（一）二重积分的概念

与一元函数定积分类似,二重积分的定义也是一种和式的极限.所不同的是,二重积分的被积函数是二元函数,积分范围是平面区域.函数 $f(x,y)$ 在闭区域 D 上的二重积分定义为

$$\iint\limits_{D} f(x,y)\,\mathrm{d}\sigma = \lim_{\lambda \to 0} \sum_{i=1}^{n} f(\xi_i, \eta_i)\Delta\sigma_i.$$

二重积分的性质同定积分性质类似.用定义计算二重积分很难且不现实,实际上计算二重积分的基本思想是将二重积分化成两次定积分来计算.

（二）直角坐标系下二重积分的计算

[D 为 x 型区域] $D: a \leqslant x \leqslant b, \varphi_1(x) \leqslant y \leqslant \varphi_2(x)$.

$$\iint\limits_{D} f(x,y)\,\mathrm{d}x\mathrm{d}y = \int_a^b \mathrm{d}x \int_{\varphi_1(x)}^{\varphi_2(x)} f(x,y)\,\mathrm{d}y.$$

x 型区域的特点:穿过区域且平行于 y 轴的直线与区域边界相交不多于两个交点.

[D 为 y 型区域] $D: c \leqslant y \leqslant d, \psi_1(y) \leqslant x \leqslant \psi_2(y)$.

$$\iint\limits_{D} f(x,y)\,\mathrm{d}x\mathrm{d}y = \int_c^d \mathrm{d}y \int_{\psi_1(y)}^{\psi_2(y)} f(x,y)\,\mathrm{d}x.$$

y 型区域的特点:穿过区域且平行于 x 轴的直线与区域边界相交不多于两个交点.

把二重积分化为二次积分的关键,是将给定的积分区域 D 化为 x 型或 y 型区域.一般地,如果积分区域是凸区域,则该积分区域既可以表示为 x 型区域,也可以表示为 y 型区域.如果积分区域不是凸区域,则可把 D 分割成几部分,使每个部分是凸区域,然后根据积分区域的可加性,得到 D 上的二重积分.至于凸区域是表示为 x 型区域,还是表示为 y 型区域,要根据具体情况而定.既要考虑计算量的大小,又要考虑被积函数的特征.因此,在计算二重积分时,一方面要会合理选择积分次序,另一方面要学会改变给定二次积分的次序.

（三）改变给定二次积分的积分次序

第一步:由所给的二次积分次序,如先对 y 积分后对 x 积分（或先对 x 积分后对 y 积分）,确定 x 型区域（或 y 型区域）所对应的积分限.根据其积分限,在坐标系中画出积分区域 D 的形状.

第二步:根据积分区域 D 的形状,再把 D 表示为 y 型区域（或 x 型区域）所对应的积分限.

第三步:写出改变积分次序后的二次积分,先对 x 积分后对 y 积分（或先对 y 积分后对 x 积分）.

（四）极坐标系下二重积分的计算

$D: \alpha \leqslant \theta \leqslant \beta, \rho_1(\theta) \leqslant \rho \leqslant \rho_2(\theta)$，

$$\iint\limits_{D} f(\rho\cos\theta, \rho\sin\theta)\rho\mathrm{d}\rho\mathrm{d}\theta = \int_{\alpha}^{\beta} \mathrm{d}\theta \int_{\rho_1(\theta)}^{\rho_2(\theta)} f(\rho\cos\theta, \rho\sin\theta)\rho\mathrm{d}\rho.$$

学习本节内容要正确理解二重积分的概念，掌握求二重积分的常用方法，不仅要会合理选择积分次序，也要学会改变给定的二次积分的积分次序.

三、典型例题

例 1　求函数 $z = \dfrac{1}{\sqrt{x+y}} + \dfrac{1}{\sqrt{x-y}}$ 的定义域.

解　函数的定义域必须满足下列两个条件：$\begin{cases} x+y>0, \\ x-y>0, \end{cases}$ 两不等式相加，得 $2x>0, x>0$，又由 $x>y, x>-y$ 即 $x>|y|$，故函数的定义域为 $D=\{(x,y) \mid x>|y|, x>0\}$，即 D 位于由直线 $y=x$ 与 $y=-x$ 所围且包含 x 轴正向的区域（图 4-1）.

例 2　求函数 $z = \arcsin(x-y^2) + \ln[\ln(17-x^2-4y^2)]$ 的定义域.

解　函数的定义域应满足下列条件

$$\begin{cases} 17-x^2-4y^2>1, \\ |x-y^2| \leqslant 1, \end{cases} \quad \text{也就是} \begin{cases} \dfrac{x^2}{16}+\dfrac{y^2}{4}<1, \\ y^2-1 \leqslant x \leqslant y^2+1, \end{cases}$$

故函数的定义域为 $D=\left\{(x,y) \left| \dfrac{x^2}{16}+\dfrac{y^2}{4}<1, y^2-1 \leqslant x \leqslant y^2+1 \right.\right\}$，即 D 位于椭圆 $\dfrac{x^2}{16}+\dfrac{y^2}{4}=1$ 的内部，且位于抛物线 $x=y^2-1$ 右侧、$x=y^2+1$ 左侧的部分（图 4-2）.

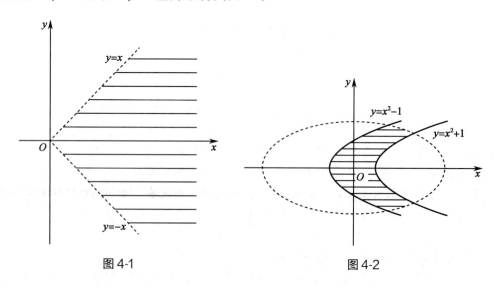

图 4-1　　　　　　　　　　　图 4-2

例 3　求极限 $\lim\limits_{(x,y)\to(0,0)} \dfrac{xy^2}{x^2+y^2}$.

解　当 $(x,y)\to(0,0)$ 时，$x^2+y^2 \neq 0$，由于 $x^2+y^2 \geqslant 2|xy|$，所以 $\dfrac{|xy|}{x^2+y^2} \leqslant \dfrac{1}{2}$. 因此 $\dfrac{xy}{x^2+y^2}$ 是有界变量，而

y 是 $(x,y)\to(0,0)$ 时的无穷小量,根据无穷小量的性质可知,$\dfrac{xy^2}{x^2+y^2}$ 仍是无穷小量,故 $\lim\limits_{(x,y)\to(0,0)}\dfrac{xy^2}{x^2+y^2}=0$.

例 4 讨论函数 $f(x,y)=\begin{cases}\dfrac{\sin\,(x^2+y^2)}{x^2+y^2}, & x^2+y^2\neq0 \\ 1, & x^2+y^2=0\end{cases}$ 的连续性.

解 除分界点 $(0,0)$ 外,$f(x,y)$ 是连续的,故只须考虑分界点 $(0,0)$ 的连续性即可.

设 $t=x^2+y^2$,则

$$\lim_{(x,y)\to(0,0)}\frac{\sin\,(x^2+y^2)}{x^2+y^2}=\lim_{t\to0}\frac{\sin t}{t}=1=f(0,0)\,,$$

所以 $f(x,y)$ 在点 $(0,0)$ 处连续,从而在全平面上连续.

例 5 设 $z=\ln\left(x+\dfrac{y}{2x}\right)$,求 $\mathrm{d}z$.

解 $\dfrac{\partial z}{\partial x}=\dfrac{1}{x+\dfrac{y}{2x}}\cdot\left(1-\dfrac{y}{2x^2}\right)=\dfrac{2x}{2x^2+y}\cdot\dfrac{2x^2-y}{2x^2}=\dfrac{2x^2-y}{x(2x^2+y)},\dfrac{\partial z}{\partial y}=\dfrac{1}{x+\dfrac{y}{2x}}\cdot\dfrac{1}{2x}==\dfrac{1}{2x^2+y}.$

$$\mathrm{d}z=\frac{2x^2-y}{x(2x^2+y)}\mathrm{d}x+\frac{1}{2x^2+y}\mathrm{d}y.$$

例 6 证明函数 $u=\dfrac{1}{r}$ 满足 Laplace 方程 $\dfrac{\partial^2 u}{\partial x^2}+\dfrac{\partial^2 u}{\partial y^2}+\dfrac{\partial^2 u}{\partial z^2}=0$,其中 $r=\sqrt{x^2+y^2+z^2}$.

证明 $\dfrac{\partial u}{\partial x}=-\dfrac{1}{r^2}\cdot\dfrac{\partial r}{\partial x}=-\dfrac{1}{r^2}\cdot\dfrac{x}{\sqrt{x^2+y^2+z^2}}=-\dfrac{x}{r^3},\quad \dfrac{\partial^2 u}{\partial x^2}=-\dfrac{1}{r^3}+\dfrac{3x}{r^4}\dfrac{\partial r}{\partial x}=-\dfrac{1}{r^3}+\dfrac{3x^2}{r^5},$

同理,$\dfrac{\partial^2 u}{\partial y^2}=-\dfrac{1}{r^3}+\dfrac{3y^2}{r^5},\dfrac{\partial^2 u}{\partial z^2}=-\dfrac{1}{r^3}+\dfrac{3z^2}{r^5}$,所以

$$\frac{\partial^2 u}{\partial x^2}+\frac{\partial^2 u}{\partial y^2}+\frac{\partial^2 u}{\partial z^2}=-\frac{3}{r^3}+\frac{3(x^2+y^2+z^2)}{r^5}=-\frac{3}{r^3}+\frac{3}{r^3}=0.$$

例 7 设 $f(x,y,z)=\mathrm{e}^x y^2 z^2$,其中 $z=z(x,y)$ 是由 $x+y+z+xyz=0$ 所确定的函数,求 $f'_x(1,1,-1)$.

解 $f'_x(x,y,z)=\mathrm{e}^x y^2 z^2+2\mathrm{e}^x y^2 z z'_x$,由 $x+y+z+xyz=0$ 隐函数求导得 $z'_x=-\dfrac{1+yz}{1+xy}$,所以

$$f'_x(x,y,z)=\mathrm{e}^x y^2 z^2-2\mathrm{e}^x y^2 z\cdot\frac{1+yz}{1+xy},\text{故}\ f'_x(1,1,-1)=\mathrm{e}.$$

例 8 求由方程 $x^2+y^2+z^2-2x+2y-4z-10=0$ 所确定的函数 $z=f(x,y)$ 的极值.

解法 1 将上述方程两边分别对 x,y 求偏导数,并令其为零:$\begin{cases}2x+2zz'_x-2-4z'_x=0, \\ 2y+2zz'_y+2-4z'_y=0,\end{cases}$ 解得 $z'_x=$

$\dfrac{x-1}{2-z},z'_y=\dfrac{y+1}{2-z}$;由极值的必要条件 $z'_x=0,z'_y=0$ 得驻点 $P(1,-1)$.

对 $z'_x=\dfrac{x-1}{2-z},z'_y=\dfrac{y+1}{2-z}$ 再求偏导数,得

$$A=z''_{xx}(1,-1)=\frac{\partial}{\partial x}(z'_x)\,\big|_{P(1,-1)}=\frac{(2-z)+(x-1)z'_x}{(2-z)^2}\,\big|_{P(1,-1)}=\frac{(2-z)^2+(x-1)^2}{(2-z)^3}\,\big|_{P(1,-1)}=\frac{1}{2-z},$$

$$B=z''_{xy}(1,-1)=\frac{\partial}{\partial y}(z'_x)\,\big|_{P(1,-1)}=\frac{(x-1)(y+1)}{(2-z)^3}\,\big|_{P(1,-1)}=0,$$

$$C = z''_{yy}(1,-1) = \frac{\partial}{\partial y}(z'_y)\Big|_{P(1,-1)} = \frac{(2-z)+(y+1)z'_y}{(2-z)^2}\Big|_{P(1,-1)} = \frac{(2-z)^2+(y+1)^2}{(2-z)^3}\Big|_{P(1,-1)} = \frac{1}{2-z}.$$

由 $B^2 - AC = -\dfrac{1}{(2-z)^2} < 0 \ (z \neq 2)$ 知，函数 $z = f(x,y)$ 在点 $P(1,-1)$ 取得极值.

将 $x=1, y=-1$ 代入原方程，得 $z_1 = -2, z_2 = 6$，分别代入 $A = \dfrac{1}{2-z}$ 得

$A_1 = \dfrac{1}{2-(-2)} = \dfrac{1}{4} > 0$，故 $z_1 = -2$ 为极小值；$A_2 = \dfrac{1}{2-6} = -\dfrac{1}{4} < 0$，故 $z_2 = 6$ 为极大值.

解法 2　将原方程配方整理后得 $(x-1)^2 + (y+1)^2 + (z-2)^2 = 16$，于是

$$z = 2 \pm \sqrt{16 - (x-1)^2 - (y+1)^2}$$

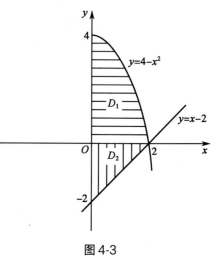

图 4-3

显然，当 $x=1, y=-1$ 时，上式根号内有最大值 4. 因此，$z = 2 \pm 4$ 为所求极值，且 $z_1 = -2$ 为极小值，$z_2 = 6$ 为极大值.

比较解法 1 与解法 2 可知，用初等数学方法求极值有时可能更简单.

例 9　交换二重积分的次序：$I = \displaystyle\int_{-2}^0 dy \int_0^{y+2} f(x,y) dx +$

$\displaystyle\int_0^4 dy \int_0^{\sqrt{4-y}} f(x,y) dx.$

解　根据题中所给上下限绘图（图 4-3），积分区域 $D = D_1 + D_2$. 其中

$$D_1 \begin{cases} -2 \leq y \leq 0, \\ 0 \leq x \leq y+2, \end{cases} \quad D_2 \begin{cases} 0 \leq y \leq 4, \\ 0 \leq x \leq \sqrt{4-y}. \end{cases}$$

根据积分区域 D 的图形，交换二重积分的次序得 $D: \begin{cases} 0 \leq x \leq 2, \\ x-2 \leq y \leq 4-x^2, \end{cases}$ 故

$$I = \int_0^2 dx \int_{x-2}^{4-x^2} f(x,y) dy.$$

例 10　求例 9 中平面区域 D 的面积 S.

解　由二重积分性质可知，欲求积分区域 D 的面积，只须令被积函数 $f(x,y) = 1$ 即可.

解法 1　$S = \displaystyle\int_{-2}^0 dy \int_0^{y+2} dx + \int_0^4 dy \int_0^{\sqrt{4-y}} dx = \int_{-2}^0 (y+2) dy + \int_0^4 \sqrt{4-y} dy$

$$= \left(\frac{1}{2}y^2 + 2y\right)\Big|_{-2}^0 - \frac{2}{3}(4-y)^{\frac{3}{2}}\Big|_0^4 = 7\frac{1}{3}.$$

解法 2　$S = \displaystyle\int_0^2 dx \int_{x-2}^{4-x^2} dy = \int_0^2 \left[(4-x^2) - (x-2)\right] dx$

$$= \int_0^2 (6 - x^2 - x) dx = \left(6x - \frac{1}{3}x^3 - \frac{1}{2}x^2\right)\Big|_0^2 = 7\frac{1}{3}.$$

显然，解法 2 比解法 1 要简单.

例 11　计算二重积分 $I = \displaystyle\iint_D \dfrac{\sqrt{x^2+y^2}}{\sqrt{4a^2-x^2-y^2}} d\sigma$，其中 D 是由曲线 $y = -a + \sqrt{a^2-x^2} \ (a>0)$ 和直线

$y=-x$ 所围成的区域.

解　画出积分区域 D 的图形,见图 4-4. 根据被积函数及 D 的特征选择极坐标计算二重积分.

用变换公式 $x=\rho\cos\theta, y=\rho\sin\theta$ 将方程 $y=-a+\sqrt{a^2-x^2}\ (a>0)$ 化为极坐标方程:

$\rho=-2a\sin\theta$, 于是 $D=\left\{(\rho,\theta)\,\middle|\,-\dfrac{\pi}{4}\leqslant\theta\leqslant0, 0\leqslant\rho\leqslant-2a\sin\theta\right\}$. 所以

$$I=\iint\limits_{D}\frac{\sqrt{x^2+y^2}}{\sqrt{4a^2-x^2-y^2}}\mathrm{d}\sigma=\int_{-\frac{\pi}{4}}^{0}\mathrm{d}\theta\int_{0}^{-2a\sin\theta}\frac{\rho^2}{\sqrt{4a^2-\rho^2}}\mathrm{d}\rho.$$

应用换元积分法解上述积分:令 $\rho=2a\sin t, \rho=0\to t=0; \rho=-2a\sin\theta\to t=-\theta$. 因此,

$$I=\int_{-\frac{\pi}{4}}^{0}\mathrm{d}\theta\int_{0}^{-2a\sin\theta}\frac{\rho^2}{\sqrt{4a^2-\rho^2}}\mathrm{d}\rho=\int_{-\frac{\pi}{4}}^{0}\mathrm{d}\theta\int_{0}^{-\theta}\frac{4a^2\sin^2 t}{2a\cos t}2a\cos t\mathrm{d}t$$

$$=2a^2\int_{-\frac{\pi}{4}}^{0}\mathrm{d}\theta\int_{0}^{-\theta}(1-\cos 2t)\mathrm{d}t=2a^2\int_{-\frac{\pi}{4}}^{0}\left(-\theta+\frac{1}{2}\sin 2\theta\right)\mathrm{d}\theta=a^2\left(\frac{\pi^2}{16}-\frac{1}{2}\right).$$

例 12　求由平面 $y=0, y=kx(k>0), z=0$ 以及球心在原点,半径为 R 的上半圆所围成的在第一象限的立体体积 V.

解　首先画出积分区域 D 的图形,见图 4-5. 用极坐标计算二重积分.

$$V=\iint\limits_{D}\sqrt{R^2-x^2-y^2}\mathrm{d}\sigma=\int_{0}^{\arctan k}\mathrm{d}\theta\int_{0}^{R}\sqrt{R^2-\rho^2}\rho\mathrm{d}\rho$$

$$=\arctan k\left[-\frac{1}{2}\int_{0}^{R}\sqrt{R^2-\rho^2}\mathrm{d}(R^2-\rho^2)\right]=\arctan k\left[-\frac{1}{3}(R^2-\rho^2)^{\frac{3}{2}}\right]_{0}^{R}=\frac{R^3}{3}\arctan k$$

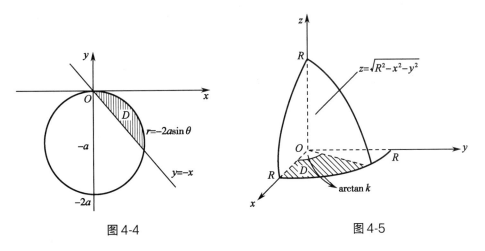

图 4-4　　　　　　　　　图 4-5

四、习题解答

练习题 4-1

1. 试写出空间点的坐标在八个卦限内的符号.

解　第一卦限 $x>0, y>0, z>0$;第二卦限 $x<0, y>0, z>0$;

第三卦限 $x<0,y<0,z>0$;第四卦限 $x>0,y<0,z>0$;

第五卦限 $x>0,y>0,z<0$;第六卦限 $x<0,y>0,z<0$;

第七卦限 $x<0,y<0,z<0$;第八卦限 $x>0,y<0,z<0$.

2. 求点 $P(5,2,-1)$ 到各坐标面及坐标轴的距离.

解 点 $P(5,2,-1)$ 到 xOy 面的距离:1;到 yOz 面的距离:5;到 zOx 面的距离:2;到 x 轴的距离: $\sqrt{2^2+(-1)^2}=\sqrt{5}$;到 y 轴的距离: $\sqrt{5^2+(-1)^2}=\sqrt{26}$;到 z 轴的距离: $\sqrt{5^2+2^2}=\sqrt{29}$.

3. 求在 z 轴上,与点 $A(1,-3,2)$ 和 $B(-2,1,5)$ 等距离的点的坐标.

解 所求点在 z 轴上,可设点 M 的坐标为 $(0,0,z)$,由于 $|MA|=|MB|$,由空间两点间距离公式 $\sqrt{1^2+(-3)^2+(2-z)^2}=\sqrt{(-2)^2+1^2+(5-z)^2}$,解得 $z=\dfrac{8}{3}$,所求点为 $\left(0,0,\dfrac{8}{3}\right)$.

4. 下列方程在平面解析几何和空间解析几何中分别表示什么图形?

(1) $x=0$;(2) $y=2$;(3) $x+y=1$;(4) $x^2+y^2=2$.

解 答案见表4-1.

表4-1　各方程在平面解析几何和空间解析几何中的图形说明

方程	平面解析几何中	空间解析几何中
$x=0$	y 轴	yOz 面
$y=2$	平行于 x 轴的直线	平行于 xOz 面的平面
$x+y=1$	斜率为 -1 的直线	平行于 z 轴的平面
$x^2+y^2=2$	圆心在原点,半径为 $\sqrt{2}$ 的圆	母线平行于 z 轴的圆柱面

5. 方程 $x^2+y^2+z^2-2x+4y+2z=0$ 表示什么曲面?

解 配方得 $(x-1)^2+(y+2)^2+(z+1)^2=6$,表示球心为 $(1,-2,-1)$,球半径为 $\sqrt{6}$ 的球面方程.

练习题 4-2

1. 判定下列各组中的二元函数是否为相同的函数:

(1) $f(x,y)=\ln(x+y)^2$ 与 $g(x,y)=2\ln(x+y)$;

(2) $f(x,y)=\sqrt{(x+y)^2}$ 与 $g(x,y)=x+y$;

(3) $f(x,y)=\dfrac{x^2-y^2}{x-y}$ 与 $g(x,y)=x+y$;

(4) $f(x,y)=\sin^2(xy)+\cos^2(xy)$ 与 $g(x,y)=1$.

答 (1)、(2)、(3)都是不同的函数,只有(4)是相同的函数.

2. 设 $f\left(x+y,\dfrac{y}{x}\right)=x^2-y^2$,试求 $f(x,y)$.

解 设 $u=x+y,v=\dfrac{y}{x}$;则 $x=\dfrac{u}{1+v},y=\dfrac{uv}{1+v}$,所以

$$f(u,v)=\left(\frac{u}{1+v}\right)^2-\left(\frac{uv}{1+v}\right)^2=\frac{u^2(1-v)}{1+v}.$$

故 $f(x,y)=\dfrac{x^2(1-y)}{1+y}$.

3. 一个水槽的截面为等腰梯形,设底边(短边)长 x,斜边长 y,水槽深 z,将水槽截面面积 S 表

示为 x,y,z 的函数.

解　根据梯形面积公式 $S=\dfrac{\left(x+x+2\sqrt{y^2-z^2}\right)}{2}z=\left(x+\sqrt{y^2-z^2}\right)z$,其中 $x>0,y>0,z>0$.

4. 设函数 $f(x,y)=\dfrac{x^2+y^2}{xy}$,求 $f(1,1)$ 和 $f\left(1,\dfrac{y}{x}\right)$.

解　$f(1,1)=\dfrac{1+1}{1\cdot1}=2,f\left(1,\dfrac{y}{x}\right)=\dfrac{1^2+\left(\dfrac{y}{x}\right)^2}{1\cdot\dfrac{y}{x}}=\dfrac{x^2+y^2}{xy}.$

5. 求三元函数 $u=\arcsin\dfrac{z}{\sqrt{x^2+y^2}}+\ln z$ 的定义域.

解　函数的定义域应满足 $\begin{cases}\dfrac{|z|}{\sqrt{x^2+y^2}}\leqslant1,\\ z>0,\end{cases}$ 且 $x^2+y^2\neq0$,故 $D=\left\{(x,y,z)\mid z^2\leqslant x^2+y^2,z>0\right\}.$

练习题 4-3

1. 能否用累次极限 $\lim\limits_{y\to y_0}\lim\limits_{x\to x_0}f(x,y)$ 和 $\lim\limits_{x\to x_0}\lim\limits_{y\to y_0}f(x,y)$ 计算二重极限 $\lim\limits_{\substack{x\to x_0\\y\to y_0}}f(x,y)$?

解　不能. 根据二重极限 $\lim\limits_{\substack{x\to x_0\\y\to y_0}}f(x,y)$ 的定义,只有当点 (x,y) 沿任意路径(包括任意直线、任意曲线)趋于点 (x_0,y_0) 时,函数 $f(x,y)$ 都趋于同一数值,才能称 $f(x,y)$ 在 (x_0,y_0) 点有极限.

例如,函数 $f(x,y)=\dfrac{x^2y^2}{x^2y^2+(x+y)^2}$ 在点 $(0,0)$ 处的两个累次极限都存在且相等. 事实上,

$\lim\limits_{y\to0}\lim\limits_{x\to0}f(x,y)=\lim\limits_{y\to0}\lim\limits_{x\to0}\dfrac{x^2y^2}{x^2y^2+(x+y)^2}=0,\lim\limits_{x\to0}\lim\limits_{y\to0}f(x,y)=\lim\limits_{x\to0}\lim\limits_{y\to0}\dfrac{x^2y^2}{x^2y^2+(x+y)^2}=0$,但若点 (x,y) 沿直线

$y=-x$ 路径趋于点 $(0,0)$ 时,有 $\lim\limits_{\substack{x\to0\\y\to0}}f(x,y)=\lim\limits_{\substack{x\to0\\y=-x}}\dfrac{x^2y^2}{x^2y^2+(x+y)^2}=\lim\limits_{x\to0}\dfrac{x^4}{x^4}=1$,故二重极限 $\lim\limits_{\substack{x\to0\\y\to0}}f(x,y)$ 不存在.

反之,若二重极限 $\lim\limits_{\substack{x\to x_0\\y\to y_0}}f(x,y)$ 存在,累次极限 $\lim\limits_{y\to y_0}\lim\limits_{x\to x_0}f(x,y)$ 和 $\lim\limits_{x\to x_0}\lim\limits_{y\to y_0}f(x,y)$ 未必存在.

例如,函数 $f(x,y)=(x+y)\cos\dfrac{1}{x}\cos\dfrac{1}{y}$ 的二重极限 $\lim\limits_{\substack{x\to0\\y\to0}}f(x,y)$ 存在. 事实上,

$0\leqslant\left|(x+y)\cos\dfrac{1}{x}\cos\dfrac{1}{y}\right|\leqslant|x+y|\leqslant|x|+|y|$,根据极限的夹逼定理,有

$$\lim\limits_{\substack{x\to0\\y\to0}}f(x,y)=\lim\limits_{\substack{x\to0\\y\to0}}(x+y)\cos\dfrac{1}{x}\cos\dfrac{1}{y}=0.$$

但两个累次极限 $\lim\limits_{y\to0}\lim\limits_{x\to0}f(x,y)$ 和 $\lim\limits_{x\to0}\lim\limits_{y\to0}f(x,y)$ 都不存在. 显然,当 $x\to0$ 且 $y\neq\dfrac{1}{k\pi+\dfrac{\pi}{2}}$ 时,有

$\lim\limits_{\substack{y\to0\\y\neq\frac{1}{k\pi+\frac{\pi}{2}}}}\lim\limits_{x\to0}f(x,y)=\lim\limits_{\substack{y\to0\\y\neq\frac{1}{k\pi+\frac{\pi}{2}}}}\lim\limits_{x\to0}(x+y)\cos\dfrac{1}{x}\cos\dfrac{1}{y}$ 不存在,故累次极限 $\lim\limits_{y\to0}\lim\limits_{x\to0}f(x,y)$ 不存在;同理,累次

极限 $\lim\limits_{x\to 0}\lim\limits_{y\to 0}f(x,y)$ 也不存在.

2. 判断极限 $\lim\limits_{\substack{x\to 0\\ y\to 0}}\dfrac{x+y}{x-y}$ 是否存在.

解 当点 $P(x,y)$ 沿着直线 $y=kx$ 趋近于点 $O(0,0)$ 时,

$$\lim_{\substack{x\to 0\\ y=kx\to 0}}\frac{x+y}{x-y}=\lim_{x\to 0}\frac{x+kx}{x-kx}=\frac{1+k}{1-k},$$

上式的值随着 k 值的变化而变化,故 $\lim\limits_{\substack{x\to 0\\ y\to 0}}\dfrac{x+y}{x-y}$ 极限不存在.

3. 判定二重极限不存在,有哪些常用方法?

答 根据二重极限的定义,判定二重极限不存在,常有两种方法:

(1) 选取 $P\to P_0$ 的一种方式,通常是沿某条过 P_0 的直线或曲线趋于 P_0,按此方式 $\lim\limits_{P\to P_0}f(x,y)$ 不存在.

(2) 找出 $P\to P_0$ 的两种方式,通常沿两条过 P_0 的直线或曲线 C_1、C_2 趋于 P_0,使得 $\lim\limits_{\substack{P\to P_0\\ (P\in C_1)}}f(x,y)=A_1$,$\lim\limits_{\substack{P\to P_0\\ (P\in C_2)}}f(x,y)=A_2$,且 $A_1\ne A_2$,则二重极限 $\lim\limits_{P\to P_0}f(x,y)$ 不存在.

4. 如果 $f(x,y)$ 在 (x_0,y_0) 处连续,那么 $g(x)=f(x,y_0)$ 作为 x 的函数时,它在点 x_0 处是否连续?

解 是. 根据二元函数连续定义可知,若 $f(x,y)$ 在点 $P(x_0,y_0)$ 处连续,则存在 $P_0(x_0,y_0)$ 的某个邻域,使 $\lim\limits_{\substack{x\to x_0\\ y\to y_0}}f(x,y)=f(x_0,y_0)$. 而

$$\lim_{x\to x_0}g(x)=\lim_{x\to x_0}f(x,y_0)=\lim_{\substack{x\to x_0\\ y\to y_0}}f(x,y_0)=f(x_0,y_0)=g(x_0),$$

由一元函数连续定义可知 $g(x)$ 在点 x_0 处连续.

5. 指出函数 $z=\ln\left|y-x^2\right|$ 的间断点.

解 所给函数没有定义的点都在抛物线 $y-x^2=0$ 上,所以函数的不连续点所组成的集合是 $D=\left\{(x,y)\,\middle|\,y=x^2\right\}$.

练习题 4-4

1. 设函数 $f(x,y)=\begin{cases}\dfrac{2xy^2}{x^2+y^2}, & x^2+y^2\ne 0\\ 0, & x^2+y^2=0\end{cases}$,求 $f_x(x,y)$ 和 $f_y(x,y)$.

解 当 $x^2+y^2\ne 0$ 时

$$f'_x(x,y)=\frac{\partial}{\partial x}\left(\frac{2xy^2}{x^2+y^2}\right)=\frac{2y^2(x^2+y^2)-2xy^2\cdot 2x}{(x^2+y^2)^2}=\frac{2y^2(y^2-x^2)}{(x^2+y^2)^2},$$

$$f'_y(x,y)=\frac{\partial}{\partial y}\left(\frac{2xy^2}{x^2+y^2}\right)=\frac{4xy(x^2+y^2)-2xy^2\cdot 2y}{(x^2+y^2)^2}=\frac{4x^3y}{(x^2+y^2)^2}.$$

当 $x^2+y^2=0$ 时

$$f'_x(0,0)=\lim_{\Delta x\to 0}\frac{f(0+\Delta x,0)-f(0,0)}{\Delta x}=\lim_{\Delta x\to 0}\frac{0}{\Delta x}=0,$$

$$f'_y(0,0)=\lim_{\Delta y\to 0}\frac{f(0,0+\Delta y)-f(0,0)}{\Delta y}=\lim_{\Delta y\to 0}\frac{0}{\Delta y}=0.$$

因此 $f'_x(x,y)=\begin{cases}\dfrac{2y^2(y^2-x^2)}{(x^2+y^2)^2}, & x^2+y^2\neq0\\[2mm]0, & x^2+y^2=0\end{cases}$

$f'_y(x,y)=\begin{cases}\dfrac{4x^3y}{(x^2+y^2)^2}, & x^2+y^2\neq0\\[2mm]0, & x^2+y^2=0\end{cases}.$

2. 求函数 $z=\sqrt{x^2+y^2}$ 在点 $(1,2)$ 处的一阶偏导数.

解　$\dfrac{\partial z}{\partial x}=\dfrac{2x}{2\sqrt{x^2+y^2}}=\dfrac{x}{\sqrt{x^2+y^2}},\quad \dfrac{\partial z}{\partial x}\Big|_{\substack{x=1\\y=2}}=\dfrac{\sqrt5}{5},$

$\dfrac{\partial z}{\partial y}=\dfrac{2y}{2\sqrt{x^2+y^2}}=\dfrac{y}{\sqrt{x^2+y^2}},\quad \dfrac{\partial z}{\partial y}\Big|_{\substack{x=1\\y=2}}=\dfrac{2\sqrt5}{5}.$

3. 设注射某药物后,药物扩散到血液中的浓度 $C(\mathrm{mg/L})$ 是药量 $x(\mathrm{mg})$ 和注射后的时间 $t(\mathrm h)$ 的函数.实验得到药物浓度函数 $C(x,t)=t\mathrm e^{t(x-10)},1\leqslant x\leqslant9,t\geqslant0$,求:当 $t=12\mathrm h$ 时,血药浓度随药量 x 的变化率;当 $x=5\mathrm{mg}$ 时,血药浓度随时间 t 的变化率.

解　$\dfrac{\partial C}{\partial x}=t^2\mathrm e^{t(x-10)},\quad C'_x(x,12)=144\mathrm e^{12(x-10)};$

$\dfrac{\partial C}{\partial t}=\mathrm e^{t(x-10)}+t(x-10)\mathrm e^{t(x-10)}=\mathrm e^{t(x-10)}[1+t(x-10)],\quad C'_t(5,t)=\mathrm e^{-5t}(1-5t).$

4. 设函数 $f(x,y,z)=xy+2y^2z-xz+\mathrm e^{xyz}$,求 $f''_{xx}(0,1,1),f''_{xz}(1,0,2)$.

解　$f'_x(x,y,z)=y-z+yz\mathrm e^{xyz},\quad f''_{xx}(x,y,z)=(yz)^2\mathrm e^{xyz},\quad f''_{xx}(0,1,1)=1,$
$f''_{xz}(x,y,z)=-1+y\mathrm e^{xyz}+xy^2z\mathrm e^{xyz},\quad f''_{xz}(1,0,2)=-1.$

5. 用某种材料制作一个开口的圆柱体容器,其半径 $2\mathrm m$,高 $3\mathrm m$,厚 $0.02\mathrm m$,求所需材料的近似值.

解　圆柱体体积为 $V=\pi r^2h,\dfrac{\partial V}{\partial r}=2\pi rh,\dfrac{\partial V}{\partial h}=\pi r^2$,故 $\mathrm dV=\dfrac{\partial V}{\partial r}\Delta r+\dfrac{\partial V}{\partial h}\Delta h$,当 $r=2,h=3,\Delta r=\Delta h=0.02$,有

$$\mathrm dV=2\pi\times2\times3\times0.02+\pi\times2^2\times0.02=0.32\pi(\mathrm m^3).$$

实际可算出 $\Delta V\approx0.322\,8\pi(\mathrm m^3)$,可见全微分结果相当接近于真值,所需材料约为 $0.32\pi(\mathrm m^3)$.

练习题 4-5

1. 设 $z=\mathrm e^{2x-3y+6t},x=t^2,y=4t$,则 $\dfrac{\partial z}{\partial t}$ 与 $\dfrac{\mathrm dz}{\mathrm dt}$ 是否相同?

解　不同. $\dfrac{\partial z}{\partial t}=6\mathrm e^{2x-3y+6t},$

$$\dfrac{\mathrm dz}{\mathrm dt}=\dfrac{\partial z}{\partial x}\dfrac{\mathrm dx}{\mathrm dt}+\dfrac{\partial z}{\partial y}\dfrac{\mathrm dy}{\mathrm dt}+\dfrac{\partial z}{\partial t}=4t\mathrm e^{2x-3y+6t}-12\mathrm e^{2x-3y+6t}+6\mathrm e^{2x-3y+6t}$$

$$=\mathrm e^{2x-3y+6t}(4t+6-12)=(4t-6)\mathrm e^{2t^2-6t}.$$

全导数 $\dfrac{\mathrm dz}{\mathrm dt}$ 是将变量 z 作为变量 t 的一元函数时 z 的全部变化率,而 $\dfrac{\partial z}{\partial t}$ 是变量 z 对 t 的偏导数,是将变量 z 作为变量 x,y,t 的三元函数时 z 的部分变化率.

从数学表达式上看两者也是不等的. 因为,若 $\dfrac{\partial z}{\partial t}$ 与 $\dfrac{\mathrm dz}{\mathrm dt}$ 相等,则 $4t\mathrm e^{2x-3y+6t}-12\mathrm e^{2x-3y+6t}=0$,于是变量 t

为常量 3,矛盾.

2. 对一元函数 $y=f(x)$,若微分存在,无论 x 是自变量还是中间变量,总有 $\mathrm{d}y=f'(x)\mathrm{d}x$,称为微分形式的不变性;二元函数的全微分是否也有微分形式的不变性?

解 有.

(1) 若 $z=f(u,v)$ 具有连续偏导数,则有全微分 $\mathrm{d}z=\dfrac{\partial z}{\partial u}\mathrm{d}u+\dfrac{\partial z}{\partial v}\mathrm{d}v$.

(2) 若 $z=f(u,v)$,而 $u=u(x,y),v=v(x,y)$ 是变量 x、y 的函数,则 $z=f[u(x,y),v(x,y)]$ 是变量 x、y 的二元复合函数,则全微分为

$$\mathrm{d}z=\frac{\partial z}{\partial x}\mathrm{d}x+\frac{\partial z}{\partial y}\mathrm{d}y=\left(\frac{\partial z}{\partial u}\frac{\partial u}{\partial x}+\frac{\partial z}{\partial v}\frac{\partial v}{\partial x}\right)\mathrm{d}x+\left(\frac{\partial z}{\partial u}\frac{\partial u}{\partial y}+\frac{\partial z}{\partial v}\frac{\partial v}{\partial y}\right)\mathrm{d}y$$

$$=\frac{\partial z}{\partial u}\left(\frac{\partial u}{\partial x}\mathrm{d}x+\frac{\partial u}{\partial y}\mathrm{d}y\right)+\frac{\partial z}{\partial v}\left(\frac{\partial v}{\partial x}\mathrm{d}x+\frac{\partial v}{\partial y}\mathrm{d}y\right)=\frac{\partial z}{\partial u}\mathrm{d}u+\frac{\partial z}{\partial v}\mathrm{d}v.$$

由此可见,无论把 z 当成自变量 x、y 的函数,还是当成中间变量 u、v 的函数,它们的全微分形式相同,即,对于函数 $z=f(u,v)$,无论 u、v 是自变量还是中间变量,$z=f(u,v)$ 的全微分形式总是 $\mathrm{d}z=\dfrac{\partial z}{\partial u}\mathrm{d}u+\dfrac{\partial z}{\partial v}\mathrm{d}v.$ 这个性质叫做二元函数(一阶)微分形式的不变性.

3. 例 4-26 和例 4-28 是否可以用例 4-29 的解法二来求解?

解 可以.

例 4-26:将 $u=\dfrac{x}{y},v=3x-2y$ 代入 $z=u^2\ln v$,得二元复合函数

$z=\dfrac{x^2}{y^2}\ln(3x-2y)$,利用二元复合函数的锁链法则 $\dfrac{\partial z}{\partial x}=\dfrac{2x}{y^2}\ln(3x-2y)+\dfrac{3x^2}{y^2(3x-2y)}$

$\dfrac{\partial z}{\partial y}=-\dfrac{2x^2}{y^3}\ln(3x-2y)-\dfrac{2x^2}{y^3(3x-2y)}.$

例 4-28:将 $u=\sin x,v=x^2\cos x$ 代入 $z=\mathrm{e}^{uv}$,得一元函数 $z=\mathrm{e}^{x^2\sin x\cos x}$,求导得全导数

$\dfrac{\mathrm{d}z}{\mathrm{d}x}=\mathrm{e}^{x^2\sin x\cos x}(2x\sin x\cos x+x^2\cos^2 x-x^2\sin^2 x)=\mathrm{e}^{\frac{x^2\sin 2x}{2}}(x\sin 2x+x^2\cos 2x).$

4. 在求导运算中,何时用 ∂,何时用 d?

答 如果要求导数的函数是多元函数,则用 ∂;如果函数是一元函数,则用 d.

5. 是否可以用复合函数的求导法则计算二元隐函数的偏导数?

答 可以. 只须将因变量看成复合函数,方程两边同时对一个自变量求偏导即可,例如例 4-31,方程两边同时对 x 求导,有 $-y\mathrm{e}^{-xy}-2\dfrac{\partial z}{\partial x}+\mathrm{e}^z\dfrac{\partial z}{\partial x}=0$,整理得 $\dfrac{\partial z}{\partial x}=\dfrac{y\mathrm{e}^{-xy}}{\mathrm{e}^z-2}.$

方程两边同时对 y 求导,有 $-x\mathrm{e}^{-xy}-2\dfrac{\partial z}{\partial y}+\mathrm{e}^z\dfrac{\partial z}{\partial y}=0$,整理得 $\dfrac{\partial z}{\partial y}=\dfrac{x\mathrm{e}^{-xy}}{\mathrm{e}^z-2}.$

练习题 4-6

1. 对于一元函数,一阶导数不存在的点可能是函数极值点;对于二元函数,一阶偏导数不存在的点是否也可能是函数极值点?

答 可能是. 如函数 $z=-\sqrt{x^2+y^2}$ 在点 $(0,0)$ 处的两个偏导数都不存在,但却在该点处有极大值 0.

2. 设 (x_0,y_0) 是函数 $f(x,y)$ 的一个驻点,若不用极值存在的充分条件判定,应如何判定 (x_0,y_0) 是否为极值点?

答 可以用 $f(x,y)$ 对 x 的偏导数 $f'_x(x_0,y_0)$ 通过驻点 (x_0,y_0) 时的符号变化来判定该驻点是否为极值点,符号由正变负,则该驻点为极大值点,符号由负变正则该驻点为极小值点.

例如,二元函数 $f(x,y)=4(x-y)-x^2-y^2$ 有驻点 $(2,-2)$,$f'_x(x,-2)=4-2x=2(2-x)$.

(x_0,y_0)		$(2,-2)$	
$f'_x(x,-2)$	+	0	−
$f(x,y)$		极大值	

所以,$(2,-2)$ 为极大值点.

又如,二元函数 $f(x,y)=e^{2x}(x+y^2+2y)$ 有驻点 $\left(\dfrac{1}{2},-1\right)$,

$$f'_x(x,-1)=e^{2x}(2x+2y^2+4y+1)\big|_{(x,-1)}=e^{2x}(2x-1).$$

(x_0,y_0)		$\left(\dfrac{1}{2},-1\right)$	
$f'_x(x,-1)$	−	0	+
$f(x,y)$		极小值	

所以,$\left(\dfrac{1}{2},-1\right)$ 为极小值点. 同理,也可以用 $f(x,y)$ 对 y 的偏导数 $f'_y(x_0,y)$ 通过驻点 (x_0,y_0) 时的符号来判定该驻点实验点是否为极值点.

3. 试总结一元函数以及二元函数的极值点和驻点的关系.

答 对于一元函数,可导函数的极值点一定是驻点,驻点不一定是极值点,如果不是可导函数,则极值点也不一定是驻点. 对于二元函数,偏导数存在的二元函数的极值点一定是驻点,驻点不一定是极值点,偏导数不存在的二元函数极值点也不一定是驻点.

4. 求直线 $2x-y=1$ 上的点与点 $(1,2)$ 的最小距离.

解 即求函数 $z=\sqrt{(x-1)^2+(y-2)^2}$ 在条件 $2x-y=1$ 下的最小距离,由条件可解出 $y=2x-1$,将其代入目标函数,该问题化为求 $z=\sqrt{(x-1)^2+(2x-3)^2}$ 的极值,即 $z=\sqrt{5x^2-14x+10}$ 的极小值,不妨求 $z^2=u=5x^2-14x+10$ 的极小值,求导得驻点 $x=\dfrac{7}{5}$,由第一充分条件可知该点为极小值点,故直线上点 $\left(\dfrac{7}{5},\dfrac{9}{5}\right)$ 与点 $(1,2)$ 距离最小,最小距离为 $z=\sqrt{\left(\dfrac{7}{5}-1\right)^2+\left(\dfrac{9}{5}-2\right)^2}=\dfrac{\sqrt{5}}{5}$.

5. 若求某函数由 x 轴、y 轴及直线 $x+y=1$ 所围成的闭区域上的最值,边界线上的最值如何求?

答 边界线上的最值可以通过代入的方法求最值. 具体地,若求 x 轴上的最值,则将 $y=0$ 代入目标函数;求 y 轴上的最值,则将 $x=0$ 代入目标函数;求 $x+y=1$ 上的最值,则将 $y=1-x$ 代入目标函数. 这样目标函数就化为普通一元函数的极值问题了.

练习题 4-7

1. 若在积分区域 D 上 $f(x,y)<0$,$\displaystyle\iint\limits_D f(x,y)\mathrm{d}\sigma$ 的几何意义是什么?

答　几何意义表示以 D 为底、$f(x,y)$ 为顶的曲顶柱体的体积值相反数.

2. 若积分区域 $D=D_1 \cup D_2$，其中 $D_1 = \{(x,y) \mid (x,y) \in D, f(x,y) \geqslant 0\}$，$D_2 = \{(x,y) \mid (x,y) \in D,$ $f(x,y)<0\}$，$\iint\limits_{D} f(x,y)\mathrm{d}\sigma = \iint\limits_{D_1} f(x,y)\mathrm{d}\sigma + \iint\limits_{D_2} f(x,y)\mathrm{d}\sigma$ 的几何意义是什么？

答　几何意义表示以 D_1 为底 $f(x,y)$ 为顶的曲顶柱体的体积减去以 D_2 为底 $f(x,y)$ 为顶的曲顶柱体的体积等于 $f(x,y)$ 在 D 上的二重积分.

3. $\iint\limits_{D} f(x,y)\mathrm{d}\sigma = 4 \iint\limits_{D_1} f(x,y)\ \mathrm{d}\sigma$ 其中 $D = \{(x,y) \mid x^2 + y^2 \leqslant 4\}$，那么 $D_1 = \{(x,y) \mid x^2+y^2 \leqslant 4$；$x \geqslant 0, y \geqslant 0\}$ 是否成立？若 $f(x,y)=f(-x,y)$ 且 $f(x,y)=f(x,-y)$，$\iint\limits_{D} f(x,y)\mathrm{d}\sigma = 4\iint\limits_{D_1} f(x,y)\mathrm{d}\sigma$ 是否成立？

答　如果 $f(x,y)$ 关于 x 轴对称，并且关于 y 轴对称，则成立，否则不成立. 根据条件，可知 $f(x,y)$ 关于 x 轴、y 轴对称，所以成立.

4. 若 $f(x,y)$ 在 D 上可积，那么 $f(x,y)$ 的绝对值在 D 上可积，试判断 $\left| \iint\limits_{D} f(x,y)\mathrm{d}\sigma \right|$ 与 $\iint\limits_{D} |f(x,y)|\mathrm{d}\sigma$ 的大小关系.

答　$\left| \iint\limits_{D} f(x,y)\mathrm{d}\sigma \right| \leqslant \iint\limits_{D} |f(x,y)|\mathrm{d}\sigma$，实际上利用二重积分的几何意义可以理解这个不等式. 不等式左端是曲顶柱体体积的代数和取绝对值，右端是 xOy 平面上下方的部分体积全部相加.

5. 性质 4-6 有什么用处？试估计 $\iint\limits_{D} \dfrac{\mathrm{d}\sigma}{\sqrt{x^2 + y^2 + 2xy + 16}}$ 的值，其中区域 D 为 $0 \leqslant x \leqslant 1, 0 \leqslant y \leqslant 2$.

答　在二重积分难以计算的时候，可以利用性质 4-6 估算二重积分的大致范围. 对于这个二重积分，因为 $f(x,y) = \dfrac{1}{\sqrt{(x+y)^2+16}}$，区域面积为 2，在 D 上 $f(x,y)$ 的最大值为 $\dfrac{1}{4}$，最小值为 $\dfrac{1}{5}$，故 $0.4 \leqslant \iint\limits_{D} \dfrac{\mathrm{d}\sigma}{\sqrt{x^2 + y^2 + 2xy + 16}} \leqslant 0.5$.

复习题四

1. 指出下列各点的位置：
$A(2,3,0)$；$B(-1,0,0)$；$C(0,3,0)$；$D(0,3,-2)$；$E(0,0,-2)$；$F(-4,0,-1)$.

解　A 在 xOy 面，B 在 x 轴，C 在 y 轴，D 在 yOz 面，E 在 z 轴，F 在 zOx 面.

2. 设 $f(u,v)=u^2+v^2$，求 $f(\sqrt{xy}, x+y)$.

解　因为 $f(u,v)=u^2+v^2$，所以 $f(\sqrt{xy}, x+y)=xy+(x+y)^2$.

3. 求下列函数的定义域，并画图：

（1）$z = \sqrt{\ln(y^2-4x+9)}$；

解　由函数表达式知 $\ln(y^2-4x+9) \geqslant 0$，即 $(y^2-4x+9) \geqslant 1 \Rightarrow y^2 \geqslant 4(x-2)$，故 $D = \{(x,y) \mid y^2 \geqslant 4(x-2)\}$，见图 4-6.

（2）$z = \arcsin \dfrac{x^2+y^2}{9} + \sqrt{x^2+y^2-4}$；

解　解不等式组 $\begin{cases} \left| \dfrac{x^2+y^2}{9} \right| \leqslant 1 \\ x^2+y^2 \geqslant 4 \end{cases} \Rightarrow 4 \leqslant x^2+y^2 \leqslant 9$，故

$D = \{(x,y) \mid 4 \leqslant x^2+y^2 \leqslant 9\}$，见图 4-7.

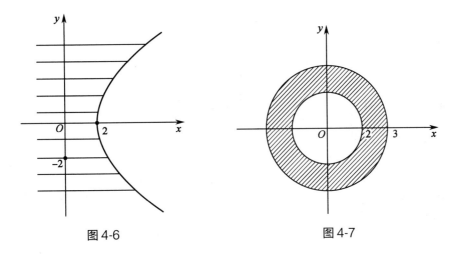

图 4-6　　　　　　　　　　　　图 4-7

（3）$z = xy + \sqrt{x-\sqrt{y}}$；

解　由函数知 $x-\sqrt{y} \geqslant 0, y \geqslant 0$，即解不等式组

$\begin{cases} y \geqslant 0 \\ x-\sqrt{y} \geqslant 0 \end{cases} \Rightarrow y \geqslant 0, x \geqslant 0, x^2 \geqslant y$，故 $D = \{(x,y) \mid y \geqslant 0, x \geqslant 0, x^2 \geqslant y\}$，见图 4-8.

（4）$z = \sin xy + \sqrt{\ln \dfrac{R^2}{x^2+y^2}} + \sqrt{x^2+y^2+9}$.

解　由函数知 $\ln \dfrac{R^2}{x^2+y^2} \geqslant 0 \Rightarrow \dfrac{R^2}{x^2+y^2} \geqslant 1 \Rightarrow x^2+y^2 \leqslant R^2$，且 $\Rightarrow x^2+y^2 \neq 0$，故 $D = \{(x,y) \mid 0 < x^2+y^2 \leqslant$

$R^2\}$，见图 4-9.

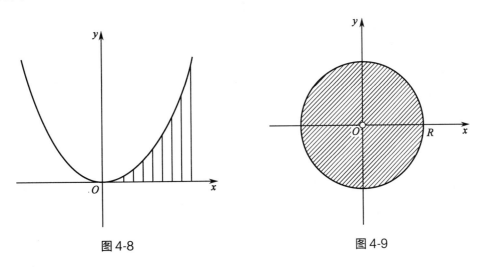

图 4-8　　　　　　　　　　　　图 4-9

4. 求下列函数的极限：

（1）$\lim\limits_{\substack{x\to 0 \\ y\to 1}}\dfrac{1-xy}{x^2+y^2+2}$；   **解** $\lim\limits_{\substack{x\to 0 \\ y\to 1}}\dfrac{1-xy}{x^2+y^2+2}=\dfrac{1}{3}$；

（2）$\lim\limits_{\substack{x\to 0 \\ y\to 0}}\dfrac{xy}{\sqrt{xy+9}-3}$；

解 $\lim\limits_{\substack{x\to 0 \\ y\to 0}}\dfrac{xy}{\sqrt{xy+9}-3}=\lim\limits_{\substack{x\to 0 \\ y\to 0}}\dfrac{xy(\sqrt{xy+9}+3)}{(\sqrt{xy+9}-3)(\sqrt{xy+9}+3)}=\lim\limits_{\substack{x\to 0 \\ y\to 0}}(\sqrt{xy+9}+3)=6.$

（3）$\lim\limits_{\substack{x\to 1 \\ y\to 1}}\dfrac{x^4-y^4}{x^2-y^2}$；   **解** $\lim\limits_{\substack{x\to 1 \\ y\to 1}}\dfrac{x^4-y^4}{x^2-y^2}=\lim\limits_{\substack{x\to 1 \\ y\to 1}}\dfrac{(x^2+y^2)(x^2-y^2)}{x^2-y^2}=\lim\limits_{\substack{x\to 1 \\ y\to 1}}(x^2+y^2)=2.$

（4）$\lim\limits_{\substack{x\to 5 \\ y\to 0}}\dfrac{x\sin xy}{y}$.   **解** $\lim\limits_{\substack{x\to 5 \\ y\to 0}}\dfrac{x\sin xy}{y}=\lim\limits_{\substack{x\to 5 \\ y\to 0}}\dfrac{x^2\sin xy}{xy}=\lim\limits_{\substack{x\to 5 \\ y\to 0}}\dfrac{\sin xy}{xy}\cdot x^2=25.$

5. 求下列函数的间断点：

（1）$z=\cos\dfrac{1}{x+y}$；

解 所给函数没有定义的点都在直线 $y=-x$ 上，所以函数的不连续点所组成的集合是 $D=\{(x,y)\,|\,y=-x\}$.

（2）$z=\dfrac{1}{x^2+y^2-1}$；

解 该函数没有定义的点都在集合 $D=\{(x,y)\,|\,x^2+y^2=1\}$ 上，所以 D 也是函数不连续点所组成的集合.

（3）$z=\ln(|x^2-y^2|)$；

解 所给函数没有定义的点都在直线 $y=\pm x$ 上，所以函数的不连续点所组成的集合是 $D=\{(x,y)\,|\,y=\pm x\}$.

（4）$z=\dfrac{1}{\sin x\sin y}$.

解 由 $\sin x\sin y=0\Rightarrow\sin x=0$ 或 $\sin y=0\Rightarrow x=k_1\pi$ 或 $y=k_2\pi(k_1、k_2$ 为任意整数），于是，该函数的不连续点所组成的集合是 $D=\{(x,y)\,|\,x=k_1\pi,y=k_2\pi\}(k_1、k_2$ 为任意整数）.

6. 求下列函数的一阶偏导数：

（1）$z=xy+\dfrac{x}{y}$；

解 $\dfrac{\partial z}{\partial x}=y+\dfrac{1}{y}$；$\dfrac{\partial z}{\partial y}=x-\dfrac{x}{y^2}$.

（2）$z=\dfrac{x}{y^2}e^{2x+y}$；

解 $\dfrac{\partial z}{\partial x}=\dfrac{1}{y^2}e^{2x+y}+\dfrac{2x}{y^2}e^{2x+y}=\dfrac{1}{y^2}e^{2x+y}(1+2x)$； $\dfrac{\partial z}{\partial y}=-2\dfrac{x}{y^3}e^{2x+y}+\dfrac{x}{y^2}e^{2x+y}=\dfrac{x}{y^2}e^{2x+y}\left(1-\dfrac{2}{y}\right)$.

（3）$z=\arcsin(y\sqrt{x})$；

解 $\dfrac{\partial u}{\partial x}=\dfrac{1}{\sqrt{1-y^2x}}\cdot\dfrac{y}{2\sqrt{x}}=\dfrac{y}{2\sqrt{x-y^2x^2}}$； $\dfrac{\partial u}{\partial y}=\dfrac{\sqrt{x}}{\sqrt{1-y^2x}}$.

（4）$z=\ln\ln(x+\ln y)$；

解　$\dfrac{\partial z}{\partial x}=\dfrac{1}{\ln\ (x+\ln\ y)\ (x+\ln\ y)}$；$\quad\dfrac{\partial z}{\partial y}=\dfrac{1}{y\ln\ (x+\ln\ y)\ (x+\ln\ y)}$.

（5）$z=\sin\ \dfrac{x}{y}\cos\ \dfrac{y}{x}$；

解　$\dfrac{\partial z}{\partial x}=\cos\ \dfrac{x}{y}\left(\dfrac{1}{y}\right)\cos\ \dfrac{y}{x}+\sin\ \dfrac{x}{y}\left(-\sin\ \dfrac{y}{x}\right)\left(-\dfrac{y}{x^2}\right)=\dfrac{1}{y}\cos\ \dfrac{x}{y}\cos\ \dfrac{y}{x}+\dfrac{y}{x^2}\sin\ \dfrac{x}{y}\sin\ \dfrac{y}{x}$；

$\dfrac{\partial z}{\partial y}=-\dfrac{x}{y^2}\cos\ \dfrac{x}{y}\cos\ \dfrac{y}{x}-\dfrac{1}{x}\sin\ \dfrac{x}{y}\sin\ \dfrac{y}{x}$.

（6）$z=(1+xy)^y$.

解　$\dfrac{\partial z}{\partial x}=y\ (1+xy)^{y-1}\cdot y=y^2\ (1+xy)^{y-1}$；

$\dfrac{\partial z}{\partial y}=\dfrac{\partial}{\partial y}\left[\mathrm{e}^{y\ln\ (1+xy)}\right]=\mathrm{e}^{y\ln\ (1+xy)}\left[\ln\ (1+xy)+\dfrac{xy}{1+xy}\right]=(1+xy)^y\left[\ln\ (1+xy)+\dfrac{xy}{1+xy}\right]$.

7. 求下列函数在指定点的一阶偏导数：

（1）$z=x+y-\sqrt{x^2+y^2}$ 在点（3,4）；

解　$f'_x(x,y)=1-\dfrac{x}{\sqrt{x^2+y^2}}$，$f'_y(x,y)=1-\dfrac{y}{\sqrt{x^2+y^2}}$，所以

$$f'_x(3,4)=\dfrac{2}{5},\quad f'_y(3,4)=\dfrac{1}{5}.$$

（2）$z=\mathrm{e}^{-x}\sin\ (x+2y)$ 在点 $\left(0,\dfrac{\pi}{4}\right)$.

解　$f'_x(x,y)=-\mathrm{e}^{-x}\sin\ (x+2y)+\mathrm{e}^{-x}\cos\ (x+2y)$；$f'_y(x,y)=2\mathrm{e}^{-x}\cos\ (x+2y)$，所以

$$f'_x\left(0,\dfrac{\pi}{4}\right)=-1\quad f'_y\left(0,\dfrac{\pi}{4}\right)=0.$$

8. 设 $z=\ln\ (\sqrt{x}+\sqrt{y})$，证明 $2x\dfrac{\partial z}{\partial x}+2y\dfrac{\partial z}{\partial y}=1$.

证明　$\dfrac{\partial z}{\partial x}=\dfrac{\dfrac{1}{2\sqrt{x}}}{\sqrt{x}+\sqrt{y}}=\dfrac{1}{2\sqrt{x}\ (\sqrt{x}+\sqrt{y})}$，$\quad\dfrac{\partial z}{\partial y}=\dfrac{\dfrac{1}{2\sqrt{y}}}{\sqrt{x}+\sqrt{y}}=\dfrac{1}{2\sqrt{y}\ (\sqrt{x}+\sqrt{y})}$，

$2x\dfrac{\partial z}{\partial x}+2y\dfrac{\partial z}{\partial y}=2x\dfrac{1}{2\sqrt{x}\ (\sqrt{x}+\sqrt{y})}+2y\dfrac{1}{2\sqrt{y}\ (\sqrt{x}+\sqrt{y})}=\dfrac{\sqrt{x}+\sqrt{y}}{\sqrt{x}+\sqrt{y}}=1$.

9. 求下列函数的二阶偏导数：

（1）$z=x^2y-2xy^3+xy+1$；

解　$\dfrac{\partial z}{\partial x}=2xy-2y^3+y$，$\quad\dfrac{\partial z}{\partial y}=x^2-6xy^2+x$；$\quad\dfrac{\partial^2 z}{\partial x^2}=2y$，$\quad\dfrac{\partial^2 z}{\partial x\partial y}=\dfrac{\partial^2 z}{\partial y\partial x}=2x-6y^2+1$，$\quad\dfrac{\partial^2 z}{\partial y^2}=-12xy$.

（2）$z=\cos^2\ (ax+by)$；

解　$\dfrac{\partial z}{\partial x}=-2a\cos\ (ax+by)\sin\ (ax+by)=-a\sin\ 2(ax+by)$，

$\dfrac{\partial z}{\partial y}=-2b\cos\ (ax+by)\sin\ (ax+by)=-b\sin\ 2(ax+by)$；

$$\frac{\partial^2 z}{\partial x^2}=-2a^2\cos 2(ax+by)\,,\quad \frac{\partial^2 z}{\partial y^2}=-2b^2\cos 2(ax+by)\,,$$

$$\frac{\partial^2 z}{\partial x\partial y}=\frac{\partial^2 z}{\partial y\partial x}=-2ab\cos 2(ax+by)\,.$$

（3）$z=\ln(x+y^2)$；

解　$\dfrac{\partial z}{\partial x}=\dfrac{1}{x+y^2}$，$\dfrac{\partial z}{\partial y}=\dfrac{2y}{x+y^2}$；$\dfrac{\partial^2 z}{\partial x^2}=-\dfrac{1}{(x+y^2)^2}$，

$$\frac{\partial^2 z}{\partial y^2}=\frac{2(x+y^2)-2y\cdot 2y}{(x+y^2)^2}=\frac{2(x-y^2)}{(x+y^2)^2}\,,\quad \frac{\partial^2 z}{\partial x\partial y}=\frac{\partial^2 z}{\partial y\partial x}=-\frac{2y}{(x+y^2)^2}\,.$$

（4）$z=\arctan\dfrac{y}{x}$．

解　$\dfrac{\partial z}{\partial x}=\dfrac{1}{1+\dfrac{y^2}{x^2}}\cdot\left(-\dfrac{y}{x^2}\right)=\dfrac{-y}{x^2+y^2}$，$\dfrac{\partial z}{\partial y}=\dfrac{1}{1+\dfrac{y^2}{x^2}}\cdot\left(\dfrac{1}{x}\right)=\dfrac{x}{x^2+y^2}$；

$$\frac{\partial^2 z}{\partial x^2}=\frac{2xy}{(x^2+y^2)^2}\,,\quad \frac{\partial^2 z}{\partial y^2}=-\frac{2xy}{(x^2+y^2)^2}\,,\quad \frac{\partial^2 z}{\partial x\partial y}=\frac{\partial^2 z}{\partial y\partial x}=\frac{y^2-x^2}{(x^2+y^2)^2}\,.$$

10. 求下列函数的全微分：

（1）$z=\mathrm{e}^{\frac{y}{x}}$；

解　$\dfrac{\partial z}{\partial x}=\mathrm{e}^{\frac{y}{x}}\left(-\dfrac{y}{x^2}\right)$，$\dfrac{\partial z}{\partial y}=\dfrac{1}{x}\mathrm{e}^{\frac{y}{x}}$，$\mathrm{d}z=\mathrm{e}^{\frac{y}{x}}\left(-\dfrac{y}{x^2}\mathrm{d}x+\dfrac{1}{x}\mathrm{d}y\right)$．

（2）$z=\arcsin\dfrac{x}{y}$；

解　$\dfrac{\partial z}{\partial x}=\dfrac{1}{\sqrt{1-\left(\dfrac{x}{y}\right)^2}}\dfrac{1}{y}=\dfrac{|y|}{y\sqrt{y^2-x^2}}$，$\dfrac{\partial z}{\partial y}=\dfrac{1}{\sqrt{1-\left(\dfrac{x}{y}\right)^2}}\left(-\dfrac{x}{y^2}\right)=-\dfrac{x}{|y|\sqrt{y^2-x^2}}$，

$$\mathrm{d}z=\frac{\partial z}{\partial x}\mathrm{d}x+\frac{\partial z}{\partial y}\mathrm{d}y=\begin{cases}\dfrac{y\mathrm{d}x-x\mathrm{d}y}{y\sqrt{y^2-x^2}}\,,&y>0\\[3mm]\dfrac{-y\mathrm{d}x+x\mathrm{d}y}{y\sqrt{y^2-x^2}}\,,&y<0\end{cases}.$$

（3）$z=yx^y$；

解　$\dfrac{\partial z}{\partial x}=y^2 x^{y-1}$，$\dfrac{\partial z}{\partial y}=x^y+yx^y\ln x$，$\mathrm{d}z=y^2 x^{y-1}\mathrm{d}x+x^y(1+y\ln x)\mathrm{d}y$．

（4）$z=\dfrac{x+y}{x-y}$．

解　$\dfrac{\partial z}{\partial x}=\dfrac{(x-y)-(x+y)}{(x-y)^2}=\dfrac{-2y}{(x-y)^2}$，$\dfrac{\partial z}{\partial y}=\dfrac{(x-y)+(x+y)}{(x-y)^2}=\dfrac{2x}{(x-y)^2}$，

$$\mathrm{d}z=\frac{2}{(x-y)^2}(x\mathrm{d}y-y\mathrm{d}x)\,.$$

11. 设函数 $z=x^y$，求当 $x=1,y=2,\Delta x=0.04,\Delta y=-0.02$ 时的全微分．

解　$\dfrac{\partial z}{\partial x}\Big|_{(1,2)}=yx^{y-1}\big|_{(1,2)}=2$，$\dfrac{\partial z}{\partial y}\Big|_{(1,2)}=x^y\ln x\big|_{(1,2)}=0$，所以

$$dz = \frac{\partial z}{\partial x}\bigg|_{(1,2)}\Delta x + \frac{\partial z}{\partial y}\bigg|_{(1,2)}\Delta y = 2\Delta x = 2\times 0.04 = 0.08.$$

12. 测得某成人体内的某药物的药量 x 为 $10\mathrm{mg}$,血药浓度 c 为 $5\mathrm{mg/L}$,若改变药量 $\Delta x = 0.1\mathrm{mg}$,改变浓度 $\Delta c = 0.2\mathrm{mg/L}$,求表观分布容积 $V = \dfrac{x}{c}$ 的全增量与全微分.

解 $\Delta V = f(x+\Delta x, c+\Delta c) - f(x,c) = \dfrac{x+\Delta x}{c+\Delta c} - \dfrac{x}{c}$,

$dV = \dfrac{\partial V}{\partial x}dx + \dfrac{\partial V}{\partial c}dc = \dfrac{1}{c}dx + \left(-\dfrac{x}{c^2}\right)dc$, 当 $x=10, c=5, \Delta x = dx = 0.1, \Delta c = dc = 0.2$ 时, 有 $\Delta V \approx -0.057\,7\,(\mathrm{L})$,

$dV = -0.06\,(\mathrm{L})$.

13. 求下列复合函数的偏导数或全导数:

(1) $z = \dfrac{y}{x}$,而 $x = \mathrm{e}^t, y = 1-\mathrm{e}^{2t}$,求 $\dfrac{\mathrm{d}z}{\mathrm{d}t}$;

解法 1 $\dfrac{\mathrm{d}z}{\mathrm{d}t} = \dfrac{\partial z}{\partial x}\dfrac{\mathrm{d}x}{\mathrm{d}t} + \dfrac{\partial z}{\partial y}\dfrac{\mathrm{d}y}{\mathrm{d}t} = -\dfrac{y}{x^2}\mathrm{e}^t + \dfrac{1}{x}(-2\mathrm{e}^{2t}) = -\dfrac{1-\mathrm{e}^{2t}}{\mathrm{e}^{2t}}\mathrm{e}^t + \dfrac{1}{\mathrm{e}^t}(-2\mathrm{e}^{2t}) = -\mathrm{e}^{-t} - \mathrm{e}^t$.

解法 2 首先将 $x = \mathrm{e}^t, y = 1-\mathrm{e}^{2t}$ 代入 $z = \dfrac{y}{x}$ 中,得 $z = \dfrac{1-\mathrm{e}^{2t}}{\mathrm{e}^t} = \mathrm{e}^{-t} - \mathrm{e}^t$,于是 $\dfrac{\mathrm{d}z}{\mathrm{d}t} = \dfrac{\mathrm{d}}{\mathrm{d}t}(\mathrm{e}^{-t} - \mathrm{e}^t) = -\mathrm{e}^{-t} - \mathrm{e}^t$. 显然,解法 2 比解法 1 简单.

(2) $z = \dfrac{y}{1-x^2}$,而 $x = \sin t, y = \dfrac{1}{t}$,求 $\dfrac{\mathrm{d}z}{\mathrm{d}t}$;

解法 1 $\dfrac{\mathrm{d}z}{\mathrm{d}t} = \dfrac{\partial z}{\partial x}\dfrac{\mathrm{d}x}{\mathrm{d}t} + \dfrac{\partial z}{\partial y}\dfrac{\mathrm{d}y}{\mathrm{d}t} = \dfrac{-y(-2x)}{(1-x^2)^2}\cos t + \dfrac{1}{1-x^2}\left(-\dfrac{1}{t^2}\right) = \dfrac{2\tan t}{t\cos^2 t} - \dfrac{1}{t^2\cos^2 t}$.

解法 2 首先将 $x = \sin t, y = \dfrac{1}{t}$ 代入 $z = \dfrac{y}{1-x^2}$ 中,得 $z = \dfrac{1}{t(1-\sin^2 t)} = \dfrac{1}{t\cos^2 t}$,所以

$$\dfrac{\mathrm{d}z}{\mathrm{d}t} = \dfrac{-(\cos^2 t - 2t\sin t\cos t)}{t^2\cos^4 t} = \dfrac{2\tan t}{t\cos^2 t} - \dfrac{1}{t^2\cos^2 t}.$$

(3) $z = \mathrm{arccot}\,(xy), y = \mathrm{e}^x$,求 $\dfrac{\mathrm{d}z}{\mathrm{d}t}$;

解 $\dfrac{\mathrm{d}z}{\mathrm{d}x} = \dfrac{\partial z}{\partial x} + \dfrac{\partial z}{\partial y}\dfrac{\mathrm{d}y}{\mathrm{d}x} = -\dfrac{y}{1+x^2y^2} - \dfrac{x}{1+x^2y^2}\mathrm{e}^x = -\dfrac{\mathrm{e}^x(1+x)}{1+x^2\mathrm{e}^{2x}}$.

(4) $z = x^2\ln y$,而 $x = \dfrac{u}{v}, y = 3u-2v$,求 $\dfrac{\partial z}{\partial u}, \dfrac{\partial z}{\partial v}$.

解 $\dfrac{\partial z}{\partial u} = \dfrac{\partial z}{\partial x}\dfrac{\partial x}{\partial u} + \dfrac{\partial z}{\partial y}\dfrac{\partial y}{\partial u} = 2x\ln y\cdot\dfrac{1}{v} + \dfrac{3x^2}{y} = \dfrac{2u}{v^2}\ln(3u-2v) + \dfrac{3u^2}{v^2(3u-2v)}$;

$\dfrac{\partial z}{\partial v} = \dfrac{\partial z}{\partial x}\dfrac{\partial x}{\partial v} + \dfrac{\partial z}{\partial y}\dfrac{\partial y}{\partial v} = 2x\ln y\left(-\dfrac{u}{v^2}\right) + \dfrac{x^2}{y}(-2) = -\dfrac{2u^2}{v^3}\ln(3u-2v) - \dfrac{2u^2}{v^2(3u-2v)}$.

14. 求下列函数的一阶偏导数(其中 f 具有一阶连续偏导数):

(1) $z = f(x^2-y^2, \mathrm{e}^{xy})$;

解 令 $u = x^2-y^2, v = \mathrm{e}^{xy}$,则 $z = f(u,v)$,于是

$$\dfrac{\partial z}{\partial x} = \dfrac{\partial z}{\partial u}\dfrac{\partial u}{\partial x} + \dfrac{\partial z}{\partial v}\dfrac{\partial v}{\partial x} = 2x\dfrac{\partial z}{\partial u} + y\mathrm{e}^{xy}\dfrac{\partial z}{\partial v} = 2xf'_u + y\mathrm{e}^{xy}f'_v,$$

$$\frac{\partial z}{\partial y}=\frac{\partial z}{\partial u}\frac{\partial u}{\partial y}+\frac{\partial z}{\partial v}\frac{\partial v}{\partial y}=-2y\frac{\partial z}{\partial u}+xe^{xy}\frac{\partial z}{\partial v}=-2yf_u'+xe^{xy}f_v',见图 4\text{-}10.$$

（2）$w=f\left(\dfrac{x}{y},\dfrac{y}{z}\right)$.

解 令 $u=\dfrac{x}{y},v=\dfrac{y}{z}$,则 $w=f(u,v)$,于是 $\dfrac{\partial w}{\partial x}=\dfrac{\partial w}{\partial u}\dfrac{\partial u}{\partial x}=\dfrac{1}{y}f_u'$,

$$\frac{\partial w}{\partial y}=\frac{\partial w}{\partial u}\frac{\partial u}{\partial y}+\frac{\partial w}{\partial v}\frac{\partial v}{\partial y}=\frac{\partial w}{\partial u}\left(-\frac{x}{y^2}\right)+\frac{\partial w}{\partial v}\frac{1}{z}=-\frac{x}{y^2}f_u'+\frac{1}{z}f_v',$$

$$\frac{\partial w}{\partial z}=\frac{\partial w}{\partial v}\frac{\partial v}{\partial z}=\frac{\partial w}{\partial v}\left(-\frac{y}{z^2}\right)=-\frac{y}{z^2}f_v',见图 4\text{-}11.$$

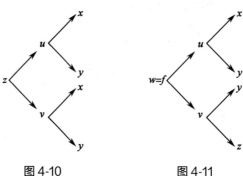

图 4-10   图 4-11

15. 设 $z=xy+xF(u)$,而 $u=\dfrac{y}{x}$,证明 $x\dfrac{\partial z}{\partial x}+y\dfrac{\partial z}{\partial y}=z+xy$.

证明 根据复合函数求导法则得

$$\frac{\partial z}{\partial x}=y+F(u)+xF'(u)\frac{\partial u}{\partial x}=y+F(u)-\frac{y}{x}F'(u);\qquad \frac{\partial z}{\partial y}=x+xF'(u)\frac{\partial u}{\partial y}=x+F'(u).$$

$$x\frac{\partial z}{\partial x}+y\frac{\partial z}{\partial y}=x\left(y+F(u)-\frac{y}{x}F'(u)\right)+y(x+F'(u))=(xy+xF(u))+xy=z+xy.$$

16. 设 $xyz=a^3$,证明 $x\dfrac{\partial z}{\partial x}+y\dfrac{\partial z}{\partial y}=-2z$.

证明 令 $F(x,y,z)=xyz-a^3=0$,由隐函数求导法则得

$$\frac{\partial F}{\partial x}=yz,\quad \frac{\partial F}{\partial y}=xz,\quad \frac{\partial F}{\partial z}=xy.\ \frac{\partial z}{\partial x}=-\frac{\dfrac{\partial F}{\partial x}}{\dfrac{\partial F}{\partial z}}=-\frac{yz}{xy}=-\frac{z}{x},\quad \frac{\partial z}{\partial y}=-\frac{\dfrac{\partial F}{\partial y}}{\dfrac{\partial F}{\partial z}}=-\frac{xz}{xy}=-\frac{z}{y};$$

$$x\frac{\partial z}{\partial x}+y\frac{\partial z}{\partial y}=x\left(-\frac{z}{x}\right)+y\left(-\frac{z}{y}\right)=-2z.$$

17. 求由下列方程所确定的隐函数 $z=f(x,y)$ 的一阶偏导数：

（1）$e^z=xyz$；

解 令 $F(x,y,z)=e^z-xyz=0$,根据隐函数求导法则得

$$F_x'(x,y,z)=-yz,\quad F_y'(x,y,z)=-xz,\quad F_z'(x,y,z)=e^z-xy,$$

$$\frac{\partial z}{\partial x}=-\frac{F_x'(x,y,z)}{F_z'(x,y,z)}=\frac{yz}{e^z-xy},\quad \frac{\partial z}{\partial y}=-\frac{F_y'(x,y,z)}{F_z'(x,y,z)}=\frac{xz}{e^z-xy}.$$

（2）$x^2+y^2+z^2-6xyz=0$；

解　令 $F(x,y,z)=x^2+y^2+z^2-6xyz=0$，根据隐函数求导法则得

$$F'_x(x,y,z)=2x-6yz,\quad F'_y(x,y,z)=2y-6xz,\quad F'_z(x,y,z)=2z-6xy,$$

$$\frac{\partial z}{\partial x}=-\frac{F'_x(x,y,z)}{F'_z(x,y,z)}=-\frac{2x-6yz}{2z-6xy}=\frac{3yz-x}{z-3xy},\quad \frac{\partial z}{\partial y}=-\frac{F'_y(x,y,z)}{F'_z(x,y,z)}=-\frac{2y-6xz}{2z-6xy}=\frac{3xz-y}{z-3xy}.$$

（3）$z^2y-xz^3=\ln 2$；

解　令 $F(x,y,z)=z^2y-xz^3-\ln 2=0$，根据隐函数求导法则得

$$F'_x(x,y,z)=-z^3,\quad F'_y(x,y,z)=z^2,\quad F'_z(x,y,z)=2zy-3xz^2;$$

$$\frac{\partial z}{\partial x}=-\frac{F'_x(x,y,z)}{F'_z(x,y,z)}=\frac{z^3}{2zy-3xz^2}=\frac{z^2}{2y-3xz},\quad \frac{\partial z}{\partial y}=-\frac{F'_y(x,y,z)}{F'_z(x,y,z)}=-\frac{z^2}{2zy-3xz^2}=\frac{z}{3xz-2y}.$$

（4）$\dfrac{x}{z}=\ln\dfrac{z}{y}$.

解　令 $F(x,y,z)=\dfrac{x}{z}-\ln\dfrac{z}{y}=\dfrac{x}{z}-\ln z+\ln y=0$，根据隐函数求导法则得

$$F'_x(x,y,z)=\frac{1}{z},\quad F'_y(x,y,z)=\frac{1}{y},\quad F'_z(x,y,z)=-\frac{x}{z^2}-\frac{1}{z}.$$

$$\frac{\partial z}{\partial x}=-\frac{F'_x(x,y,z)}{F'_z(x,y,z)}=\frac{\dfrac{1}{z}}{\dfrac{x}{z^2}+\dfrac{1}{z}}=\frac{z}{x+z};\quad \frac{\partial z}{\partial y}=-\frac{F'_y(x,y,z)}{F'_z(x,y,z)}=\frac{\dfrac{1}{y}}{\dfrac{x}{z^2}+\dfrac{1}{z}}=\frac{z^2}{y(x+z)}.$$

18. 求下列函数的极值：

（1）$f(x,y)=4(x-y)-x^2-y^2$；

解　$f'_x=4-2x,\quad f'_y=-4-2y;\quad f''_{xx}=-2,\quad f''_{xy}=0,\quad f''_{yy}=-2.$

解方程组 $\begin{cases}f'_x=4-2x=0\\ f'_y=-4-2y=0\end{cases}$ 得驻点 $P(2,-2)$，从而

$A=f''_{xx}\big|_{(2,-2)}=-2,B=f''_{xy}\big|_{(2,-2)}=0,C=f''_{yy}\big|_{(2,-2)}=-2,B^2-AC=-4<0,$ 又 $A=-2<0,f(x,y)$ 在点

$P(2,-2)$ 处取得极大值，且极大值 $f(2,-2)=8.$

（2）$f(x,y)=\mathrm{e}^{2x}(x+y^2+2y)$；

解　$f'_x=2\mathrm{e}^{2x}\left(x+y^2+2y+\dfrac{1}{2}\right),\quad f'_y=\mathrm{e}^{2x}(2y+2);$

$$f''_{xx}=4\mathrm{e}^{2x}[x+(y+1)^2],\quad f''_{xy}=4\mathrm{e}^{2x}(y+1),\quad f''_{yy}=2\mathrm{e}^{2x};$$

解方程组 $\begin{cases}f'_x=2\mathrm{e}^{2x}\left(x+y^2+2y+\dfrac{1}{2}\right)=0\\ f'_y=\mathrm{e}^{2x}(2y+2)=0\end{cases}$，得驻点 $P\left(\dfrac{1}{2},-1\right)$，从而

$$A=f''_{xx}\left(\frac{1}{2},-1\right)=4\mathrm{e}^{2x}[x+(y+1)^2]\Big|_{\left(\frac{1}{2},-1\right)}=2\mathrm{e},$$

$$B=f''_{xy}\left(\frac{1}{2},-1\right)=4\mathrm{e}^{2x}(y+1)\Big|_{\left(\frac{1}{2},-1\right)}=0,$$

$$C=f''_{yy}\left(\frac{1}{2},-1\right)=2\mathrm{e}^{2x}\Big|_{\left(\frac{1}{2},-1\right)}=2\mathrm{e};$$ 又 $B^2-AC=0-4\mathrm{e}^2<0,A=2\mathrm{e}>0,$

$f(x,y)$ 在点 $P\left(\dfrac{1}{2},-1\right)$ 处取得极小值,且极小值 $f\left(\dfrac{1}{2},-1\right)=-\dfrac{1}{2}\mathrm{e}$.

（3）$f(x,y)=xy(a-x-y)(a>0)$.

解　$f'_x=ay-2xy-y^2=y(a-2x-y)$,　$f'_y=ax-2xy-x^2=x(a-2y-x)$；

$f''_{xx}=-2y,f''_{xy}=a-2x-2y,f''_{yy}=-2x$；解方程组 $\begin{cases} f'_x=y(a-2x-y)=0 \\ f'_y=x(a-2y-x)=0 \end{cases}$,得驻点 $P_1\left(\dfrac{a}{3},\dfrac{a}{3}\right)$、$P_2(0,0)$、

$P_3(0,a)$、$P_4(a,0)$,

在点 $P_1\left(\dfrac{a}{3},\dfrac{a}{3}\right)$ 处,

$A=f''_{xx}\left(\dfrac{a}{3},\dfrac{a}{3}\right)=-2y\Big|_{\left(\frac{a}{3},\frac{a}{3}\right)}=-\dfrac{2a}{3}$,　$B=f''_{xy}\left(\dfrac{a}{3},\dfrac{a}{3}\right)=(a-2x-2y)\Big|_{\left(\frac{a}{3},\frac{a}{3}\right)}=-\dfrac{a}{3}$,

$C=f''_{yy}\left(\dfrac{a}{3},\dfrac{a}{3}\right)=-2x\Big|_{\left(\frac{a}{3},\frac{a}{3}\right)}=-\dfrac{2a}{3}$.

又 $B^2-AC=\dfrac{a^2}{9}-\dfrac{4a^2}{9}=-\dfrac{a^2}{3}<0$,　$A=-\dfrac{2a}{3}<0$,

$\therefore f(x,y)$ 在点 $P\left(\dfrac{a}{3},\dfrac{a}{3}\right)$ 处取得极大值,且极大值为 $f\left(\dfrac{a}{3},\dfrac{a}{3}\right)=\dfrac{a^3}{27}$；

在点 $P_2(0,0)$ 处,$A=f''_{xx}(0,0)=-2y\Big|_{(0,0)}=0$,　$B=f''_{xy}(0,0)=(a-2x-2y)\Big|_{(0,0)}=a$,

$C=f''_{yy}(0,0)=-2x\Big|_{(0,0)}=0$,　$B^2-AC=a^2>0$,故在该点处无极值；

在点 $P_3(0,a)$ 处,

$A=f''_{xx}(0,a)=-2y\Big|_{(0,a)}=-2a$,　$B=f''_{xy}(0,a)=(a-2x-2y)\Big|_{(0,a)}=-a$,

$C=f''_{yy}(0,a)=-2x\Big|_{(0,a)}=0$,　$B^2-AC=a^2>0$,故在该点处无极值；

在点 $P_4(a,0)$ 处,

$A=f''_{xx}(a,0)=-2y\Big|_{(a,0)}=0$,　$B=f''_{xy}(a,0)=(a-2x-2y)\Big|_{(a,0)}=-a$,

$C=f''_{yy}(a,0)=-2x\Big|_{(a,0)}=-2a$,　$B^2-AC=a^2>0$,故在该点处无极值。

19. 求内接于半径为 R 的球有最大体积的长方体.

解　设球面方程为 $x^2+y^2+z^2=R^2$,(x,y,z) 为所求内接长方体在第一象限的一个顶点,则该长方体的长、宽、高分别为 $2x,2y,2z$,体积为 $V=8xyz$.由拉格朗日乘数法,令

$$F(x,y,z,\lambda)=8xyz+\lambda(x^2+y^2+z^2-R^2),$$

解方程组 $\begin{cases} F'_x=8yz+2\lambda x=0, \\ F'_y=8xz+2\lambda y=0, \\ F'_z=8xy+2\lambda z=0, \\ F'_\lambda=x^2+y^2+z^2-R^2=0, \end{cases}$　得 $x=y=z=\dfrac{R}{\sqrt{3}}$,　$\lambda=-\dfrac{4}{\sqrt{3}}R$.

由题意可知,最大体积的长方体存在,故唯一的驻点 $\left(\dfrac{R}{\sqrt{3}},\dfrac{R}{\sqrt{3}},\dfrac{R}{\sqrt{3}}\right)$ 就是所求问题的最大值点,

即长方体的长、宽、高都为 $\dfrac{2R}{\sqrt{3}}$ 时其体积最大,且最大体积为 $V=\dfrac{8R^3}{3\sqrt{3}}$.

20. 在平面 $3x-2z=0$ 上求一点,使它与点 $A(1,1,1)$ 和点 $B(2,3,4)$ 的距离平方和为最小.

解 设所求点为 $P(x,y,z)$，由拉格朗日乘数法，令

$$F(x,y,z,\lambda)=(x-1)^2+(y-1)^2+(z-1)^2+(x-2)^2+(y-3)^2+(z-4)^2+\lambda(3x-2z),$$

由方程组
$$\begin{cases} F'_x=2(x-1)+2(x-2)+3\lambda=0,\\ F'_y=2(y-1)+2(y-3)=0,\\ F'_z=2(z-1)+2(z-4)-2\lambda=0,\\ F'_\lambda=3x-2z=0, \end{cases}$$

即
$$\begin{cases} 4x+3\lambda-6=0,\\ 4y-8=0,\\ 2z-\lambda-5=0,\\ 3x-2z=0, \end{cases}$$

解得 $x=\dfrac{21}{13},y=2,z=\dfrac{63}{26},\lambda=-\dfrac{2}{13}$；由题意可知，最小的距离平方和存在，故唯一的驻点 $\left(\dfrac{21}{13},2,\dfrac{63}{26}\right)$ 就是所求问题的最小值点.

21. 要用铁皮做一个体积为 2 立方米的有盖长方体水箱，问怎样选择长、宽、高，才能使用料最省？

解 设水箱长 x 米，宽 y 米，则其高为 $\dfrac{2}{xy}$ 米，长方体表面积为

$$A=2\left(xy+y\,\frac{2}{xy}+x\,\frac{2}{xy}\right)=2xy+\frac{4}{x}+\frac{4}{y}\,(x>0,y>0)，求偏导，得$$

$$\frac{\partial A}{\partial x}=2y-\frac{4}{x^2},\quad \frac{\partial A}{\partial y}=2x-\frac{4}{y^2},$$

解方程组 $\begin{cases} 2y-\dfrac{4}{x^2}=0\\[2mm] 2x-\dfrac{4}{y^2}=0 \end{cases}$ 得 $\begin{cases} x=\sqrt[3]{2},\\ y=\sqrt[3]{2}. \end{cases}$

根据题意可知，水箱用料函数 A 的最小值一定存在，且 $x>0,y>0$. 又函数 A 在该范围内只有一个驻点 $(\sqrt[3]{2},\sqrt[3]{2})$，因此，当 $x=y=\sqrt[3]{2}$ 时，A 取得最小值，此时，高 $=\dfrac{2}{xy}=\dfrac{2}{(\sqrt[3]{2})^2}=\sqrt[3]{2}$，即当长、宽、高都等于 $\sqrt[3]{2}$ 时，水箱用料最省，最少用料为 $6\sqrt[3]{2^2}$ 平方米.

22. 某种降压药物由 A、B、C 三种药材配置而成，由于度量误差，每片该类药物在配置和加工过程中会出现 $k\mu g$ 的误差。问：每片药物中三种材料度量误差各为多少时，才能使得它们平方和最小？

解 设 A、B 和 C 三两种药材度量误差分别为 x、y 和 z，C 种药材的度量误差则可表示为 $z=k-x-y$，于是问题就转化为求函数 $f(x,y)=x^2+y^2+(k-x-y)^2=2x^2+2y^2+2xy-2kx-2ky+k^2$ 的最小值. 因为 $\dfrac{\partial z}{\partial x}=4x+2y-2k,\dfrac{\partial z}{\partial y}=4y+2x-2k.$

令 $\dfrac{\partial z}{\partial x}=0,\dfrac{\partial z}{\partial y}=0$，计算后得 $\begin{cases} 2x+y-k=0\\ x+2y-k=0 \end{cases}$. 求得 $x=y=\dfrac{k}{3}$. 因此，仅有一个驻点为 $\left(\dfrac{k}{3},\dfrac{k}{3}\right)$，又 $z=k-x-y=k-\dfrac{k}{3}-\dfrac{k}{3}=\dfrac{k}{3}$. 因此，三种药材度量误差均为 $\dfrac{k}{3}$ 时，其平方和最小.

23. 某制药厂生产某种药品的产量 z 与两生产要素投入量 x,y 满足柯布-道格拉斯（Cobb-Doug-

las)生产函数模型 $z=Cx^{\alpha}y^{\beta}$（其中 C、α、β 都为正常数，且 $\alpha+\beta=1$），设当 $z=400x^{\frac{1}{3}}y^{\frac{2}{3}}$ 时，两要素的价格分别为 P_1 和 P_2 万元，问：当生产量为 2 400 吨时，两要素各投入多少可以使得投入总费用最少？

解　设总费用为 $f(x,y)=P_1x+P_2y$，由题意可知 $z=400x^{\frac{1}{3}}y^{\frac{2}{3}}=2\,400$，则该问题转化为求在条件 $z=400x^{\frac{1}{3}}y^{\frac{2}{3}}=2\,400$ 下 $f(x,y)=P_1x+P_2y$ 最小值问题. 构造拉格朗日函数

$$F(x,y,\lambda)=P_1x+P_2y+\lambda\left(x^{\frac{1}{3}}y^{\frac{2}{3}}-\frac{2\,400}{400}\right)=P_1x+P_2y+\lambda\left(x^{\frac{1}{3}}y^{\frac{2}{3}}-6\right),$$

求偏导数得 $\begin{cases} F'_x=P_1+\dfrac{1}{3}\lambda x^{-\frac{2}{3}}y^{\frac{2}{3}}=0, \\ F'_y=P_2+\dfrac{2}{3}\lambda x^{\frac{1}{3}}y^{-\frac{1}{3}}=0, \\ F'_\lambda=x^{\frac{1}{3}}y^{\frac{2}{3}}-6=0, \end{cases}$ 计算得 $\begin{cases} 2xy^{-1}=\dfrac{P_2}{P_1}, \\ x^{\frac{1}{3}}y^{\frac{2}{3}}=6, \end{cases}\Rightarrow\begin{cases} x=6\left(\dfrac{P_2}{2P_1}\right)^{\frac{2}{3}}, \\ y=6\left(\dfrac{2P_1}{P_2}\right)^{\frac{1}{3}}. \end{cases}$

由于实际问题的最小值存在，且 $x=6\left(\dfrac{P_2}{2P_1}\right)^{\frac{2}{3}}$，$y=6\left(\dfrac{2P_1}{P_2}\right)^{\frac{1}{3}}$ 是 $f(x,y)$ 的唯一驻点，所求问题的最小值点为 $\dfrac{18}{\sqrt[3]{4}}P_1^{\frac{1}{3}}P_2^{\frac{2}{3}}$.

24. 某研究者测量 10 名 20 岁男青年身高与前臂长，得到如下数据.

编号 i	1	2	3	4	5
身高 x_i(cm)	170	173	160	155	173
前臂长 y_i(cm)	45	42	44	41	47
编号 i	6	7	8	9	10
身高 x_i(cm)	188	178	183	180	165
前臂长 y_i(cm)	50	47	46	49	43

试用最小二乘法建立 20 岁男青年前臂长 y 与 x 之间的经验公式 $y=ax+b$.

解　由原始数据知，本数据的分布大致接近于一条直线(图 4-12). 设 20 岁男青年前臂长 y 与 x 之间的经验公式为 $y=ax+b$，根据最小二乘法原理，通过列表来计算 $\sum\limits_{i=1}^{10}x_i$，$\sum\limits_{i=1}^{10}x_i^2$，$\sum\limits_{i=1}^{10}y_i$ 及 $\sum\limits_{i=1}^{10}y_ix_i$，列表如下.

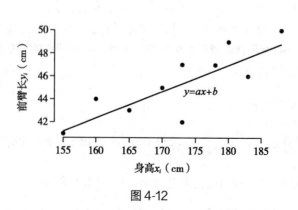

图 4-12

身高 x_i(cm)	前臂长 y_i(cm)	x_i^2	$y_i x_i$
170	45	28 900	7 650
173	42	29 929	7 266
160	44	25 600	7 040
155	41	24 025	6 355
173	47	29 929	8 131
188	50	35 344	9 400
178	47	31 684	8 366
183	46	33 489	8 418
180	49	32 400	8 820
165	43	27 225	7 095
Σ	1 725	454	298 525	78 541

代入方程组 $\begin{cases} a\sum\limits_{i=1}^{10}x_i^2 + b\sum\limits_{i=1}^{10}x_i = \sum\limits_{i=1}^{10}y_i x_i, \\ a\sum\limits_{i=1}^{10}x_i + 10b = \sum\limits_{i=1}^{10}y_i, \end{cases}$ 即得 $\begin{cases} 298\ 525a+1\ 725b=78\ 541, \\ 1\ 725a+10b=454, \end{cases}$ 解方程组,得到 $a=0.234\ 8$,

$b=4.897$;所以 20 岁男青年前臂长 y 与 x 之间经验公式为 $y=0.234\ 8x+4.897$.

25. 不作计算,估计 $I = \iint\limits_{D} e^{(x^2+y^2)} d\sigma$ 的值,其中 $D: \dfrac{x^2}{a^2} + \dfrac{y^2}{b^2} = 1, 0<b<a$.

解 在闭区域 $D, 0 \leqslant x^2+y^2 \leqslant a^2$,则 $1=e^0 \leqslant e^{x^2+y^2} \leqslant e^{a^2}$.由性质 6 可得

$$\sigma \leqslant \iint\limits_{D} e^{(x^2+y^2)} d\sigma \leqslant \sigma \cdot e^{a^2},$$

因为区域 D 的面积 $\sigma=ab\pi$,所以 $ab\pi \leqslant \iint\limits_{D} e^{(x^2+y^2)} d\sigma \leqslant ab\pi e^{a^2}$.

26. 将二重积分 $I = \iint\limits_{D} f(x,y) d\sigma$ 化为累次积分(两种形式),其中 D 给定如下:

(1) $D:$ 由 $y^2=8x$ 与 $x^2=8y$ 所围之区域;

(2) $D:$ 由 $x=3, x=5, x-2y+1=0$ 及 $x-2y+7=0$ 所围之区域;

(3) $D:$ 由 $x^2+y^2 \leqslant 1, y \geqslant x$ 及 $x>0$ 所围之区域;

(4) $D:$ 由 $|x|+|y| \leqslant 1$ 所围之区域.

解 (1) $I = \iint\limits_{D} f(x,y) d\sigma = \int_0^2 dx \int_{x^2}^{\sqrt{8x}} f(x,y) dy = \int_0^4 dy \int_{\frac{y^2}{8}}^{\sqrt{y}} f(x,y) dx$

$\qquad = \int_0^{\frac{\sqrt{2}}{2}} dx \int_x^{\sqrt{1-x^2}} f(x,y) dy.$

(2) $I = \int_3^5 dx \int_{\frac{x+1}{2}}^{\frac{x+7}{2}} f(x,y) dy$

$\qquad = \int_2^3 dy \int_3^{2y-1} f(x,y) dx + \int_3^5 dy \int_3^5 f(x,y) dx + \int_5^6 dy \int_{2y-7}^5 f(x,y) dx.$

(3) $I = \int_0^{\frac{\sqrt{2}}{2}} dx \int_x^{\sqrt{1-x^2}} f(x,y) dy = \int_0^{\frac{\sqrt{2}}{2}} dy \int_0^y f(x,y) dx + \int_{\frac{\sqrt{2}}{2}}^1 dy \int_0^{\sqrt{1-y^2}} f(x,y) dx.$

（4）$I = \iint\limits_{D} f(x,y)\mathrm{d}\sigma = \int_{-1}^{0}\mathrm{d}x\int_{-x-1}^{x+1} f(x,y)\mathrm{d}y + \int_{0}^{1}\mathrm{d}x\int_{x-1}^{1-x} f(x,y)\mathrm{d}y$

$\qquad = \int_{-1}^{0}\mathrm{d}y\int_{-y-1}^{y+1} f(x,y)\mathrm{d}x + \int_{0}^{1}\mathrm{d}y\int_{y-1}^{1-y} f(x,y)\mathrm{d}x.$

27. 改变下列积分次序：

（1）$\int_{0}^{a}\mathrm{d}x\int_{\frac{a^2-x^2}{2a}}^{\sqrt{a^2-x^2}} f(x,y)\mathrm{d}y$；（2）$\int_{0}^{1}\mathrm{d}x\int_{0}^{x^2} f(x,y)\mathrm{d}y + \int_{1}^{3}\mathrm{d}x\int_{0}^{\frac{3-x}{2}} f(x,y)\mathrm{d}y$；

（3）$\int_{-1}^{0}\mathrm{d}x\int_{-x}^{2-x^2} f(x,y)\mathrm{d}y + \int_{0}^{1}\mathrm{d}x\int_{x}^{2-x^2} f(x,y)\mathrm{d}y.$

解　（1）$\int_{0}^{a}\mathrm{d}x\int_{\frac{a^2-x^2}{2a}}^{\sqrt{a^2-x^2}} f(x,y)\mathrm{d}y = \int_{0}^{\frac{a}{2}}\mathrm{d}y\int_{\sqrt{a^2-2ay}}^{\sqrt{a^2-y^2}} f(x,y)\mathrm{d}x + \int_{\frac{a}{2}}^{a}\mathrm{d}y\int_{0}^{\sqrt{a^2-y^2}} f(x,y)\mathrm{d}x.$

（2）$\int_{0}^{1}\mathrm{d}x\int_{0}^{x^2} f(x,y)\mathrm{d}y + \int_{1}^{3}\mathrm{d}x\int_{0}^{\frac{3-x}{2}} f(x,y)\mathrm{d}y = \int_{0}^{1}\mathrm{d}y\int_{\sqrt{y}}^{3-2y} f(x,y)\mathrm{d}x.$

（3）$\int_{-1}^{0}\mathrm{d}x\int_{-x}^{2-x^2} f(x,y)\mathrm{d}y + \int_{0}^{1}\mathrm{d}x\int_{x}^{2-x^2} f(x,y)\mathrm{d}y = \int_{0}^{1}\mathrm{d}y\int_{-y}^{y} f(x,y)\mathrm{d}x + \int_{1}^{2}\mathrm{d}y\int_{-\sqrt{2-y}}^{\sqrt{2-y}} f(x,y)\mathrm{d}x.$

28. 计算下列二重积分：

（1）$\int_{1}^{2}\mathrm{d}x\int_{\sqrt{x}}^{x}\sin\frac{\pi x}{2y}\mathrm{d}y + \int_{2}^{4}\mathrm{d}x\int_{\sqrt{x}}^{2}\sin\frac{\pi x}{2y}\mathrm{d}y$；

（2）$\int_{0}^{1}\mathrm{d}x\int_{0}^{\sqrt{x}} \mathrm{e}^{-\frac{y^2}{2}}\mathrm{d}y$；

（3）$\iint\limits_{D}\frac{y}{x^6}\mathrm{d}x\mathrm{d}y$，$D$：由 $y = x^4 - x^3$ 的上凸弧段部分与 x 轴所形成的曲边梯形；

（4）$\iint\limits_{D}\frac{xy}{x^2+y^2}\mathrm{d}x\mathrm{d}y$，$D$：$y \geqslant x$ 及 $1 \leqslant x^2 + y^2 \leqslant 2.$

解　（1）$\int_{1}^{2}\mathrm{d}x\int_{\sqrt{x}}^{x}\sin\frac{\pi x}{2y}\mathrm{d}y + \int_{2}^{4}\mathrm{d}x\int_{\sqrt{x}}^{2}\sin\frac{\pi x}{2y}\mathrm{d}y = \int_{1}^{2}\mathrm{d}y\int_{y}^{y^2}\sin\frac{\pi x}{2y}\mathrm{d}x$

$\qquad = -\frac{2}{\pi}\int_{1}^{2} y\cos\frac{\pi x}{2y}\Big|_{y}^{y^2}\mathrm{d}y = -\frac{2}{\pi}\int_{1}^{2} y\cos\frac{\pi y}{2}\mathrm{d}y = -\frac{4}{\pi^2}\int_{1}^{2} y\mathrm{d}\sin\frac{\pi y}{2}$

$\qquad = -\frac{4}{\pi^2} y\sin\frac{\pi y}{2}\Big|_{1}^{2} + \frac{4}{\pi^2}\int_{1}^{2}\sin\frac{\pi y}{2}\mathrm{d}y = \frac{4}{\pi^2} - \frac{8}{\pi^3}\cos\frac{\pi y}{2}\Big|_{1}^{2} = \frac{4}{\pi^3}(\pi + 2).$

（2）$\int_{0}^{1}\mathrm{d}x\int_{0}^{\sqrt{x}} \mathrm{e}^{-\frac{y^2}{2}}\mathrm{d}y = \int_{0}^{1}\mathrm{e}^{-\frac{y^2}{2}}\mathrm{d}y\int_{y^2}^{1}\mathrm{d}x = \int_{0}^{1}\mathrm{e}^{-\frac{y^2}{2}}\mathrm{d}y - \int_{0}^{1} y^2\mathrm{e}^{-\frac{y^2}{2}}\mathrm{d}y$

$\qquad = \int_{0}^{1}\mathrm{e}^{-\frac{y^2}{2}}\mathrm{d}y + \int_{0}^{1} y\mathrm{d}\mathrm{e}^{-\frac{y^2}{2}} = \int_{0}^{1}\mathrm{e}^{-\frac{y^2}{2}}\mathrm{d}y + y\mathrm{e}^{-\frac{y^2}{2}}\Big|_{0}^{1} - \int_{0}^{1}\mathrm{e}^{-\frac{y^2}{2}}\mathrm{d}y = \mathrm{e}^{-\frac{1}{2}}.$

（3）$y' = 4x^3 - 3x^2, y'' = 12x^2 - 6x = 6x(2x-1) < 0.$ 解得 $0 < x < \frac{1}{2}$. 此时图形在 x 轴下方. 所以

$$\iint\limits_{D}\frac{y}{x^6}\mathrm{d}x\mathrm{d}y = \int_{0}^{\frac{1}{2}}\mathrm{d}x\int_{x^4-x^3}^{0}\frac{y}{x^6}\mathrm{d}y = \frac{1}{2}\int_{0}^{\frac{1}{2}}\frac{y^2}{x^6}\Big|_{x^4-x^3}^{0}\mathrm{d}x = -\frac{1}{2}\int_{0}^{\frac{1}{2}}\frac{(x^4-x^3)^2}{x^6}\mathrm{d}x = -\frac{7}{48}.$$

（4）使用极坐标变换

$$\iint\limits_{D}\frac{xy}{x^2+y^2}\mathrm{d}x\mathrm{d}y = \int_{\frac{\pi}{4}}^{\frac{5\pi}{4}}\mathrm{d}\theta\int_{1}^{\sqrt{2}}\frac{\rho\cos\theta\rho\sin\theta}{\rho^2}\rho\mathrm{d}\rho = \frac{1}{2}\int_{\frac{\pi}{4}}^{\frac{5\pi}{4}}\sin2\theta\mathrm{d}\theta\int_{1}^{\sqrt{2}}\rho\mathrm{d}\rho = 0.$$

29. 设 m, n 均为正整数，其中至少有一个是奇数，证明 $\iint\limits_{x^2+y^2\leqslant a^2} x^m y^n\mathrm{d}x\mathrm{d}y = 0.$

证明　区域 D 既对 x 轴对称,又对 y 轴对称.

当 m 为奇数时 $x^m y^n$ 为对于 x 的奇函数,所以二重积分为 0;当 n 为奇数时 $x^m y^n$ 为对于 y 的奇函数,所以二重积分为 0.

30. 求两个底圆半径都等于 ρ 的直交圆柱面所围成的立体的体积.

解　设这两个圆柱面的方程分别为 $x^2 + y^2 = \rho^2$ 及 $x^2 + z^2 = \rho^2$. 利用立体关于坐标平面的对称性,只要算出它在第一卦限部分的体积 V_1,再乘以 8 就行了.

第一卦限部分是以 $D = \{(x,y) \mid 0 \leqslant y \leqslant \sqrt{R^2 - x^2}, 0 \leqslant x \leqslant \rho\}$ 为底,以 $z = \sqrt{R^2 - x^2}$ 顶的曲顶柱体,于是

$$V = 8 \iint\limits_D \sqrt{R^2 - x^2}\, \mathrm{d}\sigma = 8 \int_0^R \mathrm{d}x \int_0^{\sqrt{R^2 - x^2}} \sqrt{R^2 - x^2}\, \mathrm{d}y = 8 \int_0^R (R^2 - x^2)\, \mathrm{d}x = \frac{16}{3} R^3.$$

第五章 | 微分方程基础

一、学习目标

掌握 可分离变量的微分方程、一阶线性微分方程、可降阶的二阶微分方程和二阶常系数线性齐次微分方程的解法.

熟悉 微分方程,微分方程的阶、解、通解、特解、初始条件等概念.

了解 线性微分方程解的结构;微分方程在医学上的应用.

二、知识要点

第一节 微分方程的基本概念

(一)微分方程的定义

1. 微分方程 含有未知函数的导数(或微分)的方程.

2. 常微分方程 未知函数是一元函数的微分方程.

3. 微分方程的阶微分方程中所含未知函数的导数或微分的最高阶数.

(二)微分方程的解与通解

1. 微分方程的解如果把某函数以及它的各级导数代入微分方程,能使方程成为恒等式,那么这个函数就叫做微分方程的解.

2. 通解含有独立的任意常数的个数与微分方程的阶数相同的解.

3. 特解通解中,利用已知条件(或初始条件)求出任意常数所应取的确定数值,所得的解.

本节是微分方程的基础,了解微分方程的概念,理解微分方程的解、通解和特解之间的关系,对后面内容的学习非常重要.

第二节 一阶微分方程

(一)可分离变量的微分方程

1. 基本形式 $\dfrac{\mathrm{d}y}{\mathrm{d}x} = f(x)g(y)$.

2. 解法与步骤

第一步:分离变量 $\dfrac{\mathrm{d}y}{g(y)} = f(x)\mathrm{d}x$;

第二步:两边积分 $\displaystyle\int \dfrac{\mathrm{d}y}{g(y)} = \int f(x)\mathrm{d}x$.

（二）一阶线性微分方程

1. 基本形式 $y'+P(x)y=\begin{cases} 0, & \text{齐次} \\ Q(x)(\neq 0), & \text{非齐次} \end{cases}$.

2. $y'+P(x)y=0$ 的解法

（1）分离变量法.

（2）通解公式法：$y=Ce^{-\int P(x)\mathrm{d}x}$.

3. $y'+P(x)y=Q(x)$ 的解法

（1）常数变易法步骤

第一步：将一阶线性微分方程化为基本形式 $y'+P(x)y=Q(x)$.

第二步：求其对应的齐次线性方程 $y'+P(x)y=0$ 的通解 $y=C(x)e^{-\int P(x)\mathrm{d}x}$.

第三步：设 $y=C(x)e^{-\int P(x)\mathrm{d}x}$ 为一阶线性非齐次微分方程

$$y'+P(x)y=Q(x)$$

的解，代入该方程后，求出待定函数 $C(x)$.

第四步：将 $C(x)$ 代入 $y=C(x)e^{-\int P(x)\mathrm{d}x}$ 中，即得所求一阶线性非齐次微分方程的通解.

在用常数变易解法求解一阶线性非齐次微分方程时，只要一阶线性非齐次微分方程是 $y'+P(x)y=Q(x)$ 的基本形式，则将 $y=C(x)e^{-\int P(x)\mathrm{d}x}$ 代入微分方程化简整理后，必有 $C'(x)e^{-\int P(x)\mathrm{d}x}=Q(x)$. 用该结论可以简化运算过程.

（2）公式法步骤

第一步：将一阶线性非齐次微分方程化为基本形式 $y'+P(x)y=Q(x)$.

第二步：把相应的 $P(x)$ 和 $Q(x)$ 代入通解公式

$$y=e^{-\int P(x)\mathrm{d}x}\left[\int Q(x)e^{\int P(x)\mathrm{d}x}\mathrm{d}x+C\right]（\text{其中 }C\text{ 为任意常数}）$$

即为所求一阶线性微分方程的通解.

第三节　可降阶的二阶微分方程

（一）$y''=f(x)$ 型的微分方程

1. 特点微分方程 $y''=f(x)$ 的右端是仅含 x 的函数.

2. 解法　对方程 $y''=f(x)$ 两边连续 2 次积分，即可得到该方程的通解.

（二）$y''=f(x,y')$ 型的微分方程

1. 特点方程 $y''=f(x,y')$ 是不明显含有未知函数 y 的二阶微分方程.

2. 解法步骤

第一步：设 $y'=p(x)$，则 $y''=\dfrac{\mathrm{d}p}{\mathrm{d}x}=p'$，将 y' 和 y'' 代入微分方程 $y''=f(x,y')$，得到一个关于变量 p 与 x 的一阶微分方程 $p'=f(x,p)$.

第二步：求解一阶微分方程 $p'=f(x,p)$，得其通解为 $p(x)=\varphi(x,C_1)$.

第三步：把 $y'=p(x)$ 代入 $p(x)=\varphi(x,C_1)$，得 $y'=\varphi(x,C_1)$.

第四步：对 $y'=\varphi(x,C_1)$ 两边积分，得原微分方程 $y''=f(x,y')$ 的通解为

$$y=\int\varphi(x,C_1)\mathrm{d}x+C_2 \quad （C_1,C_2\text{ 为任意常数}）.$$

（三）$y''=f(y,y')$ 型的微分方程

1. 特点方程 $y''=f(y,y')$ 是不明显含有自变量 x 的二阶微分方程.

2. 解法步骤

第一步：设 $y'=p(y)$，则 $y''=\dfrac{\mathrm{d}p}{\mathrm{d}x}=\dfrac{\mathrm{d}p}{\mathrm{d}y}\dfrac{\mathrm{d}y}{\mathrm{d}x}=p\dfrac{\mathrm{d}p}{\mathrm{d}y}$，将 y' 和 y'' 代入微分方程 $y''=f(y,y')$，得到一个关于变量 p 与 y 的一阶微分方程 $p\dfrac{\mathrm{d}p}{\mathrm{d}y}=f(y,p)$.

第二步：求解一阶微分方程 $p\dfrac{\mathrm{d}p}{\mathrm{d}y}=f(y,p)$，得其通解为 $p=\varphi(y,C_1)$.

第三步：把 $y'=p(y)$ 代入 $p=\varphi(y,C_1)$，得 $y'=p=\varphi(y,C_1)$.

第四步：用分离变量法解 $y'=p=\varphi(y,C_1)$，得原方程 $y''=f(y,y')$ 的通解为

$$\int \frac{\mathrm{d}y}{\varphi(y,C_1)}=x+C_2 \quad (C_1,C_2 \text{ 为任意常数}).$$

本节内容是微分方程学习的难点，求这三类微分方程通解的基本思想是通过变换将高阶微分方程降为一阶，再利用一阶方程的方法求得.在实际求解二阶微分方程时，首先要观察微分方程所含变量及其结构特征，根据不同的特征采取不同的方法降阶.需要指出的是要注意第二和第三类中 y'' 的不同表示.

第四节　二阶常系数线性齐次微分方程

1. 基本形式 $Ay''+By'+Cy=0$，其中 A、B、C 是已知常数，且 $A\neq0$.

2. 特征根解法与步骤

第一步：写出微分方程 $Ay''+By'+Cy=0$ 的特征方程 $A\lambda^2+B\lambda+C=0$.

第二步：求出特征方程 $A\lambda^2+B\lambda+C=0$ 的两个特征根 λ_1,λ_2.

第三步：根据特征根三种不同情况，按表 5-1 得出微分方程 $Ay''+By'+Cy=0$ 的通解.

表 5-1　特征方程的根及其对应的通解

特征方程 $A\lambda^2+B\lambda+C=0$ 的根	微分方程 $Ay''+By'+Cy=0$ 的通解
不等实根 $\lambda_1\neq\lambda_2$	$y=C_1e^{\lambda_1 x}+C_2e^{\lambda_2 x}$
相等实根 $\lambda_1=\lambda_2$	$y=C_1e^{\lambda_1 x}+C_2xe^{\lambda_1 x}$
共轭复根 $\lambda_{1,2}=\alpha\pm i\beta$	$y=e^{\alpha x}(C_1\cos\beta x+C_2\sin\beta x)$

学习本节内容首先要正确地识别微分方程的基本形式，清楚每种形式微分方程的特征，熟记每种形式微分方程的对应解法.需要指出的是，常微分方程没有通用的解法.每种方法一般只适用于某类微分方程.当然，一个微分方程可能有几种求解方法，在求解时，要选取最简单的那种方法以提高求解效率.

第五节　微分方程在医药学中的应用

1. 肿瘤增长模型.

2. 细菌繁殖模型.

3. 药物动力学模型.

4. 流行病学模型.

学习本节内容可了解数学知识在医学中的部分应用,引导学生用数学思维观察社会,培养医学生全心全意为人民服务的意识.

三、典型例题

例 1　判断方程 $\dfrac{\mathrm{d}y}{\mathrm{d}x} = 1 + x + y^2 + xy^2$ 为何种类型,并求其解.

解　$\dfrac{\mathrm{d}y}{\mathrm{d}x} = 1 + x + y^2 + xy^2 = (1+x)(1+y^2)$,这是一个可分离变量的微分方程,通解为 $\displaystyle\int \dfrac{\mathrm{d}y}{1+y^2} = \displaystyle\int (1+x)\mathrm{d}x$,即 $\arctan y = \dfrac{1}{2}x^2 + x + C$ 或写作 $y = \tan\left(\dfrac{1}{2}x^2 + x + C\right)$.

例 2　求微分方程 $y'' + y' = x^2$ 的通解.

解　微分方程 $y'' + y' = x^2$ 是 $y'' = f(x, y')$ 型的微分方程.

解法 1　令 $P = y'$,代入原方程得 $P' + P = x^2$,故

$$P = \mathrm{e}^{-x}\left(\int x^2 \mathrm{e}^x + C_0\right)\mathrm{d}x = \mathrm{e}^{-x}(x^2\mathrm{e}^x - 2x\mathrm{e}^x + 2\mathrm{e}^x + C_0) = x^2 - 2x + 2 + C_0\mathrm{e}^{-x},$$

再积分得到

$$y = \int x^2 - 2x + 2 + C_0\mathrm{e}^{-x})\mathrm{d}x = \dfrac{1}{3}x^3 - x^2 + 2x + C_1 + C_2\mathrm{e}^{-x}, \quad (C_2 = -C_0).$$

解法 2　原方程即 $(y' + y)' = x^2$,两边积分得 $y' + y = \dfrac{1}{3}x^3 + C_1$,解此一阶线性非齐次方程,得

$$y = \mathrm{e}^{-x}\left[\int\left(\dfrac{1}{3}x^3 + C_1\right)\mathrm{e}^x\right]\mathrm{d}x + C_2 = \mathrm{e}^{-x}\left[\dfrac{1}{3}(x^3\mathrm{e}^x - 3x^2\mathrm{e}^x + 6x\mathrm{e}^x - 6\mathrm{e}^x) + C_1\mathrm{e}^x + C_2\right]$$

$$= \dfrac{1}{3}x^3 - x^2 + 2x + C_1 + C_2\mathrm{e}^{-x}.$$

例 3　求方程 $y'' = \mathrm{e}^{2y}$ 在初始条件 $y(0) = y'(0) = 0$ 下的特解.

解　令 $y' = P(y)$,则 $y'' = \dfrac{\mathrm{d}P}{\mathrm{d}y}P$,原方程变为 $P\dfrac{\mathrm{d}P}{\mathrm{d}y} = \mathrm{e}^{2y}$,即 $P\mathrm{d}P = \mathrm{e}^{2y}\mathrm{d}y$,积分得

$$\dfrac{1}{2}P^2 = \dfrac{1}{2}\mathrm{e}^{2y} + C_1 \quad 即 \quad \dfrac{1}{2}(y')^2 = \dfrac{1}{2}\mathrm{e}^{2y} + C_1.$$

由 $y(0) = y'(0) = 0$ 得 $C_1 = -\dfrac{1}{2}$,从而 $(y')^2 = \mathrm{e}^{2y} - 1$,$y' = \pm\sqrt{\mathrm{e}^{2y} - 1}$,即 $\dfrac{\mathrm{d}y}{\sqrt{\mathrm{e}^{2y}-1}} = \pm\mathrm{d}x \Rightarrow \dfrac{\mathrm{e}^{-y}\mathrm{d}y}{\sqrt{1-\mathrm{e}^{-2y}}} = \pm\mathrm{d}x$,

积分得 $-\arcsin \mathrm{e}^{-y} = \pm x + C_2$,由 $y(0) = 0$ 得 $C_2 = -\dfrac{\pi}{2}$,因而 $\mathrm{e}^{-y} = \sin\left(\pm x + \dfrac{\pi}{2}\right) = \cos x$,故最后有特解 $y = -\ln\cos x$.

例 4　求方程 $y'' + 25y = 0$ 满足 $y(0) = 2$,$y'(0) = 5$ 的特解.

解　特征方程 $r^2 + 25 = 0$,$r_{1,2} = \pm 5i$,故通解为 $y = C_1\cos 5x + C_2\sin 5x$

$\Rightarrow y' = -5C_1\sin 5x + 5C_2\sin 5x$,代入初始条件得 $\begin{cases} 2 = C_1 \\ 5 = 5C_2 \end{cases}$ 即 $\begin{cases} C_1 = 2 \\ C_2 = 1 \end{cases}$,

故所求的特解为 $y = 2\cos 5x + \sin 5x$.

例 5　某湖泊的水量为 V，每年排入湖泊内含污染物 A 的泄水量为 $\dfrac{V}{6}$，流入湖泊内不含 A 的水量为 $\dfrac{V}{6}$，流出湖泊的水量为 $\dfrac{V}{3}$，已知 1999 年底湖中 A 的含量为 $5m_0$，超过国家规定指标.为了治理污水，从 2000 年起，限定排入湖泊中含 A 污水的浓度不超过 $\dfrac{m_0}{V}$. 问：最多要经过多少年，湖泊中污染物 A 的含量降至 m_0 以内？（注：设湖水中 A 的浓度是均匀的.)

解　设从 2000 年初（令此时 $t=0$）开始，第 t 年湖泊中污染物 A 的总量为 m，浓度为 $\dfrac{m}{V}$，则在时间间隔 $[t,t+\mathrm{d}t]$ 内，排入湖泊中 A 的量为 $\dfrac{m_0}{V}\dfrac{V}{6}\mathrm{d}t=\dfrac{m_0}{6}\mathrm{d}t$，流出湖泊的水中 A 的量为 $\dfrac{m}{V}\dfrac{V}{3}\mathrm{d}t=\dfrac{m}{3}\mathrm{d}t$，因而在此时间间隔内湖泊中污染物 A 的改变量 $\mathrm{d}m=\left(\dfrac{m_0}{6}-\dfrac{m}{3}\right)\mathrm{d}t$，由分离变量法解得 $m=\dfrac{m_0}{2}-C\mathrm{e}^{-\frac{t}{3}}$.

代入初始条件 $m\big|_{t=0}=5m_0$，得 $C=-\dfrac{9}{2}m_0$，于是 $m=\dfrac{m_0}{2}(1+9\mathrm{e}^{-\frac{t}{3}})$.

令 $m=m_0$，得 $t=6\ln 3\approx6.6$（年），即最多需要经过约 6.6 年，湖泊中污染物 A 的含量降至 m_0 以内.

四、习题解答

练习题 5-1

1. 判断题

（1）$y''-8y'=0$ 是一阶微分方程；

（2）$y=x^2+C_1x+C_2$ 是微分方程 $y''=2$ 的通解.

解　（1）否；（2）是.

2. 填空题

（1）微分方程的解是（　　）（函数、常数）；

（2）含未知函数的（　　）的方程称为微分方程；

（3）含有独立的（　　）且常数的个体与微分方程的阶数相同的解，叫做微分方程的通解.

解　（1）函数；（2）导数或微分；（3）任意常数.

3. 证明 $y=\mathrm{e}^{3x}$ 是微分方程 $y'=3y$ 的特解.

证明　左边 $=y'=3\mathrm{e}^{3x}$，右边 $=3y=3\mathrm{e}^{3x}$，左边 $=$ 右边，得证.

4. 证明 $y=C\mathrm{e}^{\frac{1}{2}x^2}$ 是微分方程 $y'=xy$ 的通解.

证明　左边 $=y'=xC\mathrm{e}^{\frac{1}{2}x^2}$，右边 $=y'=xy=xC\mathrm{e}^{\frac{1}{2}x^2}$，左边 $=$ 右边，又因为 $y=C\mathrm{e}^{\frac{1}{2}x^2}$ 含有一个任意常数，得证.

5. 证明 $y=C_1\mathrm{e}^{2x}+C_2\mathrm{e}^{3x}$ 是方程 $y''-5y'+6y=0$ 的解，并考察它是通解还是特解.

证明　$y'=2C_1\mathrm{e}^{2x}+3C_2\mathrm{e}^{3x}$，$y''=4C_1\mathrm{e}^{2x}+9C_2\mathrm{e}^{3x}$.

左边 $=y''-5y'+6y=4C_1\mathrm{e}^{2x}+9C_2\mathrm{e}^{3x}-5(2C_1\mathrm{e}^{2x}+3C_2\mathrm{e}^{3x})+6(C_1\mathrm{e}^{2x}+C_2\mathrm{e}^{3x})=0$，右边 $=0$，左边 $=$ 右边，又因为 $y=C_1\mathrm{e}^{2x}+C_2\mathrm{e}^{3x}$ 含有两个独立的任意常数，得证.

练习题 5-2

1. 判断题

（1）将微分方程通解中的任意常数变易为待定函数的方法叫做常数变易法；

（2）方程 $\mathrm{d}y = (2x+1)y\mathrm{d}x$ 不是可分离变量微分方程.

解　（1）是.（2）否.

2. 填空题

（1）一阶齐次线性微分方程 $y' + P(x)y = 0$ 的通解为（　　）；

（2）一阶非齐次线性微分方程 $y' + P(x)y = Q(x)$ 的通解为（　　）.

解　（1）$y = Ce^{-\int P(x)\mathrm{d}x}$；（2）$y = Ce^{-\int P(x)\mathrm{d}x} + e^{-\int P(x)\mathrm{d}x}\int Q(x)e^{\int P(x)\mathrm{d}x}\mathrm{d}x$.

3. 求微分方程 $y' = \dfrac{y}{x}$ 满足初始条件 $y\big|_{x=1} = 1$ 特解.

解　分离变量，$\dfrac{\mathrm{d}y}{y} = \dfrac{\mathrm{d}x}{x}$，两边积分得 $\ln y = \ln x + \ln C$，即 $y = Cx$.

把 $y\big|_{x=1} = 1$ 代入上式得 $C = 1$，所以原方程的特解为 $y = x$.

4. 求微分方程 $y' = (x+1)y$ 通解.

解　分离变量，$\dfrac{\mathrm{d}y}{y} = (x+1)\mathrm{d}x$，两边积分得，$\ln y = \dfrac{1}{2}x^2 + x + \ln C$，即 $y = Ce^{\frac{1}{2}x^2 + x}$，所以原方程的通解为

$y = Ce^{\frac{1}{2}x^2 + x}$.

5. 求微分方程 $y' - \dfrac{1}{x}y = x$ 的通解.

解　微分方程 $y' - \dfrac{1}{x}y = x$ 是一阶线性非齐次微分方程，其 $P(x) = -\dfrac{1}{x}$，$Q(x) = x$

一阶线性非齐次微分方程的通解

$$y = \left[\int Q(x)e^{\int P(x)\mathrm{d}x}\mathrm{d}x + C\right]e^{-\int P(x)\mathrm{d}x} = \left[\int xe^{-\int \frac{1}{x}\mathrm{d}x}\mathrm{d}x + C\right]e^{\int \frac{1}{x}\mathrm{d}x} = \left[\int xe^{-\ln x}\mathrm{d}x + C\right]e^{\ln x}$$

$$= \left[\int x \cdot \frac{1}{x}\mathrm{d}x + C\right]x = \left(\int \mathrm{d}x + C\right)x = (x+C)x = x^2 + Cx.$$

所求方程的通解为 $y = x^2 + Cx$.

练习题 5-3

1. 求 $y^{(3)} = 2x^5 + 4x^4 + x + 1$ 的通解.

解　$y = \dfrac{1}{168}x^8 + \dfrac{2}{105}x^7 + \dfrac{1}{24}x^4 + \dfrac{1}{6}x^3 + \dfrac{1}{2}C_1x^2 + C_2x + C_3$.

2. 试求 $y^{(n)} = \sin x\,(n>4)$ 的通解.

解　$y' = \sin x \Rightarrow y = -\cos x + C_1 = \sin\left(x + \dfrac{\pi}{2}\right) + C_1$；

$y'' = \sin x \Rightarrow y' = -\cos x + C_1$

$\Rightarrow y = -\sin x + C_1 x + C_2 = \sin\left(x + 2\dfrac{\pi}{2}\right) + C_1 x + C_2$；

$$y''' = \sin x \Rightarrow y'' = -\cos x + C_1 \Rightarrow y' = -\sin x + C_1 x + C_2$$

$$\Rightarrow y = \cos x + \frac{C_1}{1 \times 2} x^2 + C_2 x + C_3 = \sin\left(x + 3\,\frac{\pi}{2}\right) + \frac{C_1}{2!} x^2 + \frac{C_2}{1!} x + C_3;$$

同样可得，若 $y^{(4)} = \sin x$，则有 $y = \sin\left(x + 4\,\frac{\pi}{2}\right) + \frac{C_1}{3!} x^3 + \frac{C_2}{2!} x^2 + \frac{C_3}{1!} x + C_4;$

一般说来，方程 $y^{(n)} = \sin x$ 的通解为

$$y = \sin\left(x + n\,\frac{\pi}{2}\right) + \frac{C_1}{(n-1)!} x^{n-1} + \frac{C_2}{(n-2)!} x^{n-2} + \cdots + \frac{C_{n-1}}{1!} x + C_n.$$

3. 求微分方程 $y'' = \dfrac{1}{x} y' + x e^x$ 的通解.

解　原方程属于 $y'' = f(x, y')$ 型. 设 $p(x) = y'$，则 $y'' = \dfrac{\mathrm{d}p}{\mathrm{d}x}$，代入原方程，得一阶微分方程 $\dfrac{\mathrm{d}p}{\mathrm{d}x} - \dfrac{1}{x} p = x e^x.$ 由公式得

$$p(x) = e^{-\int \left(-\frac{1}{x}\right)\mathrm{d}x}\left[\int x e^x e^{\int \left(-\frac{1}{x}\right)\mathrm{d}x} + C_1\right] = e^{\ln x}\left[\int x e^x \frac{1}{x}\mathrm{d}x + C_1\right]$$

$$= x\left[e^x + C_1\right]$$

于是由 $p(x) = y'$ 得 $y' = p(x) = x\left[e^x + C_1\right]$，两边积分，得所求通解为

$$y' = \int x\left[e^x + C_1\right]\mathrm{d}x = x e^x - e^x + \frac{1}{2} C_1 x^2 + C_2.$$

4. 求微分方程 $y'' = \dfrac{2xy'}{1+x^2}$ 满足初始条件 $y\big|_{x=0} = 1, y'\big|_{x=0} = 3$ 的特解.

解　原方程显然属于 $y'' = f(x, y')$ 型. 设 $p(x) = y'$，则 $y'' = \dfrac{\mathrm{d}p}{\mathrm{d}x}$，代入原方程，得 $\dfrac{\mathrm{d}p}{\mathrm{d}x} = \dfrac{2xp}{1+x^2}.$ 这是可分离变量型方程. 分离变量，得 $\dfrac{\mathrm{d}p}{p} = \dfrac{2x\mathrm{d}x}{1+x^2}.$

两边积分，并化简，得 $p = C_1(1 + x^2).$ 由初始条件 $y'\big|_{x=0} = p\big|_{x=0} = 3$，得 $C_1 = 3$，于是，$p = 3(1 + x^2).$
再积分，得 $y = x^3 + 3x + C_2.$ 利用初始条件 $y\big|_{x=0} = 1$，得 $C_2 = 1$，因此所求特解为 $y = x^3 + 3x + 1.$

5. 求 $2yy'' = 1 + y'^2$ 的通解.

解　原方程可化为 $y'' = \dfrac{1 + y'^2}{2y}$，方程不含 x. 设 $y' = p(y)$，以 $y'' = p\dfrac{\mathrm{d}p}{\mathrm{d}y}$ 代入上式，得 $y'' = p\dfrac{\mathrm{d}p}{\mathrm{d}y} = \dfrac{1+p^2}{2y}$,

积分，化简得 $1 + p^2 = C_1 y.$ 由于 $p = \dfrac{\mathrm{d}y}{\mathrm{d}x}$，$\left(\dfrac{\mathrm{d}y}{\mathrm{d}x}\right)^2 = C_1 y - 1, \dfrac{\mathrm{d}y}{\mathrm{d}x} = \pm\sqrt{C_1 y - 1}$，于是 $\dfrac{\mathrm{d}y}{\pm(C_1 y - 1)^{\frac{1}{2}}} = \mathrm{d}x.$ 积分，得通

解 $C_1 y - 1 = \dfrac{C_1^2}{4}(x + C_2)^2.$

练习题 5-4

1. 微分方程 $y'' - 2y' + y = 0$ 的一个特解为 e^x，另一个特解是什么？

解　所给方程的特征方程为 $\lambda^2 - 2\lambda + 1 = 0$，它的两个根 $\lambda_1 = \lambda_2 = 1$，所以方程的另一个特解为 $x e^x.$

2. 设函数 $y_1 = 3e^x \sin 2x$ 和 $y_2 = -e^x \sin x \cos x$ 都是某二阶常系数线性齐次方程的解，这两个解线性无关吗？能否找到另一个解 y_3，使 y_1 和 y_3 线性无关？

解 $\dfrac{y_1}{y_2} = \dfrac{3e^x \sin 2x}{-e^x \sin x \cos x} = \dfrac{6e^x \sin x \cos x}{-e^x \sin x \cos x} = -6$，所以，这两个解线性相关.

由于 y_1 是方程组的解，所以该方程有一对特征根 $\lambda_1 = 1 + 2i$，$\lambda_2 = 1 - 2i$，令 $y_3 = e^x \cos 2x$，则 y_3 与 y_1 线性无关.

3. 求微分方程 $y'' - 2y' + 5y = 0$ 的通解.

解 所给方程的特征方程为 $\lambda^2 - 2\lambda + 5 = 0$，它的两个根 $\lambda_1 = 1 + 2i$、$\lambda_2 = 1 - 2i$ 是一对共轭复根，于是方程的通解为 $y = e^x(C_1 \cos 2x + C_2 \sin 2x)$.

4. 求微分方程 $y'' - 4y' + 4y = 0$ 的通解.

解 所给方程的特征方程为 $\lambda^2 - 4\lambda + 4 = 0$，特征根为 $\lambda_1 = \lambda_2 = 2$. 于是方程的通解为 $y = (C_1 + C_2 x)e^{2x}$.

5. 设 $y(x)$ 是微分方程 $y'' - y' - 2y = 0$ 的解，且在 $x = 0$ 时取得极值 3，求解 $y(x)$.

解 所给方程的特征方程为 $\lambda^2 - \lambda - 2 = 0$，特征根为 $\lambda_1 = -1$，$\lambda_2 = 2$. 于是原方程的通解为 $y = C_1 e^{-x} + C_2 e^{2x}$.

由于 $y(x)$ 在 $x = 0$ 时取得极值 3，所以 $y(x)$ 二阶可导，且 $y(0) = 3$，$y'(0) = 0$，代入通解得 $\begin{cases} C_1 + C_2 = 3, \\ -C_1 + 2C_2 = 0, \end{cases}$ 解得 $C_1 = 2$，$C_1 = 1$，所以 $y(x) = 2e^{-x} + e^{2x}$.

练习题 5-5

1. 放射性碘 (^{131}I) 被广泛用来研究甲状腺的功能，^{131}I 的瞬时放射速率与它当时所存在的量成正比. 已知 ^{131}I 初始质量为 M_0，^{131}I 的半衰期为 8 天 $\left(t = 8 \text{ 时}，M = \dfrac{1}{2} M_0\right)$，问：20 天后 ^{131}I 还剩多少？

解 设时刻 t 时 ^{131}I 的质量为 $M = M(t)$，则由题意有 $\dfrac{\mathrm{d}M}{\mathrm{d}t} = -kM$，其中 k 为常数，解此微分方程得通解为 $M = Ce^{-kt}$；由初始条件 $M(0) = M_0$ 得 $C = M_0$，从而 $M = M_0 e^{-kt}$.

又由半衰期为 8，知 $M(8) = \dfrac{1}{2} M_0$，故 $\dfrac{1}{2} M_0 = M_0 e^{-8k}$，解得 $k = \dfrac{1}{8} \ln 2$，进而

$$M = M_0 e^{-\left(\frac{1}{8}\ln 2\right)t}$$

$M(20) = M_0 e^{-(2.5\ln 2)} \approx M_0 e^{-1.7329} \approx 0.1768 M_0$，即 20 天后 ^{131}I 还剩原来的约 18%.

2. 研究血液中药物浓度随时间的变化规律，对于了解药物作用的特点，特别是指导临床用药具有重要意义和使用价值。

（1）静脉一次性注射给药时，血药浓度 $C(t)$ 下降率与浓度成正比.

（2）口服给药时，血药浓度 $C(t)$ 的增长率为药物释放率 D_f 与药物浓度衰减率的差值. 试分别就两种给药方式建立血药浓度随时间的变化规律.

解 （1）静脉注射给药：在快速静脉注射给药时，血药浓度 $C(t)$ 下降率与浓度成正比，比例系数 k 为消除速率常数，$C(t)$ 满足下面一阶微分方程和初始条件 $\begin{cases} \dfrac{\mathrm{d}C(t)}{\mathrm{d}t} = -kC(t), \\ C(0) = C_0, \end{cases}$ 它是一阶可分离变量的微分方程，求特解得 $C(t) = C_0 e^{-kt}$，该浓度曲线是一条指数衰减曲线.

（2）口服给药：在口服给药时，血药浓度 $C(t)$ 的增长率是药物释放率 D_f 与药物浓度衰减率的差值. 这里有两个比例系数，k_1 表示药物的释放率，k_2 表示药物浓度的衰减率（$0 < k_2 < k_1$），$C(t)$ 满足

下面的一阶微分方程和初始条件.

$$\begin{cases} \dfrac{\mathrm{d}C(t)}{\mathrm{d}t} = k_1 D_f \mathrm{e}^{-k_1 t} - k_2 C(t), \\ C(0) = 0, \end{cases}$$ 这是一阶线性微分方程.

① 当 $k_1 \neq k_2$ 时,求特解得 $C(t) = \dfrac{k_1 D_f}{k_1 - k_2}(\mathrm{e}^{-k_2 t} - \mathrm{e}^{-k_1 t})$;

② 当 $k_1 = k_2 = k$ 时,求特解得 $C(t) = k D_f \, t \mathrm{e}^{-kt}$.

3. 人工繁殖细菌,其增长速度和当时的细菌数成正比.

(1) 如果 4 小时的细菌数为原细菌数的 2 倍,那么经过 12 小时细菌数应有多少?

(2) 如在 3 小时的时候,有细菌数 10^4 个,在 5 小时的时候有 4×10^4 个,那么在开始时有多少个细菌?

解　设 t 时,细菌数为 $x(t)$,由题设有 $\dfrac{\mathrm{d}x}{\mathrm{d}t} = kx$,$x = x_0 \mathrm{e}^{kt}$.

(1) 由 $2x_0 = x(4) = x_0 \mathrm{e}^{k4}$ 得 $\mathrm{e}^k = 2^{\frac{1}{4}}$,$x = x_0 (2^{\frac{1}{4}})^t$,$x(12) = x_0 (2^{\frac{1}{4}})^{12} = 8x_0$.

(2) 由 $10^4 = x(3) = x_0 \mathrm{e}^{3k}$,$4 \times 10^4 = x(5) = x_0 \mathrm{e}^{5k}$,解得 $\mathrm{e}^k = 2$,$x_0 = 1\,250$.

复习题五

1. 从以下的等式中找出微分方程,再从微分方程中找出线性微分方程、常系数线性微分方程,并标明各微分方程的阶数:

(1) $y'' - 3y' + 2y = x$;

解　线性、常系数、二阶微分方程.

(2) $y^2 - 3y + 2 = x$;

解　不是微分方程.

(3) $y^2 - 3y' + 2 = 0$;

解　非线性、一阶微分方程.

(4) $(y')^2 = 2x + 5$;

解　非线性、一阶微分方程.

(5) $\mathrm{d}y = (2x + 5)\mathrm{d}x$;

解　线性、一阶微分方程.

(6) $y'' = \sin x$;

解　非线性、二阶微分方程.

(7) $\mathrm{d}y = (2x + 3y - 5)\mathrm{d}x$;

解　线性、常系数、一阶微分方程.

(8) $y'' = \cos^2 y \sin x$;

解　非线性、二阶微分方程.

(9) $y'' - (y')^2 + 2y = x$;

解　非线性、二阶微分方程.

(10) $3y'' - 2y' + 4y = 0$;

解　线性、常系数、二阶微分方程.

(11) $xy''' + 2y'' + x(y')^4 + y = 0$;

解　非线性、三阶微分方程.

（12）$2y''=3y'$.

解　线性、常系数、二阶微分方程.

2. 判断下列函数是否为已给微分方程的解,如果是,指出是通解还是特解:

（1）$y=Ce^{-2x^2}$,$y'+4xy=0$;

解　$y'=-4xCe^{-2x^2}$　,把 y、y'代入 $y'+4xy$,得

$$y'+4xy=-4xCe^{-2x^2}+4x\left(Ce^{-2x^2}\right)=0$$

所以 $y=Ce^{-2x^2}$是微分方程 $y'+4xy=0$ 的通解.

（2）$y=-5e^{-2x^2}$,$y'+4xy=0$;

解　$y'=20xe^{-2x^2}$,把 y、y'代入 $y'+4xy$,得

$$y'+4xy=20xe^{-2x^2}+4x\left(-5e^{-2x^2}\right)=0$$

所以 $y=-5e^{-2x^2}$是微分方程 $y'+4xy=0$ 的特解.

（3）$y=\dfrac{\left(C-x^2\right)}{2x}$,$(x+y)\mathrm{d}x+x\mathrm{d}y=0$;

解　$\mathrm{d}y=\left[\dfrac{\left(C-x^2\right)}{2x}\right]'\mathrm{d}x=\dfrac{-2x\cdot 2x-2\left(C-x^2\right)}{4x^2}\mathrm{d}x=\dfrac{-x^2-C}{2x^2}\mathrm{d}x$,把 $\mathrm{d}y$ 代入 $(x+y)\mathrm{d}x+x\mathrm{d}y$,得

$$(x+y)\mathrm{d}x+x\mathrm{d}y=\left(x+\dfrac{\left(C-x^2\right)}{2x}\right)\mathrm{d}x+x\cdot\dfrac{-x^2-C}{2x^2}\mathrm{d}x=0$$

所以 $y=\dfrac{\left(C-x^2\right)}{2x}$是微分方程$(x+y)\mathrm{d}x+x\mathrm{d}y=0$ 的通解.

（4）$y=C_1\cos\omega x+C_2\sin\omega x$,$\dfrac{\mathrm{d}^2y}{\mathrm{d}x^2}+\omega^2y=0$;

解　$\dfrac{\mathrm{d}y}{\mathrm{d}x}=-C_1\omega\sin\omega x+C_2\omega\cos\omega x$,$\dfrac{\mathrm{d}^2y}{\mathrm{d}x^2}=-C_1\omega^2\cos\omega x-C_2\omega^2\sin\omega x$,把$\dfrac{\mathrm{d}^2y}{\mathrm{d}x^2}$代入$\dfrac{\mathrm{d}^2y}{\mathrm{d}x^2}+\omega^2y=0$,得

$$\dfrac{\mathrm{d}^2y}{\mathrm{d}x^2}+\omega^2y=-C_1\omega^2\cos\omega x-C_2\omega^2\sin\omega x+\omega^2\left(C_1\cos\omega x+C_2\sin\omega x\right)=0$$

所以 $y=C_1\cos\omega x+C_2\sin\omega x$ 是微分方程$\dfrac{\mathrm{d}^2y}{\mathrm{d}x^2}+\omega^2y=0$ 的通解.

（5）$y=C_1e^{-x}+C_2e^{\frac{x}{2}}$,$2y''+y'=y$;

解　$y'=\left(C_1e^{-x}+C_2e^{\frac{x}{2}}\right)'=-C_1e^{-x}+\dfrac{1}{2}C_2e^{\frac{x}{2}}$,

$y''=\left(-C_1e^{-x}+\dfrac{1}{2}C_2e^{\frac{x}{2}}\right)'=C_1e^{-x}+\dfrac{1}{4}C_2e^{\frac{x}{2}}$,把 y'、y''代入 $2y''+y'$,得

$$2y''+y'=2\left(C_1e^{-x}+\dfrac{1}{4}C_2e^{\frac{x}{2}}\right)+\left(-C_1e^{-x}+\dfrac{1}{2}C_2e^{\frac{x}{2}}\right)=C_1e^{-x}+C_2e^{\frac{x}{2}}=y$$

所以 $y=C_1e^{-x}+C_2e^{\frac{x}{2}}$是微分方程 $2y''+y'=y$ 的通解.

（6）$y=e^x$,$\dfrac{\mathrm{d}^4y}{\mathrm{d}x^4}-2\dfrac{\mathrm{d}^3y}{\mathrm{d}x^3}-3\dfrac{\mathrm{d}^2y}{\mathrm{d}x^2}+\dfrac{\mathrm{d}y}{\mathrm{d}x}=0$.

解　$\dfrac{\mathrm{d}y}{\mathrm{d}x}=e^x$,$\dfrac{\mathrm{d}^2y}{\mathrm{d}x^2}=e^x$,$\dfrac{\mathrm{d}^3y}{\mathrm{d}x^3}=e^x$,$\dfrac{\mathrm{d}^4y}{\mathrm{d}x^4}=e^x$,把$\dfrac{\mathrm{d}y}{\mathrm{d}x}$、$\dfrac{\mathrm{d}^2y}{\mathrm{d}x^2}$、$\dfrac{\mathrm{d}^3y}{\mathrm{d}x^3}$、$\dfrac{\mathrm{d}^4y}{\mathrm{d}x^4}$代入$\dfrac{\mathrm{d}^4y}{\mathrm{d}x^4}-2\dfrac{\mathrm{d}^3y}{\mathrm{d}x^3}-3\dfrac{\mathrm{d}^2y}{\mathrm{d}x^2}+\dfrac{\mathrm{d}y}{\mathrm{d}x}$,得

$$\dfrac{\mathrm{d}^4y}{\mathrm{d}x^4}-2\dfrac{\mathrm{d}^3y}{\mathrm{d}x^3}-3\dfrac{\mathrm{d}^2y}{\mathrm{d}x^2}+\dfrac{\mathrm{d}y}{\mathrm{d}x}=e^x-2e^x-3e^x+e^x=-3e^x\neq 0$$

所以 $y=e^x$ 不是微分方程 $\dfrac{d^4y}{dx^4}-2\dfrac{d^3y}{dx^3}-3\dfrac{d^2y}{dx^2}+\dfrac{dy}{dx}=0$ 的解.

3. 求下列微分方程的通解或特解

（1）$xy'-y\ln y=0$；

解　$x\dfrac{dy}{dx}=y\ln y\Rightarrow\displaystyle\int\dfrac{dy}{y\ln y}=\int\dfrac{1}{x}dx\Rightarrow\ln\ln y=\ln x+\ln C\Rightarrow\ln y=Cx\Rightarrow y=Ce^x$ 即为所求微分方程的通解.

（2）$(1+e^x)yy'=e^x$；

解　分离变量并两边积分，$y dy=\dfrac{e^x}{1+e^x}dx\Rightarrow\dfrac{y^2}{2}=\ln(1+e^x)+C_1$，故得通解 $y^2=2\ln(1+e^x)+C$（$C=2C_1$）.

（3）$y'-xy'=a(y^2+y)$；

解　分离变量$(1-x)y'=a(y^2+y)\Rightarrow\dfrac{dy}{y^2+y}=\dfrac{a}{1-x}dx$，两边积分得

$$\int\left(\dfrac{1}{y}-\dfrac{1}{y+1}\right)dy=-a\int\dfrac{1}{x-1}dx\Rightarrow\ln\dfrac{y}{y+1}=-a\ln(x-1)+\ln C\Rightarrow\dfrac{y}{y+1}=C(x-1)^{-a}$$，即为所求微分方程的通解.

（4）$y'=10^{x+y}$；

解　分离变量$\dfrac{dy}{10^y}=10^x dx$，两边积得$\displaystyle\int 10^{-y}dy=\int 10^x dx\Rightarrow-\dfrac{10^{-y}}{\ln 10}=\dfrac{10^x}{\ln 10}+\dfrac{C_1}{\ln 10}\Rightarrow 10^x+10^{-y}=C$（$C=-C_1$），即为所求微分方程的通解.

（5）$y'=y\ln y\cos x,y\left(\dfrac{\pi}{2}\right)=e$；

解　$\dfrac{dy}{y\ln y}=\cos x dx\Rightarrow\displaystyle\int\dfrac{dy}{y\ln y}=\int\cos x dx\Rightarrow\ln\ln y=\sin x+C.$

由 $y\left(\dfrac{\pi}{2}\right)=e$ 得 $C=-1$，所以 $\ln\ln y=\sin x-1$ 即为所求微分方程的特解.

（6）$\sin y\cos x dy=\cos y\sin x dx,y(0)=\dfrac{\pi}{4}$；

解　$\displaystyle\int\tan y dy=\int\tan x dx\Rightarrow\ln\cos y=\ln\cos x+\ln C\Rightarrow\cos y=C\cos x$，由 $y(0)=\dfrac{\pi}{4}$ 得 $\dfrac{\sqrt{2}}{2}=C$，所以 $\cos y=\dfrac{\sqrt{2}}{2}\cos x$ 即为所求微分方程的特解.

（7）$\dfrac{x}{1+y}dx-\dfrac{y}{1+x}dy=0,y(0)=1$；

解　$\dfrac{x}{1+y}dx=\dfrac{y}{1+x}dy\Rightarrow\displaystyle\int(y+y^2)dy=\int(x+x^2)dx\Rightarrow\dfrac{y^2}{2}+\dfrac{y^3}{3}=\dfrac{x^2}{2}+\dfrac{x^3}{3}+C.$

由 $y(0)=1$，得 $\dfrac{1}{2}+\dfrac{1}{3}=C$，$C=\dfrac{5}{6}$，所以 $\dfrac{y^2}{2}+\dfrac{y^3}{3}=\dfrac{x^2}{2}+\dfrac{x^3}{3}+\dfrac{5}{6}$，所以 $3y^2+2y^3=3x^2+2x^3+5$ 即为所求微分方程的特解.

（8）$xy'+1=4e^{-y},y(-2)=0$；

解 $x\dfrac{\mathrm{d}y}{\mathrm{d}x}=\dfrac{4}{\mathrm{e}^{y}}-1=\dfrac{4-\mathrm{e}^{y}}{\mathrm{e}^{y}}\Rightarrow\displaystyle\int\dfrac{\mathrm{e}^{y}}{4-\mathrm{e}^{y}}\mathrm{d}y=\int\dfrac{1}{x}\mathrm{d}x\Rightarrow-\ln\ (4-\mathrm{e}^{y})=\ln\ x+\ln\ C\Rightarrow\dfrac{1}{4-\mathrm{e}^{y}}=Cx$，由 $y(-2)=0$，

有 $\dfrac{1}{3}=-2C,C=-\dfrac{1}{6}$，所以 $\dfrac{1}{4-\mathrm{e}^{y}}=-\dfrac{x}{6}$，即 $x(4-\mathrm{e}^{y})=-6$ 为所求微分方程的特解.

（9）$\mathrm{e}^{x}\mathrm{d}x=\mathrm{d}x+\sin\ 2y\mathrm{d}y,y\big|_{x=1}=\dfrac{\pi}{6}$.

解 $\displaystyle\int\sin\ 2y\mathrm{d}y=\int(\mathrm{e}^{x}-1)\mathrm{d}x\Rightarrow-\dfrac{1}{2}\cos\ 2y=\mathrm{e}^{x}-x+C$，由 $y\big|_{x=1}=\dfrac{\pi}{6}$，有 $-\dfrac{1}{2}\times\dfrac{1}{2}=\mathrm{e}-1+C,C=\dfrac{3}{4}-\mathrm{e}$，

所以 $-\dfrac{1}{2}\cos\ 2y=\mathrm{e}^{x}-x+\dfrac{3}{4}-\mathrm{e}$，即 $\cos\ 2y=2x-2\mathrm{e}^{x}+2\mathrm{e}-\dfrac{2}{3}$ 为所求微分方程的特解.

4. 求下列微分方程的通解或特解

（1）$xy'+y=x^{2}+3x+2$；

解 $y'+\dfrac{1}{x}y=x+3+\dfrac{2}{x}$，则

$$y=\mathrm{e}^{-\int\frac{1}{x}\mathrm{d}x}\left(\int\left(x+3+\dfrac{2}{x}\right)\mathrm{e}^{\int\frac{1}{x}\mathrm{d}x}\mathrm{d}x+C\right)=\mathrm{e}^{-\ln x}\left(\int\left(x+3+\dfrac{2}{x}\right)\mathrm{e}^{\ln x}\mathrm{d}x+C\right)$$

$$=\dfrac{1}{x}\left[\int(x^{2}+3x+2)\mathrm{d}x+C\right]=\dfrac{1}{x}\left[\dfrac{x^{3}}{3}+\dfrac{3}{2}x^{2}+2x+C\right]=\dfrac{x^{2}}{3}+\dfrac{3}{2}x+2+\dfrac{C}{x}.$$

（2）$y'+y=x$；

解 $y=\mathrm{e}^{-\int\mathrm{d}x}\left(\int x\mathrm{e}^{\int\mathrm{d}x}\mathrm{d}x+C\right)=\mathrm{e}^{-x}\left(\int x\mathrm{e}^{x}\mathrm{d}x+C\right)=\mathrm{e}^{-x}(x\mathrm{e}^{x}-\mathrm{e}^{x}+C)=x-1+C\mathrm{e}^{-x}.$

（3）$\cos\ x\dfrac{\mathrm{d}y}{\mathrm{d}x}+y\sin\ x=1,y\big|_{x=0}=0$；

解 $\dfrac{\mathrm{d}y}{\mathrm{d}x}+y\tan\ x=\sec\ x\Rightarrow y=\mathrm{e}^{-\int\tan x\mathrm{d}x}\left(\int\sec\ x\mathrm{e}^{\int\tan x\mathrm{d}x}\mathrm{d}x+C\right)$

$$=\mathrm{e}^{\ln\cos x}\left(\int\sec\ x\mathrm{e}^{-\ln\cos x}\mathrm{d}x+C\right)=\cos\ x\left(\int\sec^{2}x\mathrm{d}x+C\right)=\cos\ x(\tan\ x+C)$$

$$=\sin\ x+C\cos\ x.$$

由 $y\big|_{x=0}=0$，有 $0=C$，所以 $y=\sin\ x$.

（4）$(t+2)\dfrac{\mathrm{d}x}{\mathrm{d}t}=3x+1,x(0)=0$；

解 $\displaystyle\int\dfrac{\mathrm{d}x}{3x+1}=\int\dfrac{\mathrm{d}t}{t+2}\Rightarrow\dfrac{1}{3}\ln(3x+1)=\ln(t+2)+\ln\ C\Rightarrow\sqrt[3]{3x+1}=C(t+2)$；

由 $x(0)=0$，有 $1=2C\Rightarrow C=\dfrac{1}{2}$，所以 $\sqrt[3]{3x+1}=\dfrac{1}{2}t+1$，即 $x=\dfrac{1}{24}(t+2)^{3}-\dfrac{1}{3}$.

（5）$xy'+y-\mathrm{e}^{x}=0,y(1)=3\mathrm{e}$；

解 $y'+\dfrac{1}{x}y=\dfrac{1}{x}\mathrm{e}^{x}\Rightarrow y=\mathrm{e}^{-\int\frac{1}{x}\mathrm{d}x}\left(\int\left(\dfrac{1}{x}\mathrm{e}^{x}\right)\mathrm{e}^{\int\frac{1}{x}\mathrm{d}x}\mathrm{d}x+C\right)=\mathrm{e}^{-\ln x}\left(\int\left(\dfrac{1}{x}\mathrm{e}^{x}\right)\mathrm{e}^{\ln x}\mathrm{d}x+C\right).$

$$=\dfrac{1}{x}\left(\int\mathrm{e}^{x}\mathrm{d}x+C\right)=\dfrac{1}{x}(\mathrm{e}^{x}+C).$$

由 $y(1)=3e$，有 $3e=e+C\Rightarrow C=2e$，所以 $y=\dfrac{1}{x}(e^x+2e)$.

（6）$\dfrac{\mathrm{d}y}{\mathrm{d}x}+\dfrac{y}{x}=\dfrac{\sin x}{x}$，$y(\pi)=1$；

解 $y=e^{-\int\frac{1}{x}\mathrm{d}x}\left(\int\left(\dfrac{\sin x}{x}\right)e^{\int\frac{1}{x}\mathrm{d}x}\mathrm{d}x+C\right)=\dfrac{1}{x}\left(\int\dfrac{\sin x}{x}x\mathrm{d}x+C\right)=\dfrac{1}{x}(-\cos x+C)$.

由 $y(\pi)=1$，有 $1=\dfrac{1}{\pi}(1+C)$，$C=\pi-1$，所以 $y=\dfrac{1}{x}(\pi-1-\cos x)$.

（7）$y'+\dfrac{1}{x}y=y^2\ln x$；

解 此方程不是一阶线性微分方程，两边乘以 y^{-2}，得 $y^{-2}y'+\dfrac{1}{x}y^{-1}=\ln x$，令 $u=y^{-1}$，则原方程化为

$u'-\dfrac{1}{x}u=-\ln x$，所以 $u=e^{\int\frac{1}{x}\mathrm{d}x}\left(\int(-\ln x)e^{-\int\frac{1}{x}\mathrm{d}x}\mathrm{d}x+C\right)=e^{\ln x}\left(\int(-\ln x)e^{-\ln x}\mathrm{d}x+C\right)=x\left(\int(-\ln x)\cdot\right.$

$\left.\dfrac{1}{x}\mathrm{d}x+C\right)=x\left(-\dfrac{1}{2}(\ln x)^2+C\right)$；代入 $u=y^{-1}$，得 $y^{-1}=x\left(-\dfrac{1}{2}(\ln x)^2+C\right)$，所以所求通解为 $yx\left[C-\right.$

$\left.\dfrac{1}{2}(\ln x)^2\right]=1$.

（8）$xy'-4y=x^2\sqrt{y}$；

解 此方程不是一阶线性微分方程，因为方程中含 $\sqrt{y}$ 项.将方程两边同除以 $x\sqrt{y}$，$\dfrac{1}{\sqrt{y}}\dfrac{\mathrm{d}y}{\mathrm{d}x}-$

$\dfrac{4}{x}\sqrt{y}=x$，将其改写成 $2\dfrac{\mathrm{d}\sqrt{y}}{\mathrm{d}x}-\dfrac{4}{x}\sqrt{y}=x$，令 $z=\sqrt{y}$，得 $\dfrac{\mathrm{d}z}{\mathrm{d}x}-\dfrac{2}{x}z=\dfrac{1}{2}x$. 由一阶线性方程的通解公式，得 $z=$

$x^2\left(\dfrac{1}{2}\ln x+C\right)$. 从而得到原方程的通解 $y=x^4\left(\dfrac{1}{2}\ln x+C\right)^2$.

（9）$y'-y\cot x=2x\sin x$，$y\left(\dfrac{\pi}{2}\right)=\pi$；

解 用一阶线性微分方程通解公式求解方程. 由于 $P(x)=-\cot x$，$Q(x)=2x\sin x$.

计算积分，$\int P(x)\mathrm{d}x=\int-\cot x\mathrm{d}x=\int-\dfrac{\cos x}{\sin x}\mathrm{d}x=-\ln(\sin x)$，

$$\int Q(x)e^{\int P(x)\mathrm{d}x}\mathrm{d}x=\int 2x\sin x\cdot e^{-\ln\sin x}\mathrm{d}x=\int 2x\mathrm{d}x=x^2.$$

代入通解公式，得 $y=e^{\ln(\sin x)}(x^2+C)=\sin x(x^2+C)$，由初始条件 $y|_{x=\frac{\pi}{2}}=\pi$ 得 $C=\pi-\dfrac{\pi^2}{4}$. 因此所

求特解为 $y=\left(x^2+\pi-\dfrac{\pi^2}{4}\right)\sin x$.

（10）$\dfrac{\mathrm{d}y}{\mathrm{d}x}+x(y-x)+x^3(y-x)^2=1$.

解 令 $y-x=u$，则 $\dfrac{\mathrm{d}y}{\mathrm{d}x}=\dfrac{\mathrm{d}u}{\mathrm{d}x}+1$，于是得到 $\dfrac{\mathrm{d}u}{\mathrm{d}x}+xu=-x^3u^2$. 令 $z=u^{1-2}=\dfrac{1}{u}$，上式即变为一阶线性方程

$\dfrac{\mathrm{d}z}{\mathrm{d}x}-xz=x^3$.其通解为 $z=e^{\frac{x^2}{2}}\left(\int x^3e^{-\frac{x^2}{2}}\mathrm{d}x+C\right)=Ce^{\frac{x^2}{2}}-x^2-2$.

回代原变量, 即得到题设方程的通解 $y=x+\dfrac{1}{z}=x+\dfrac{1}{Ce^{\frac{x^2}{2}}-x^2-2}$.

5. 求下列二阶微分方程的通解或特解:

(1) $y''=x+\sin x$;

解 $y'=\dfrac{x^2}{2}-\cos x+C_1\Rightarrow y=\dfrac{x^3}{6}-\sin x+C_1x+C_2$.

(2) $y''=\dfrac{1}{1+x^2}$;

解 $y'=\arctan x+C_1\Rightarrow y=\int\arctan x\mathrm{d}x+C_1x$

$\quad=x\arctan x-\int\dfrac{x}{1+x^2}\mathrm{d}x+C_1x=x\arctan x-\dfrac{1}{2}\ln(1+x^2)+C_1x+C_2$.

(3) $y''=1+y'^2$;

解 令 $y'=p(x)$, 则 $y''=p'(x)$ 原方程化为 $p'=1+p^2\Rightarrow\dfrac{\mathrm{d}p}{1+p^2}=\mathrm{d}x\Rightarrow\arctan p=x+C_1\Rightarrow p=\tan(x+$

$C_1)$, 即 $y'=\tan(x+C_1)$, 所以 $y=-\ln\cos(x+C_1)+C_2$.

(4) $y''=-\dfrac{y'}{x}$;

解 令 $y'=p(x)$, 则 $y''=p'(x)$ 原方程化为 $p'(x)=-\dfrac{p}{x}\Rightarrow\dfrac{\mathrm{d}p}{p}=-\dfrac{\mathrm{d}x}{x}\Rightarrow\ln p=-\ln x+\ln C_1\Rightarrow p=\dfrac{C_1}{x}$ 即

$y'=\dfrac{C_1}{x}\Rightarrow y=C_1\ln x+C_2$.

(5) $\begin{cases} y''+(y')^2=1 \\ y|_{x=0}=0 \\ y'|_{x=0}=1 \end{cases}$;

解 令 $y'=p(y)$, 则 $y''=p\dfrac{\mathrm{d}p}{\mathrm{d}y}$, 原方程化为 $p\dfrac{\mathrm{d}p}{\mathrm{d}y}+p^2=1\Rightarrow\dfrac{p\mathrm{d}p}{1-p^2}=\mathrm{d}y\Rightarrow\dfrac{1}{2}\ln(p^2-1)=-y+C\Rightarrow p^2-1=$

$C_1e^{-2y}(C_1=e^{2C})$, 由 $y|_{x=0}=0, p|_{x=0}=y'|_{x=0}=1$, 有 $0=C_1$, 所以 $p=1$ 即 $y'=1, y=x+C_2$, 由 $y|_{x=0}=0$, 有

$0=C_2$, 所以 $y=x$.

(6) $\begin{cases} y''=\dfrac{2xy'}{1+x^2} \\ y|_{x=0}=1 \\ y'|_{x=0}=3 \end{cases}$;

解 原方程显然属于 $y''=f(x,y')$ 型. 设 $p(x)=y'$, 则 $y''=\dfrac{\mathrm{d}p}{\mathrm{d}x}$, 代入原方程, 得 $\dfrac{\mathrm{d}p}{\mathrm{d}x}=\dfrac{2xp}{1+x^2}$. 这是可

分离变量型方程. 分离变量, 得 $\dfrac{\mathrm{d}p}{p}=\dfrac{2x\mathrm{d}x}{1+x^2}$. 两边积分, 并化简, 得 $p=C_1(1+x^2)$.

由初始条件 $y'|_{x=0}=p|_{x=0}=3$, 得 $C_1=3$, 于是 $p=3(1+x^2)$. 再积分, 得 $y=x^3+3x+C_2$. 利用初始条

件 $y|_{x=0}=1$, 得 $C_2=1$, 因此所求特解为 $y=x^3+3x+1$.

（7）$2yy'' = 1 + y'^2$;

解　原方程可化为 $y'' = \dfrac{1+y'^2}{2y}$，方程不含 x. 设 $y' = p(y)$，以 $y'' = p\dfrac{\mathrm{d}p}{\mathrm{d}y}$ 代入上式得 $y'' = p\dfrac{\mathrm{d}p}{\mathrm{d}y} = \dfrac{1+p^2}{2y}$，

积分化简得 $1+p^2 = C_1 y$. 由于 $p = \dfrac{\mathrm{d}y}{\mathrm{d}x}, \left(\dfrac{\mathrm{d}y}{\mathrm{d}x}\right)^2 = C_1 y - 1, \dfrac{\mathrm{d}y}{\mathrm{d}x} = \pm\sqrt{C_1 y - 1}$，于是 $\dfrac{\mathrm{d}y}{\pm(C_1 y - 1)^{\frac{1}{2}}} = \mathrm{d}x$. 积分得通

解 $C_1 y - 1 = \dfrac{C_1^2}{4}(x+C_2)^2$.

（8）$y'' = (y')^3 + y'$.

解　方程仅含 y'，不显含 y 与 x，设 $p = y'$，则 $y'' = p\dfrac{\mathrm{d}p}{\mathrm{d}y}$，代入原方程，得 $p\dfrac{\mathrm{d}p}{\mathrm{d}y} = p^3 + p$，当 $p \neq 0$ 时，约

去 p 并分离变量，得 $\dfrac{\mathrm{d}p}{p^2+1} = \mathrm{d}y$，积分得 $\arctan p = y + C, p = \tan(y+C)$，将 $p = y'$ 代入并分离变量得

$\dfrac{\mathrm{d}y}{\tan(y+C)} = \mathrm{d}x$，积分得 $\ln\sin(y+C) = x + \ln C_2$，即 $\sin(y+C) = C_2\mathrm{e}^x$，于是原方程的通解为

$$y = \arcsin(C_2\mathrm{e}^x) + C_1 \quad (C_1 = -C).$$

6. 求下列二阶常系数线性齐次微分方程的通解或特解：

（1）$4y'' - 20y' + 25y = 0$;

解　特征方程为 $4\lambda^2 - 20\lambda + 25 = 0, \lambda_{1,2} = \dfrac{5}{2}$，所以通解为 $y = (C_1 + C_2 x)\mathrm{e}^{\frac{5}{2}x}$.

（2）$2y'' + 2y' + 3y = 0$;

解　特征方程为 $2\lambda^2 + 2\lambda + 3 = 0, \lambda_{1,2} = -\dfrac{1}{2} \pm \dfrac{\sqrt{5}}{2}i$，所以通解为 $y = \mathrm{e}^{-\frac{x}{2}}\left[C_1\cos\dfrac{\sqrt{5}}{2}x + C_2\sin\dfrac{\sqrt{5}}{2}x\right]$.

（3）$y'' - y' - 2y = 0$;

解　特征方程为 $\lambda^2 - \lambda - 2 = 0, \lambda_1 = 2, \lambda_2 = -1$，所以通解为 $y = C_1\mathrm{e}^{2x} + C_2\mathrm{e}^{-x}$.

（4）$y'' + 4y' + 4y = 0, y(0) = 1, y'(0) = 1$;

解　特征方程为 $\lambda^2 + 4\lambda + 4 = 0, \lambda = -2$，所以通解为 $y = (C_1 + C_2 x)\mathrm{e}^{-2x}$，由 $y(0) = 1$，有 $1 = C_1$，所以 $y = \mathrm{e}^{-2x} + C_2 x\mathrm{e}^{-2x}, y' = -2\mathrm{e}^{-2x} + C_2\mathrm{e}^{-2x} + (-2)C_2 x\mathrm{e}^{-2x}$，由 $y'(0) = 1$，有 $1 = -2 + C_2, C_2 = 3$，所以特解为 $y = (1+3x)\mathrm{e}^{-2x}$.

（5）$y'' - 5y' + 6y = 0, y(0) = \dfrac{1}{2}, y'(0) = 1$;

解　特征方程为 $\lambda^2 - 5\lambda + 6 = 0, \lambda_1 = 2, \lambda_2 = 3$，通解为 $y = C_1\mathrm{e}^{2x} + C_2\mathrm{e}^{3x}, \Rightarrow y' = 2C_1\mathrm{e}^{2x} + 3C_2\mathrm{e}^{3x}$，由

$y(0) = \dfrac{1}{2}, y'(0) = 1$，有 $\begin{cases} \dfrac{1}{2} = C_1 + C_2 \\ 1 = 2C_1 + 3C_2 \end{cases}$，解得 $C_1 = \dfrac{1}{2}, C_2 = 0$，所以特解为 $y = \dfrac{1}{2}\mathrm{e}^{2x}$.

（6）$y'' + 4y' = 0, y(1) = 1, y'(1) = -4$;

解　特征方程为 $\lambda^2 + 4\lambda = 0, \lambda_1 = 0, \lambda_2 = -4$，所以通解为 $y = C_1 + C_2\mathrm{e}^{-4x}, \Rightarrow y' = -4C_2\mathrm{e}^{-4x}$，由 $y(1) = 1, y'(1) = -4$，有 $\begin{cases} 1 = C_1 + C_2\mathrm{e}^{-4}, \\ -4 = -4C_2\mathrm{e}^{-4}, \end{cases}$ 解得 $\begin{cases} C_1 = 0, \\ C = \mathrm{e}^4, \end{cases}$ 所以特解为 $y = \mathrm{e}^4\mathrm{e}^{-4x} = \mathrm{e}^{4(1-x)}$.

（7）$3y'' - 2y' - 8y = 0, y(0) = 1, y'(0) = 2$;

解 特征方程为 $3\lambda^2 - 2\lambda - 8 = 0, \lambda_1 = 2, \lambda_2 = -\dfrac{4}{3}$，所以通解为 $y = C_1 e^{2x} + C_2 e^{-\frac{4}{3}x} \Rightarrow y' = 2C_1 e^{2x} -$

$\dfrac{4}{3}C_2 e^{-\frac{4}{3}x}$，由 $y(0) = 1, y'(0) = 2$，有 $\begin{cases} 1 = C_1 + C_2 \\ 2 = 2C_1 - \dfrac{4}{3}C_2 \end{cases}$，解得 $C_1 = 1, C_2 = 0$，所以特解为 $y = 2e^{2x}$.

(8) $\dfrac{\mathrm{d}^2 x}{\mathrm{d}t^2} + 2\dfrac{\mathrm{d}x}{\mathrm{d}t} + 5x = 0, x\big|_{t=0} = 0, x'\big|_{t=0} = 1$；

解 特征方程为 $\lambda^2 + 2\lambda + 5 = 0, \lambda_{1,2} = -1 \pm 2i$，所以通解为
$$x = e^{-t}(C_1 \cos 2t + C_2 \sin 2t),$$
由 $x\big|_{t=0} = 0$，有 $0 = C_1$，所以 $x = C_2 e^{-t} \sin 2t$.

$\Rightarrow x' = -C_2 e^{-t} \sin 2t + 2C_2 e^{-t} \cos 2t$，由 $x'\big|_{t=0} = 1$，有 $1 = 2C_2, C_2 = \dfrac{1}{2}$，

所以特解为 $x = \dfrac{1}{2}e^{-t} \sin 2t$.

(9) $4y'' + 4y' + y = 0, y(0) = 1, y'(0) = 0$.

解 所给微分方程的特征方程为 $4\lambda^2 + 4\lambda + 1 = 0$，特征根 $\lambda_{1,2} = -\dfrac{1}{2}$是两个相等的实根，因此所

求方程的通解为 $y = (C_1 + C_2 x)e^{-\frac{1}{2}x}$. 将初始条件 $y(0) = 1, y'(0) = 0$ 代入，求得 $C_1 = 1, C_2 = \dfrac{1}{2}$，因此初

值问题的解为 $y = \left(1 + \dfrac{1}{2}x\right)e^{-\frac{1}{2}x}$.

7. 设一曲线通过点 $(1,2)$，且在该曲线上任意一点处的切线斜率为该点纵坐标与横坐标之比，求此曲线方程.

解 设所求曲线方程为 $y = f(x)$，由题意 $\dfrac{\mathrm{d}y}{\mathrm{d}x} = \dfrac{y}{x}$，分离变量法得 $\dfrac{\mathrm{d}y}{y} = \dfrac{\mathrm{d}x}{x}$，两边积分得 $\ln y = \ln x +$

$\ln C$，即 $y = Cx$. 把 $x = 1, y = 2$ 代入上式，得 $C = 2$，所求的曲线方程为 $y = 2x$.

8. 细菌的增长率与细菌当时的总数成正比，如果培养的细菌在 12 小时内由 100 个增加到 200 个，24 小时后细菌的总数是多少？

解 设 t 时刻细菌增长量为 $N(t)$，由题意可得 $\dfrac{\mathrm{d}N}{\mathrm{d}t} = kN$，分离变量法得 $\dfrac{\mathrm{d}N}{N} = k\mathrm{d}t$，两边积分得 $\ln$

$N = kt + \ln C$，即 $N = Ce^{kt}$.

由已知 $t = 0, N = 100; t = 12, N = 200$，代入 $N = Ce^{kt}$ 得 $\begin{cases} 100 = C, \\ 200 = Ce^{12k}, \end{cases}$ 所以 $e^{12k} = 2$，当 $t = 24$ 时，$N =$

$100e^{24k} = 100(e^{12k})^2 = 400$，所以 24 小时后细菌总数是 400.

9. 已知一质点做直线运动，其加速度为 $\dfrac{\mathrm{d}^2 s}{\mathrm{d}t^2} = -4$，当 $t = 0$ 时，$s = 0, \dfrac{\mathrm{d}s}{\mathrm{d}t} = 2$，求该质点的运动方程.

解 因为 $\dfrac{\mathrm{d}^2 s}{\mathrm{d}t^2} = -4$，所以 $\dfrac{\mathrm{d}s}{\mathrm{d}t} = -4t + C_1 \Rightarrow s = -2t^2 + C_1 t + C_2$；

把 $t = 0$ 时，$s = 0, \dfrac{\mathrm{d}s}{\mathrm{d}t} = 2$ 代入以上两式，得 $\begin{cases} 2 = C_1 \\ 0 = C_2 \end{cases}$，所以 $s = -2t^2 + 2t$，即该质点的运动方程为 $s = -2t^2 + 2t$.

10. 在药物分解过程中，药物量随时间的减少率遵循一级速率过程. 即药物量随时间的减少率

与当时的药量成正比,比例系数为分解速率常数 $k(k>0)$. 当 $t=0$ 时,初始药量为 Q_0,求药量 Q 随时间的变化规律.

解　由题意可得 $\dfrac{\mathrm{d}Q}{\mathrm{d}t}=-kQ$,分离变量得 $\dfrac{\mathrm{d}Q}{Q}=-k\mathrm{d}t$,两边积分得 $\ln Q=-kt+\ln C$,即 $Q=Ce^{-kt}$;把 $t=0,Q=Q_0$ 代入上式,得 $C=Q_0$,所以药量 Q 随时间的变化规律为 $Q=Q_0e^{-kt}$.

11. 在呼吸过程中,CO_2 从静脉进入肺泡后被排出,在肺泡中 CO_2 的压力 $P(t)$ 符合微分方程 $\dfrac{\mathrm{d}P}{\mathrm{d}t}+kP=kP_1$,其中 P_1、k 为常数,当 $t=0$ 时,$P=P_0$. 求此微分方程的解.

解　方程 $\dfrac{\mathrm{d}P}{\mathrm{d}t}+kP=kP_1$ 分离变量得 $\dfrac{\mathrm{d}P}{(P_1-P)}=k\mathrm{d}t$,两边积分得 $-\ln(P-P_1)=kt+\ln\dfrac{1}{C}$,即 $P=P_1+Ce^{-kt}$.

把 $t=0$ 时,$P=P_0$ 代入上式,得 $P_0-P_1=C$,所以所求的曲线方程为
$$P=P_1+(P_0-P_1)e^{-kt}.$$

12. 牛顿冷却定律指出:物体的冷却速度与物体同外界的温度差成正比.若室温为 20℃ 时,瓶内注入 100℃ 的开水,20 小时后瓶内的温度为 60℃. 求水温 T 随时间的变化规律,并计算水温为 30℃ 时所需要的时间.

解　由题意可得 $\dfrac{\mathrm{d}T}{\mathrm{d}t}=-k(T-20)$ 其中 $k>0$,分离变量得 $\dfrac{\mathrm{d}T}{T-20}=-k\mathrm{d}t$,两边积分得 $\ln(T-20)=-kt+\ln C$,即 $T-20=Ce^{-kt}$.

把 $t=0$ 时,$T=100$,$t=20$ 时,$T=60$ 代入以上两式,得,$\begin{cases}100-20=C,\\60-20=Ce^{-20k},\end{cases}$ 解得 $C=80,k=\dfrac{\ln 2}{20}$,所以 $T=20+80e^{-\frac{\ln 2}{20}t}$.

把 $T=30$ 代入以上式,得 $t=60$,所以水温 T 随时间的变化规律为 $T=20+80e^{-\frac{\ln 2}{20}t}$,水温为 30℃ 时所需要的时间为 60 小时.

13. 镭的衰变有如下规律:镭的衰变速度与镭所存的量 $R(t)$ 成正比.有资料表明,经过 1 600 年后,只剩余原始量 R_0 的一半.试求镭的量与时间 t 的函数关系.

解　设 t 时刻镭的存量为 $R=R(t)$,由条件知 $\dfrac{\mathrm{d}R}{\mathrm{d}t}=-\lambda R(\lambda>0)$,分离变量得 $\dfrac{\mathrm{d}R}{R}=-\lambda\mathrm{d}t$,两边积分得 $\ln R=-\lambda t+\ln C$,即 $R=Ce^{-\lambda t}$. 因 $t=0$ 时,$R=R_0$,故 $C=R_0$,从而有 $R=R_0e^{-\lambda t}$;又因为 $t=1\ 600$ 时 $R=\dfrac{1}{2}R_0$,代入上式有 $\dfrac{1}{2}R_0=R_0e^{-1\ 600\lambda}$,于是得 $\lambda=\dfrac{\ln 2}{1\ 600}=0.000\ 433$,故得镭的量与时间 t 的函数关系为 $R=R_0e^{-0.000\ 433t}$(时间以年为单位).

14. 研究血液中红细胞对 ^{42}K 的摄取时,得出其方程为 $\dfrac{\mathrm{d}K}{\mathrm{d}t}=k_1-k_2K$,其中 K 为红细胞中含 ^{42}K 的量,k_1,k_2 为大于零的常数.如果开始时,红细胞中 ^{42}K 的量为 0,求此方程的解.

解　用一阶线性微分方程通解公式求解方程.由于 $P(t)=k_2,Q(t)=k_1$.

计算积分得 $\int P(t)\mathrm{d}t=\int k_2\mathrm{d}x=k_2t,\int Q(t)e^{\int p(t)\mathrm{d}t}\mathrm{d}t=\int k_1\cdot e^{k_2t}\mathrm{d}t=\dfrac{k_1}{k_2}e^{k_2t}$,代入通解公式,得 $K=e^{-k_2t}\left(\dfrac{k_1}{k_2}e^{k_2t}+C\right)=\dfrac{k_1}{k_2}+Ce^{-k_2t}$.

由初始条件 $t=0$ 时 $K=0$,所求特解为 $K=\dfrac{k_1}{k_2}-\dfrac{k_1}{k_2}e^{-k_2t}=\dfrac{k_1}{k_2}(1-e^{-k_2t})$.

第六章 | 概率论基础

一、学习目标

掌握 事件之间的关系与运算;概率的基本性质及加法公式、乘法定理、全概率公式、贝叶斯公式和伯努利概型及计算方法;二项分布和正态分布,二项分布、泊松分布与正态分布的数学期望及方差的计算等.

熟悉 随机事件的概念,条件概率、事件相互独立的概念和性质;随机变量的概念,分布函数的概念和性质;数学期望与方差的概念等.

了解 样本空间的概念;频率与概率的统计定义和古典定义;古典概型及简单计算;均匀分布与指数分布;大数定理和中心极限定理.

二、知识要点

第一节 随机事件及其概率

事件之间的关系与运算

1. 事件的包含关系 若 A 发生必然导致 B 发生,则 $B \supset A$(或 $A \subset B$).

2. 事件相等 若 $A \subset B$ 且 $B \subset A$,则称事件 $A = B$.

3. 和事件 事件 A 和 B 至少有一个发生,即 $A + B$.

4. 差事件 事件 A 发生而 B 不发生,即 $A - B$.

5. 积事件 事件 A 与 B 同时发生,即 AB.

6. 互不相容(或互斥)事件 事件 A、B 不能同时发生,即 $AB = \Phi$. 如果 $A_1, A_2, \cdots, A_n$ 中任意两个事件都是互不相容的,则称 $A_1, A_2, \cdots, A_n$ 两两互不相容.

7. 互逆事件 事件 A 与事件 B 在一次试验中必有且只有一个发生($AB = \Phi$ 且 $A + B = \Omega$),即 $B = \bar{A}$.

本节内容是概率论的基础,正确理解事件的集合描述、随机事件、事件之间的关系,善于将语言翻译成事件运算公式以及将公式翻译成语言,对理解后面的内容非常重要.

第二节 概率的性质及基本公式

事件的概率计算

1. 利用统计定义近似计算事件的概率 当试验次数 n 充分大时,可用事件 A 的频率 $f_n(A) = \dfrac{k}{n}$ 作为事件 A 的概率近似值,即 $P(A) = p \approx \dfrac{k}{n}$.

2. 利用古典定义计算事件的概率 若随机试验为古典概型,设所有基本事件的个数为 n,事件 A 中含有 k 个基本事件,则事件 A 发生的概率

$$P(A) = \frac{\text{事件} A \text{包含的基本事件数}}{\text{基本事件的总数}} = \frac{k}{n}.$$

3. 利用概率公式计算事件的概率

(1) 概率加法公式 $P(A+B) = \begin{cases} P(A)+P(B), & (A,B \text{ 互斥}) \\ P(A)+P(B)-P(AB), & (A,B \text{ 任意}) \end{cases}$

可以推广到有限个事件的情形.

(2) 条件概率公式 $P(B \mid A) = \dfrac{P(AB)}{P(A)}, P(A) > 0.$

(3) 概率乘法公式

$$P(AB) = \begin{cases} P(A)P(B \mid A) = P(B)P(A \mid B), & (P(A) \neq 0, P(B) \neq 0) \\ P(A)P(B), & (A,B \text{ 独立}) \end{cases}$$

可以推广到有限个事件的情形.

(4) 全概率公式:设 $A_1, A_2, \cdots, A_n$ 是两两互不相容的事件,$P(A_i) > 0 (i = 1,2,\cdots,n)$,且 $\sum\limits_{i=1}^{n} A_i = \Omega$,则对于任意事件 B,有 $P(B) = \sum\limits_{i=1}^{n} P(A_i)P(B \mid A_i).$

满足条件 $A_1, A_2, \cdots, A_n$ 两两互不相容,$P(A_i) > 0 (i = 1,2,\cdots,n)$,且 $\sum\limits_{i=1}^{n} A_i = \Omega$ 事件组 $A_1, A_2, \cdots, A_n$,称为一个完备事件组. 利用全概率公式的关键是找到这样一个完备事件组,使复杂事件 B 的发生可看作由完备事件组 $A_1, A_2, \cdots, A_n$ 中各事件的发生所致,然后将 B 分解给各 $A_i (i = 1,2,\cdots,n)$,即 BA_i $(i = 1,2,\cdots,n)$,这样复杂事件 B 的概率就转化为求 n 个互不相容的简单事件 $BA_i (i = 1,2,\cdots,n)$ 的概率之和.

(5) 贝叶斯公式:设 $A_1, A_2, \cdots, A_n$ 是一完备事件组,B 为任一事件,且 $P(B) > 0$,则

$$P(A_i \mid B) = \frac{P(A_i)P(B \mid A_i)}{\sum\limits_{j=1}^{n} P(A_j)P(B \mid A_j)} (i = 1,2,\cdots,n).$$

(6) 二项概率公式:设一次试验中 A 出现的概率为 $p(0 < p < 1)$,则在 n 重伯努利试验中事件 A 恰好出现了 k 次的概率为

$$P_n(k) = C_n^k p^k (1-p)^{n-k} = C_n^k p^k q^{n-k}, \quad k = 0,1,2,\cdots n. \quad (q = 1-p).$$

当 n 充分大,p 很小,而 np 不太大时,可直接利用以下近似公式

$$P_n(k) \approx \frac{\lambda^k}{k!} e^{-\lambda}, (\lambda = np).$$

学习本节内容,首先要正确理解条件概率、乘法公式、全概率公式、贝叶斯公式的含义,事件独立性的概念;其次要熟练地用带有字母的运算表达式来表述具体的事件,进而与公式中的符号相一致.

第三节 随机变量及其分布

(一)随机变量及其分布函数

1. 随机变量的分布函数 对于任意实数 x,随机变量 X 的分布函数为 $F(x) = P\{X \leqslant x\}.$

2. 分布函数的性质

(1) $0 \leqslant F(x) \leqslant 1$.

(2) $F(-\infty) = \lim\limits_{x \to -\infty} F(x) = 0, F(+\infty) = \lim\limits_{x \to +\infty} F(x) = 1$.

(3) 对于任意 $x_1 < x_2$, 有 $F(x_1) \leqslant F(x_2)$.

(4) $F(x)$ 右连续, 即 $F(x) = F(x+0)$.

(二)离散型随机变量及其概率分布

1. 离散型随机变量的概率分布　设随机变量 X 只可能取值 $x_1, x_2, \cdots x_n, \cdots$, 则离散型随机变量 X 概率分布为

$$P\{X = x_i\} = P(x_i) = p_i \quad (i = 1, 2, \cdots).$$

2. 离散型随机变量概率分布的性质

(1) $p_i \geqslant 0 \quad (i = 1, 2, \cdots)$.

(2) $\sum\limits_{i=1}^{\infty} p_i = 1$.

3. 离散型随机变量的分布函数

$$F(x) = P\{X \leqslant x\} = \sum_{x_i \leqslant x} P\{X = x_i\} = \sum_{x_i \leqslant x} p_i.$$

一般地, 随机变量 X 的概率分布见表6-1.

表6-1　随机变量 X 的概率分布

X	x_1	x_2	x_3	$\cdots$	x_n	$\cdots$
p	p_1	p_2	p_3	$\cdots$	p_n	$\cdots$

则它的分布函数为

$$F(x) = \begin{cases} 0 & x < x_1 \\ p_1 & x_1 \leqslant x < x_2 \\ p_1 + p_2 & x_2 \leqslant x < x_3 \\ \quad \cdots\cdots \\ \sum\limits_{k=1}^{i-1} p_k & x_{i-1} \leqslant x < x_i \\ \quad \cdots\cdots \end{cases}$$

(三)连续型随机变量及其概率密度函数

1. 连续型随机变量的分布函数和概率密度　连续型随机变量 X 的分布函数

$$F(x) = P(X \leqslant x) = \int_{-\infty}^{x} f(x) \mathrm{d}x,$$

其中函数 $f(x)$ 称为 X 的概率密度.

2. 概率密度的性质

(1) $f(x) \geqslant 0 \quad (-\infty < x < +\infty)$.

(2) $\int_{-\infty}^{+\infty} f(x) \mathrm{d}x = 1$.

(3) $P(a < X \leqslant b) = F(b) - F(a) = \int_{a}^{b} f(x) \mathrm{d}x$.

(4) 对任何实数 $C, P(X = C) = 0$.

(5) 如果 $f(x)$ 在点 x 处连续,则 $F'(x)=f(x)$.

(四)常用的离散型和连续型随机变量分布

1. 二项分布 记为 $X\sim B(n,p)$. X 的分布为

$$P(X=k)=C_n^k p^k(1-p)^{n-k},(k=0,1,2,\cdots,n),\quad 其中\ 0<p<1,p=P(A).$$

2. 泊松分布 记为 $X\sim\pi(\lambda)$. 泊松分布的概率函数为

$$P(X=k)=\frac{\lambda^k}{k!}e^{-\lambda},\quad \lambda>0,\quad (k=0,1,2,\cdots).$$

注意:当 n 足够大而 p 相对较小时,二项分布 $B(n,p)$ 可用泊松分布 $\pi(\lambda)$ 近似计算,即 $P_n(k)=C_n^k p^k(1-p)^{n-k}\approx\frac{\lambda^k}{k!}e^{-\lambda}$.

这里 λ 用 np 代替. 在实际应用中,当 $n\geq10,p\leq0.1$ 时,就可用泊松分布 $\pi(\lambda)$ 来近似计算二项分布的概率.

3. 均匀分布 记作 $X\sim U[a,b]$. 其概率密度函数和分布函数分别为

$$f(x)=\begin{cases}\dfrac{1}{b-a},&a\leq x\leq b\\0,&其他\end{cases}\quad 和\quad F(x)=\begin{cases}0,&x<a\\\dfrac{x-a}{b-a},&a\leq x<b.\\1,&x\geq b\end{cases}$$

4. 指数分布 记为 $X\sim E(\lambda)$. 指数分布概率密度函数和分布函数分别为

$$f(x)=\begin{cases}\lambda e^{-\lambda x},&x\geq0\\0,&x<0\end{cases}(\lambda>0)\ 和\ F(x)=\begin{cases}1-e^{-\lambda x},&x\geq0\\0,&x<0\end{cases}(\lambda>0).$$

5. 正态分布 记作 $X\sim N(\mu,\sigma^2)$. 正态分布的概率密度函数为

$$f(x)=\frac{1}{\sqrt{2\pi}\sigma}e^{-\frac{(x-\mu)^2}{2\sigma^2}},\quad (-\infty<x<+\infty),其中\ \mu、\sigma(\sigma>0)均为常数,$$

分布函数为 $F(x)=\dfrac{1}{\sqrt{2\pi}\sigma}\displaystyle\int_{-\infty}^x e^{-\frac{(t-\mu)^2}{2\sigma^2}}dt,\quad (-\infty<x<+\infty)$.

6. 标准正态分布 记作 $X\sim N(0,1)$. 其概率密度函数为

$$\varphi(x)=\frac{1}{\sqrt{2\pi}}e^{-\frac{x^2}{2}}\quad(-\infty<x<+\infty),$$

其概率分布函数为 $\Phi(x)=\dfrac{1}{\sqrt{2\pi}}\displaystyle\int_{-\infty}^x e^{-\frac{t^2}{2}}dt\quad(-\infty<x<+\infty)$.

7. 几个常用的公式

(1) $\Phi(-x)=1-\Phi(x)$.

(2) $P(a<X\leq b)=\Phi(b)-\Phi(a)$.

(3) $P(|x|\leq a)=2\Phi(a)-1$.

(4) $P(X>a)=1-\Phi(a)$.

8. 正态分布的标准化 若 $X\sim N(\mu,\sigma^2)$,则 $Y=\dfrac{X-\mu}{\sigma}\sim N(0,1)$,即有 $F(x)=\Phi\left(\dfrac{x-\mu}{\sigma}\right),P(a<X\leq b)=F(b)-F(a)=\Phi\left(\dfrac{b-\mu}{\sigma}\right)-\Phi\left(\dfrac{a-\mu}{\sigma}\right)$.

（五）离散型随机变量函数的概率分布

设离散型随机变量 X 的概率分布为表 6-2 所示.

表 6-2　离散型随机变量 X 的概率分布

X	x_1	x_2	x_3	$\cdots$	x_n	$\cdots$
p	p_1	p_2	p_3	$\cdots$	p_n	$\cdots$

求随机变量 X 的函数 $Y=g(X)$ 的概率分布的步骤：

（1）将 X 的取值代入函数关系式,求出随机变量 Y 相应的取值

$$y_i = g(x_i) \quad (i=1,2,\cdots).$$

（2）如果 $y_i(i=1,2,\cdots)$ 的值各不相等,则 Y 的概率分布为表 6-3 所示.

表 6-3　Y 的概率分布

Y	y_1	y_2	$\cdots$	y_i	$\cdots$
p	p_1	p_2	$\cdots$	p_i	$\cdots$

（3）如果 $y_i=g(x_i)$ $(i=1,2,\cdots)$ 中出现相同的函数值,如 $y_i=g(x_i)=g(x_k),(i\neq k)$,则在 Y 的分布列中,Y 取 y_i 的概率为 $P\{Y=y_i\}=P\{X=x_i\}+P\{X=x_k\}=p_i+p_k$.

学习本节内容要正确理解分布函数、概率分布和概率密度的含义及其性质；利用概率分布和概率密度解决实际问题是本节的难点.

第四节　随机变量的数字特征

（一）随机变量的数学期望

1. 若 X 是离散型随机变量,其分布列为 $P\{X=x_i\}=p_i$ $(i=1,2,\cdots)$,则

$$E(X)=\sum_{i=1}^{\infty} x_i p_i.$$

2. 若 x 是连续型随机变量,其密度函数为 $f(x)$,则

$$E(X)=\int_{-\infty}^{+\infty} xf(x)\,\mathrm{d}x.$$

3. 数学期望的性质

（1）若 C 是常数,则 $E(C)=C$.

（2）若 C 是常数,则 $E(CX)=CE(X)$.

（3）$E(X\pm Y)=E(X)\pm E(Y)$.

（4）若 X,Y 相互独立,则 $E(XY)=E(X)E(Y)$.

（二）随机变量的方差

1. 设 X 是一个随机变量,其数学期望为 $E(X)$,则 X 的方差为 $D(X)=E[X-E(X)]^2$,标准差为 $\sigma(X)=\sqrt{D(X)}$；方差的简化计算式为 $D(X)=E(X^2)-[E(X)]^2$.

2. 方差的性质

（1）若 C 是常数,则 $D(C)=0$.

（2）若 C 是常数,则 $D(CX)=C^2 D(X)$.

（3）若 $X_1,X_2,\cdots X_n$ 相互独立,则 $D(X_1\pm X_2\pm\cdots\pm X_n)=\sum_{i=1}^{n} D(X_i)$.

（三）常见概率分布及其数字特征

常见概率分布及其数字特征见表6-4.

表6-4 常见概率分布及其数字特征

名称	概率分布或概率密度	数学期望	方差
二项分布 $B(n,p)$	$P\{X=k\}=C_n^k p^k q^{n-k}$, $(q=1-p)$，$k=0,1,\cdots,n$	np	npq
泊松分布 $\pi(\lambda)$	$P(X=k)=\dfrac{\lambda^k}{k!}e^{-\lambda}$，$k=0,1,2,\cdots$	λ	λ
均匀分布 $U(a,b)$	$f(x)=\begin{cases}\dfrac{1}{b-a}, & a\leqslant x\leqslant b \\ 0, & \text{其他}\end{cases}$	$\dfrac{a+b}{2}$	$\dfrac{(b-a)^2}{12}$
指数分布 $E(\lambda)$	$f(x)=\begin{cases}\lambda e^{-\lambda x}, & x\geqslant 0 \\ 0, & x<0\end{cases}$ $(\lambda>0)$	$\dfrac{1}{\lambda}$	$\dfrac{1}{\lambda^2}$
正态分布 $N(\mu,\sigma^2)$	$f(x)=\dfrac{1}{\sqrt{2\pi}\,\sigma}e^{-\frac{(x-\mu)^2}{2\sigma^2}}$ $(-\infty<x<+\infty)$	μ	σ^2
标准正态分布 $N(0,1)$	$f(x)=\dfrac{1}{\sqrt{2\pi}}e^{-\frac{x^2}{2}}$ $(-\infty<x<+\infty)$	0	1

三、 典型例题

例1 设 $P(A)>0,P(B)>0$. 在下列4种条件下,分别判断 A、B 是否互斥,A、B 是否独立.
(1) $P(B|A)=0$;(2) $P(B|A)=P(B)$;(3) $P(B|A)=P(A)$;(4) $P(B|A)=P(A|B)$.

解 首先,把条件概率 $P(B|A)$ 和 $P(A|B)$ 按定义化为 $P(B|A)=\dfrac{P(AB)}{P(A)}$ 和 $P(A|B)=\dfrac{P(AB)}{P(B)}$,然后利用 A,B 互不相容 $\Leftrightarrow P(AB)=0$ 和 A,B 相互独立 $\Leftrightarrow P(AB)=P(A)P(B)$,这两个充分必要条件进行判断.

(1) $P(B|A)=0\Rightarrow P(AB)=0\Rightarrow A,B$ 互不相容;$P(B|A)=0\Rightarrow P(AB)=0\Rightarrow P(AB)\neq P(A)P(B)\Rightarrow A,B$ 并非相互独立.

(2) $P(B|A)=P(B)\Rightarrow P(AB)=P(A)P(B)>0\Rightarrow A,B$ 相互独立,且 A,B 并不互斥.

(3) $P(B|A)=P(A)\Rightarrow P(AB)=[P(A)]^2>0\Rightarrow A,B$ 不互斥;如果 $P(A)=P(B)$,则 A,B 相互独立.

(4) $P(B|A)=P(A|B)\Rightarrow\dfrac{P(AB)}{P(A)}=\dfrac{P(AB)}{P(B)}$. 此时可分为两种情况来考虑:若 $P(AB)=0$,上式一定成立,则 A,B 相互独立;若 $P(AB)\neq 0$,则 $P(A)=P(B)$,但这不能得出什么明确的结论.

例2 有5个女同学在同一时段参加标准化病人(standardpatient,SP)考核. 有4个不同的问题,每个同学都被问到了. 后来知道,这4个问题,每个同学刚好答错了一题. 设 $A=$ "5个同学都答错了第一题";$B=$"5 个同学都没有答错第一题";$C=$"5 个同学不是都答错了第一题". 假定每个同学答错其中任何 1 题的可能性都一样,求事件 A,B,C 的概率.

解　因为假定了每个同学答错其中任何 1 题的可能性都一样,观察这 5 个女同学答错哪一题的不同结果有 $n=4^5=1\ 024$ 种,在这 1 024 种不同结果中,只有一种是 5 个同学都答错了第一题,所以 $P(A)=1/102\ 4$.

如果 5 个同学都没有答错第一题,依题意,她们都答错了后面三个题目中的某一题. 这样的不同结果共有 $k_B=3^5=243$ 种. 按古典概型 $P(B)=k_B/n=(3/4)^5=0.237\ 3$.

由于事件 C 是事件 A 的对立事件,所以 $P(C)=1-P(A)=1-1/1\ 024=1\ 023/1\ 024$.

例 3　设 A,B 是两个任意的事件. 证明:

(1) $P(AB)\geqslant P(A)+P(B)-1$;(2) A,B 中恰好发生一个的概率等于 $P(A)+P(B)-2P(AB)$.

证明　因为 $0\leqslant P(A+B)=P(A)+P(B)-P(AB)\leqslant 1$ 总成立,所以

(1) $P(A)+P(B)-P(AB)\leqslant 1\Rightarrow P(AB)\geqslant P(A)+P(B)-1$;

(2) A,B 中恰好发生一个的概率等于 $P(A\bar{B}+\bar{A}B)=P(A\bar{B})+P(\bar{A}B)=[P(A)-P(AB)]+[P(B)-P(AB)]=P(A)+P(B)-2P(AB)$.

例 4　制剂车间灌注注射液需要完成 4 道工序. 已知:割锯安瓿时掉入玻璃碎屑导致废品的概率为 0.005;安瓿洗涤不洁导致废品的概率为 0.002;灌装时剂液受到污染的概率为 0.001;最后,安瓿封口不严产生废品的概率为 0.008. 任意一支安瓿经过 4 道工序成为合格品的概率是多少? 针对这一问题,小红和小明按各自的思路进行了解答,并且得到一样的答案. 两人的解题过程如下:

记 $A=$ 任意一支安瓿是合格品,$A_k=$ 第 k 道工序合格,$k=1,2,3,4$. 则

$$A=A_1A_2A_3A_4$$

小红的解答如下:

$$P(A)=P(A_1A_2A_3A_4)=1-P(\overline{A_1}+\overline{A_2}+\overline{A_3}+\overline{A_4})=1-\sum_{k=1}^{4}P(\overline{A_k})$$

$$=1-(0.005+0.002+0.001+0.008)=0.984.$$

小明的解答如下:

$$P(A)=P(A_1A_2A_3A_4)=P(A_1)P(A_2)P(A_3)P(A_4)$$

$$=(1-0.005)(1-0.002)(1-0.001)(1-0.008)\approx 0.984\ 1.$$

试分析其各自的解法需要什么必要的假设及其合理性.

解　小红的解答需要的前提是 $\overline{A_1},\overline{A_2},\overline{A_3},\overline{A_4}$ 的两两互斥性. 而这意味着 A_1,A_2,A_3,A_4 不是相互独立的. 假若前一道工序的废品都不进入下一道工序,小红的假设有一定合理性. 小明的解答正好相反,他需要 A_1,A_2,A_3,A_4 是相互独立的. 如果只在最后一道工序才进行检查,小明的假设也有其合理性. 但是这样一来,小红的互斥假设就不复存在了.

小红和小明经过讨论,达成共识:题目提及的概率,可以理解为上一道工序合格的前提下,下一道工序出现废品的条件概率. 于是

$$P(A)=P(A_1A_2A_3A_4)=P(A_1)P(A_2\,|\,A_1)P(A_3\,|\,A_1A_2)P(A_4\,|\,A_1A_2A_3)$$

$$=(1-0.005)(1-0.002)(1-0.001)(1-0.008)\approx 0.984\ 1.$$

例 5　一个医生知道某种疾病的自然痊愈率为 0.25,为试验一种新药是否有效,把它给 10 个患者服用. 规定:若这 10 个患者中至少有 4 人治好了,则认为这种药有效,提高了痊愈率,反之,则认为新药无效. 求:

(1) 虽然新药有效,并把痊愈率提高到 0.35,但经过试验却被否定的概率;

（2）新药完全无效，但通过试验却被判断为有效的概率.

解 判断新药是否"有效"与10个患者痊愈数有关，而患者经治疗是否痊愈事件服从二项分布，因此：（1）新药有效，患者痊愈率应是0.35；（2）新药无效，患者痊愈率取自然痊愈率应是0.25.

（1）新药虽然有效，但经试验被否定，根据规定，10人中不超过3人有效，因此

$$P(否定新药) = \sum_{k=0}^{3} C_{10}^k (0.35)^k (0.65)^{10-k} \approx 0.513\ 6.$$

（2）新药虽然无效，但试验时也有可能被肯定，根据规定，10人中至少有4人有效，因此

$$P(新药有效) = \sum_{k=4}^{10} C_{10}^k (0.25)^k (0.75)^{10-k} \approx 0.224\ 1.$$

例6 前列腺癌在男性中常见. 临床上，前列腺特异性抗原（prostate-specific antigen，PSA）的高水平值被作为前列腺癌的诊断指标. 在检查PSA水平时，约有26.8%的前列腺癌患者PSA值超标，若不是癌症患者，则其中约有13.5%的人PSA值超标.

有一位患者前来应诊. 根据其他诊断途径，医生有70%的把握断定患者是前列腺癌，因此，医生让患者做了PSA检验. 试根据以上信息，在检验给出阳性和阴性结果前提下，分别计算这位患者是前列腺癌患者的概率.

解 记 E＝检验为阳性＝PSA值超标，C＝患者是前列腺癌患者. 那么，已给数据有：$P(E\,|\,C)=$ 0.268，$P(E\,|\,\bar{C})=0.135$，$P(C)=0.7$. 其中两个是事件 E 的条件概率，一个是事件 C 的先验概率. 而题目要求的概率实际是 C 的后验概率，因此必须先计算事件 E 的（全）概率：

$$P(E)=P(C)P(E\,|\,C)+P(\bar{C})P(E\,|\,\bar{C})=0.7\times0.268+0.3\times0.135=0.228\ 1.$$
$$P(\bar{E})=1-P(E)=1-0.228\ 1=0.771\ 9.$$

患者是前列腺癌患者的概率，按照检验结果是阳性还是阴性，分别是

$$P(C\,|\,E)=\frac{P(C)P(E\,|\,C)}{P(E)}=\frac{0.7\times0.268}{0.228\ 1}=0.822\ 4,$$

$$P(C\,|\,\bar{E})=\frac{P(C)P(\bar{E}\,|\,C)}{P(\bar{E})}=\frac{0.7\times(1-0.268)}{0.771\ 9}=0.663\ 8.$$

例7 设袋子里有10个小球，分别标记为 $1,2,\cdots,10$ 号. 小红不放回地取出三个来. 记 ξ 表示取出的三个号码中最大者，求：（1）ξ 的分布律；（2）小红取出的三个号码中最大者不小于8（等于8，9，10）的概率.

解 （1）由于是不放回地取样，故 ξ 服从的分布律为

$$P(\xi=k)=\frac{C_{k-1}^2}{C_{10}^3}, \quad k=3,\ 4,\cdots,10.$$

（2）小红取出的三个号码中最大者不小于8的概率为

$$P(\xi\geqslant 8)=\frac{C_7^2+C_8^2+C_9^2}{C_{10}^3}=\frac{7!3!}{10!2!}\left[\frac{7!}{5!}+\frac{8!}{6!}+\frac{9!}{7!}\right]$$

$$=\frac{3(7\times6+8\times7+9\times8)}{10\times9\times8}=\frac{17}{24}=0.708\ 3.$$

例8 掷一个均匀的硬币10次. 记 $\xi=10$ 次中的正面向上次数，$\eta=$ 正面向上的次数与反面向上次数之差，则 ξ,η 和 $|\eta|$ 各服从什么样的分布？

解 因为硬币是均匀的，故正面向上和反面向上的机会都为 $1/2$，则 $\xi\sim B(10,1/2)$，即

$$P(\xi=k)=C_{10}^k\left(\frac{1}{2}\right)^k\left(\frac{1}{2}\right)^{10-k}=C_{10}^k\left(\frac{1}{2}\right)^{10}, \quad k=0,1,\cdots,10.$$

至于 ξ 和 η 的联系,可以表示为表 6-5.

表 6-5　ξ 和 η 的联系

ξ	0	1	2	3	4	5	6	7	8	9	10
η	-10	-8	-6	-4	-2	0	2	4	6	8	10

所以,η 的分布为 $P(\eta=2k-10)=C_{10}^k(1/2)^{10}, k=0,\ 1,\cdots,\ 10.$ 并且,得到

$$P(\,|\,\eta\,|=0)=C_{10}^5(1/2)^{10},\ \ P(\,|\,\eta\,|=2k)=2C_{10}^{2k}(1/2)^{10}, k=1,2,3,4,5.$$

例 9　设随机变量 ξ 的概率密度函数为 $f(x)=\begin{cases}C(4x-2x^2),&0<x<2\\0,&\text{其他}\end{cases}$,求参数 C 之值,并计算 $P(\xi>1)$.

解　概率密度函数在整个非负区间上的积分为 1,即

$$\int_{-\infty}^{+\infty}f(x)\,\mathrm{d}x=\int_0^2 C(4x-2x^2)\,\mathrm{d}x=C\cdot\frac{8}{3}=1\Rightarrow C=\frac{3}{8},\text{则有}$$

$$P(\xi>1)=\frac{3}{8}\int_1^2(4x-2x^2)\,\mathrm{d}x=\frac{1}{2}.$$

例 10　设已知 $E(\xi)=1$ 且 $D(\xi)=5$,求 $E[(2+\xi)^2]$ 和 $D(4+3\xi)$.

解　$D(\xi)=E(\xi^2)-E^2(\xi)\Rightarrow E(\xi^2)=D(\xi)+E^2(\xi)=5+1=6.$ 那么

$$E[(2+\xi)^2]=E(4+4\xi+\xi^2)=E(4)+E(4\xi)+E(\xi^2)=4+4+6=14;$$
$$D(4+3\xi)=9D(\xi)=45.$$

例 11　设某大学医学类新生名额为 800 人. 已知第一志愿的考生有 3 000 人,其中,600 分以上者 200 人,494 分以下者 2 010 人.

(1)假设考生的考试分数 ξ 服从正态分布,试根据已知信息确定此正态分布的参数;

(2)假设新生按照分数从高到低依次录取,试预测其最低录取分数.

解　(1)记 ξ＝考生的考试分数,则 $\xi\sim N(\mu,\ \sigma^2)$. 已知信息可直译为如下数学表达式:

600 分以上者 200 人 $\Rightarrow P(\xi\geqslant600)=\dfrac{200}{3\,000}$,即 $P(\xi<600)=1-P(\xi\geqslant600)\approx0.933\,3$,

得 $\Phi\left(\dfrac{600-\mu}{\sigma}\right)=\Phi(u_1)=0.933\,3.$

494 分以下者 2 010 人 $\Rightarrow P(\xi\leqslant494)=\dfrac{2\,010}{3\,000}\Rightarrow\Phi\left(\dfrac{494-\mu}{\sigma}\right)=\Phi(u_2)=0.670\,0.$

查标准正态分布表得:$\Phi(1.5)=0.933\,3,\Phi(0.44)=0.670\,0$,则取 $u_1=1.5$ 和 $u_2=0.44$. 那么,由

$u_1=\dfrac{600-\mu}{\sigma}=1.5$ 和 $u_2=\dfrac{494-\mu}{\sigma}=0.44$,解出 $\mu=450$ 和 $\sigma=100$.

(2)假定最低录取分数为 x_m,已知录取名额为 800 人,则有

$$P(\xi\geqslant u_m)=\frac{800}{3\,000}=1-\Phi\left(\frac{x_m-450}{100}\right)\Rightarrow\Phi\left(\frac{x_m-450}{100}\right)\approx0.733\,3.$$

从标准正态分布表查出 $\Phi(0.622)=0.733\,3$,故由 $\dfrac{x_m-450}{100}=0.622$,确定 $x_m=512.2$.

例 12　设某项生理指标的测量值,在健康者中的分布为 $\xi\sim N(143.6,\ 5^2)$,在患者中的分布为 $\eta\sim N(163.2,\ 8^2)$. 如果测量值高于 150,则被检查者就被判读为该疾病的疑似患者.

（1）正常人和患者被报告为疑似患者的概率各为几何？

（2）如果一般人群中患者占 1%，则在普查时，求任意一人被报告为疑似患者的概率．

（3）如果在普查时，某人被报告为疑似患者，其为确诊患者的概率有多大？

（4）设某医院在检查中发现 1 000 名疑似患者，求有 85～93 名患者的概率．

解 记 $A=$ 被检查者是正常人，$B=$ 被检查者是患者，$S=$ 被检查者被报告为疑似患者．

（1）$P(S|A)=P(\xi\geq150)=1-\Phi\left(\dfrac{150-143.6}{5}\right)=1-\Phi(1.28)=1-0.90=0.10,$

$$P(S|B)=P(\eta\geq150)=1-\Phi\left(\dfrac{150-163.2}{8}\right)=1-\Phi(-1.65)=\Phi(1.65)=0.95.$$

（2）$P(S)=P(A)P(S|A)+P(B)P(S|B)=0.99\times0.10+0.01\times0.95=0.108\,5.$

（3）$P(B|S)=\dfrac{P(B)P(S|B)}{P(B)}=\dfrac{0.01\times0.95}{0.108\,5}\approx0.088.$

（4）令 $p=0.088$，设 $X=1\,000$ 名疑似患者中的患者数，则 $X\sim B(1\,000,0.088)$．因为 $n=1\,000$ 是很大的，可以用正态近似来计算所求概率．取 $\sqrt{npq}=\sqrt{1\,000\times0.088\times0.912}\approx9$，那么

$$P(85\leq X\leq93)\approx\Phi\left(\dfrac{93-88}{9}\right)-\Phi\left(\dfrac{84-88}{9}\right)$$

$$=\Phi\left(\dfrac{5}{9}\right)-\Phi\left(-\dfrac{4}{9}\right)\approx0.708\,8+0.673\,6-1\approx0.382\,4.$$

四、 习题解答

练习题 6-1

1. 射击 3 次，记 $A=$ 恰好命中一次，$B=$ 首发就命中，判断下列关系是否正确：

（1）$A\subset B$；（2）$A=B$；（3）$A\supset B$；（4）$AB=\Phi$；（5）$A+B=\Omega$；（6）$B=\overline{A}$．

解 记 $A_k=$ 第 k 次命中，则 $A=A_1\overline{A_2}\overline{A_3}+\overline{A_1}A_2\overline{A_3}+\overline{A_1}\overline{A_2}A_3$，$B=A_1\overline{A_2}\overline{A_3}+A_1A_2\overline{A_3}+A_1\overline{A_2}A_3+A_1A_2A_3$，容易看出，以上 6 个关系都不成立．

2. 若 A 和 B 互不相容且 $\overline{A}$ 和 $\overline{B}$ 亦互不相容，则 A 和 B 是相互对立的吗？

解 若 A 和 B 互不相容，则 $AB=\Phi$．$\overline{A}$ 和 $\overline{B}$ 互不相容，则 $\overline{A}\,\overline{B}=\Phi$，两边一起取对立事件，有 $A+B=\overline{\overline{A}\,\overline{B}}=\overline{\Phi}=\Omega$，综合 $A+B=\Omega$ 和 $AB=\Phi$ 知，A 和 B 是相互对立的．

3. 若 A 和 B 是相互对立的，是否也有 AC 和 BC 相互对立？

解 若 A 和 B 是相互对立的，有 $A+B=\Omega$ 和 $AB=\Phi$ 同时成立．对 AC 和 BC，则有 $(AC)(BC)=ABC=\Phi C=\Phi$ 和 $(AC)+(BC)=(A+B)C=\Omega C=C\neq\Omega$．

那么，AC 和 BC 仅仅互不相容而非相互对立．

4. 概率的统计意义是用频率 $f_n(A)$ 来描述的，是否 $\lim\limits_{n\to\infty}f_n(A)=P(A)$ 成立？

解 若数列 x_n 以常数 p 为极限，那么，对于无论多么小的 ε，存在 n_0，只要 $n>n_0$，就有且一直有 $|x_n-p|<\varepsilon$．

但是，频率 $f_n(A)$ 是随机变量，其取值不但与试验次数 n 有关，更与试验中的偶然性有关．因此，在试验次数足够大时，虽然 $f_n(A)$ 可以稳定地在某个常数值，譬如 p 的附近摆动，但却不是 n 越大，就一定有 $f_n(A)$ 与 p 越接近．因为，大数定律保证事件 $|f_n(A)-p|<\varepsilon$ 的概率趋于 1，却未保证从

某个 n_0 开始就一直有 $|f_n(A)-p|<\varepsilon$. 这正是确定性现象与随机现象的重要区别. 不过,完全可以把 $\lim\limits_{n\to\infty}f_n(A)=P(A)$ 看作大数定律的符号化表示,实际上,国内外不少教科书都采用了这样的表达方式.

练习题 6-2

1. 设 $P(A)P(B)>0$,下列论断中哪些是正确的?

(1) 若 A 和 B 互不相容,则 A 和 B 相互独立;

(2) 若 A 和 B 相互对立,则 A 和 B 相互独立;

(3) 若 A 和 B 相互独立,则 A 和 B 互不相容;

(4) 若 A 和 B 相互独立,则 A 和 B 相互对立.

解 (1) 若 A 和 B 互不相容,则 $AB=\Phi$,即 $P(AB)=0$. 但 $P(A)P(B)>0$,从而有 $P(AB)\neq P(A)P(B)$,故 A 和 B 不相互独立.

(2) 若 A 和 B 相互对立,即 A 和 B 互不相容,由(1)可知,A 和 B 不相互独立.

(3) 若 A 和 B 相互独立,则 $P(AB)=P(A)P(B)>0$,从而有 $AB\neq\Phi$,故 A 和 B 不是互不相容的.

(4) 若 A 和 B 相互独立,由(3)可知,A 和 B 不是互不相容的,故 A 和 B 也不是相互对立的.

归纳起来,若 $P(A)P(B)>0$,则独立一定不互斥,互斥一定不独立;相容才可能独立,独立才可能相容.

2. 设 $P(B)>0$,事件 A 和 B 满足什么关系时,下列等式成立?

(1) $P(A\mid B)=0$;(2) $P(A\mid B)=\dfrac{P(A)}{P(B)}$;(3) $P(A\mid B)=1$.

解 $P(A\mid B)=\dfrac{P(AB)}{P(B)}=\begin{cases}0, & AB=\Phi(B\neq\Phi),\\[2mm]\dfrac{P(A)}{P(B)}, & A\subset B,\\[2mm]1, & B\subset A.\end{cases}$

3. 某公司三名求职者竞聘同一个职位,他们中有一人已被随机选中,而另外两人将不得不离开公司. 公榜前,求职者 A 问公司人事经理:B 和 C 中谁会落选? 人事经理拒绝道:"我如果告诉你,那么你被公司聘任的机会就从1/3升到1/2". 人事经理的话有道理吗?

答 如果人事经理告诉了求职者 A,B 和 C 之一落选后,才在 B 和 C 之一与求职者 A 中随机选中一个,那么这时 A 聘任的机会自然为 1/2. 但是实际上一切已经决定. 所谓 A 被聘任的概率从 1/3 升到 1/2,那只是 A 被聘任的(推断性)条件概率. 对此题来说,聘任结果已经确定,因此,无论 A 被聘任的条件概率还是无条件概率,都不改变局势. 对 B 和 C 来说,形势也是一样的. 因此,人事经理的话没有道理.

4. 证明或举反例

(1) $P(B\mid A)\leqslant P(B)\Rightarrow P(A\mid B)\leqslant P(A)$;$P(B\mid A)\leqslant P(B)\Rightarrow P(B\mid\bar{A})\geqslant P(B)$.

(2) 若 $P(B\mid A)\leqslant P(B)$ 且 $P(C\mid B)\leqslant P(C)\Rightarrow P(C\mid A)\leqslant P(C)$.

解 (1)若 $P(B\mid A)\leqslant P(B)$,则有 $P(B\mid A)=\dfrac{P(AB)}{P(A)}\leqslant P(B)\Rightarrow P(AB)\leqslant P(A)P(B)$.

由此有 $\dfrac{P(AB)}{P(B)}\leqslant P(A)\Rightarrow P(A\mid B)\leqslant P(A)$.

定义:如果 $P(B\mid A)\leqslant P(B)$,则记 $A\searrow B$. 上面讨论说明,$A\searrow B\Leftrightarrow B\searrow A$,称 A、B 是互损的.

类似定义:如果 $P(B|A) \geqslant P(B)$,则记 $A \nearrow B$. 同样可以证明,$A \nearrow B \Leftrightarrow B \nearrow A$,称 A、B 是互益的.

因为 $P(\bar{A}B) = P(B) - P(AB)$,当 $P(B|A) \leqslant P(B) \Rightarrow A \searrow B$ 时,有 $P(\bar{A}B) = P(B) - P(AB) \geqslant P(B) - P(A)P(B) = P(B)P(\bar{A})$ 成立,即

$$\frac{P(\bar{A}B)}{P(\bar{A})} = P(B|\bar{A}) \geqslant P(B) \Rightarrow \bar{A} \nearrow B.$$

这个结论表明,$A \searrow B \Leftrightarrow \bar{A} \nearrow B \Leftrightarrow \bar{A} \searrow \bar{B} \Leftrightarrow \bar{B} \nearrow A$.

(2) 要证明的论断是:若 A、B 互损且 B、C 互损,则 A、C 互损. 但是,此性质不成立. 一个反例如下.

设想一个花标形状如图 6-1,盘面分为五等份,分别标记为 1、2、3、4、5. 假定飞镖击中 1、2、3、4、5 的概率是相等的. 记 $A = \{1,5\}$,$B = \{3,4,5\}$,$C = \{2,5\}$. 容易计算出 $P(A) = P(C) = 2/5$,$P(B) = 3/5$,并且看到 $P(AB) = \frac{1}{5} < \frac{6}{25} = P(A)P(B) \Leftrightarrow$

$A \searrow B$ 和 $P(BC) = \frac{1}{5} < \frac{6}{25} = P(B)P(C) \Leftrightarrow B \searrow C$,但是 $P(AC) = \frac{1}{5} = \frac{5}{25} > \frac{4}{25} =$

$\frac{2}{5} \cdot \frac{2}{5} = P(A)P(C) \Leftrightarrow A \nearrow C$.

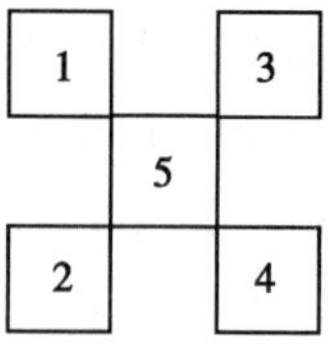

图 6-1

练习题 6-3

1. 同一样本空间上定义的随机变量是否唯一? 请举例说明.

解 同一样本空间上,可以根据需要定义不同的随机变量. 例如在掷一枚骰子的试验中,我们可以定义如下两个随机变量,甚至更多的随机变量.

$$X = \begin{cases} 1, \text{出现偶数点} \\ 0, \text{出现奇数点} \end{cases}, \quad Y = \begin{cases} 1, \text{点数为 6} \\ 0, \text{点数不为 6} \end{cases}.$$

2. 两个随机变量的分布函数完全相同,它们必是相等的随机变量吗?

解 相同的随机变量必有相同的分布函数,反之未必成立. 记随机变量 X 表示抛硬币的正反面,$P(X=0) = 1/2$,$P(X=1) = 1/2$. 令随机变量 $Y = 1 - X$,易知 X 与 Y 分布相同,但 $P(X=Y) = 0$,即 X 与 Y 是不同的随机变量.

3. 连续型随机变量的概率密度函数一定是连续函数吗?

解 不一定是连续函数. 连续型随机变量指的是连续取值的随机变量,比如在 $[0,1]$ 上每个数都有可能取,就可以说是连续型随机变量,这和密度函数连续与否无关. 另外真正有实际意义的是密度函数的积分,积分得到的是随机变量在某个区间的概率,因此要求密度函数可积,但是可积远比连续宽泛得多,很多不连续的函数也是可积的.

4. 若 $f(x)$,$g(x)$ 均为同一区间 (a,b) 上的概率密度函数,对于任意的数 β,$(0 < \beta < 1)$,则 $\beta f(x) + (1-\beta)g(x)$ 是否也为这个区间上的概率密度函数?

解 由于 $f(x)$,$g(x)$ 均为同一区间 (a,b) 上的概率密度函数,则 $f(x)$,$g(x)$ 满足非负性,且有 $\int_a^b f(x)\mathrm{d}x = 1$,$\int_a^b g(x)\mathrm{d}x = 1$,从而 $\beta f(x) + (1-\beta)g(x) \geqslant 0$,且

$$\int_a^b [\beta f(x) + (1-\beta)g(x)]\mathrm{d}x = \beta \int_a^b f(x)\mathrm{d}x + (1-\beta)\int_a^b g(x)\mathrm{d}x = \beta + (1-\beta) = 1$$

所以 $\beta f(x) + (1-\beta)g(x)$ 也是 (a,b) 上的概率密度函数.

练习题 6-4

1. 已知正态分布的线性函数仍服从正态分布,若 $X \sim N(\mu, \sigma^2)$,$Y = aX + b$,$(a \neq 0)$,请写出 Y 所服从分布的参数.

解　由于正态分布的线性函数仍服从正态分布,所以 Y 仍服从正态分布,并且由于 $E(Y) = E(aX + b) = aE(X) + b = a\mu + b$,$D(Y) = D(aX + b) = a^2 D(X) + 0 = (a\sigma)^2$,所以 $Y \sim N(a\mu + b, (a\sigma)^2)$.

2. 设随机变量 $X \sim N(0,1)$,$Y \sim U[0,1]$,且 X,Y 相互独立,则 $E(2X + 3Y)$,$D(3X - Y)$ 的值各为多少?

解　(1) 由于 $E(X) = 0$,$E(Y) = \dfrac{1}{2}$,所以 $E(2X + 3Y) = 2E(X) + 3E(Y) = 2 \times 0 + 3 \times \dfrac{1}{2} = \dfrac{3}{2}$.

(2) 由于 $D(X) = 1$,$D(Y) = \dfrac{1}{12}$,所以 $D(3X - Y) = 9D(X) + D(Y) = \dfrac{109}{12}$.

3. 随机变量 X 服从柯西分布(Cauchy distribution),其概率密度函数为

$$f(x) = \frac{1}{\pi(1 + x^2)}$$

考察 X 是否有数学期望和方差?

解　由期望的定义,$\displaystyle\int_{-\infty}^{+\infty} |x| f(x) \mathrm{d}x$ 存在,则 $E(X) = \displaystyle\int_{-\infty}^{+\infty} xf(x)\mathrm{d}x$,由于

$$\int_{-\infty}^{+\infty} |x| f(x)\mathrm{d}x = \int_{-\infty}^{0} -xf(x)\mathrm{d}x + \int_{0}^{+\infty} xf(x)\mathrm{d}x$$

$$= \int_{-\infty}^{0} \frac{-x}{\pi(1+x^2)}\mathrm{d}x + \int_{0}^{+\infty} \frac{x}{\pi(1+x^2)}\mathrm{d}x = \infty \text{,所以 } E(X) \text{ 不存在.又因为}$$

$$E(X^2) = \int_{-\infty}^{+\infty} x^2 f(x)\mathrm{d}x = \int_{-\infty}^{+\infty} \frac{x^2}{\pi(1+x^2)}\mathrm{d}x = \frac{1}{\pi}\int_{-\infty}^{+\infty}\left(1 - \frac{1}{1+x^2}\right)\mathrm{d}x$$

$$= \frac{2}{\pi}\left[x - \arctan x\right]\Big|_{0}^{+\infty} = +\infty \text{,所以 } D(X) = E(X^2) - E^2(X) \text{ 也不存在.}$$

4. 设随机变量 X 的方差为 2,根据切比雪夫不等式估计 $P\{|X - E(X)| \geqslant 2\}$.

解　根据切比雪夫不等式,$P\{|X - E(X)| \geqslant 2\} \leqslant \dfrac{D(X)}{2^2} = \dfrac{1}{2}$.

复习题六

1. 医院的信息管理系统把入院受伤患者按伤势(轻,中,重)和是否有意外保险(有,无)分类编码. 观察一位新入院患者,应该归于何类:

(1) 写出该试验的基本事件组;

(2) 设 $A =$ 患者是重伤,$B =$ 患者没有保险. 写出 A、B 所包括的基本事件;

(3) 事件 $A + \bar{B}$ 包含哪些基本事件?

解　该试验的基本事件组为{(轻,有),(轻,无),(中,有),(中,无),(重,有),(重,无)},则 $A = \{($重,有$),($重,无$)\}$,$B = \{($轻,无$),($中,无$),($重,无$)\}$,$\bar{B} = \{($轻,有$),($中,有$),($重,有$)\}$,$A + \bar{B} = \{($轻,有$),($中,有$),($重,有$),($重,无$)\}$.

2. 依次检查三人的肝脏功能,记 $A =$ "第一人正常",$B =$ "第二人正常",$C =$ "第三人正常",试写出这一试验的全部基本事件以及下列事件:(1)只有第一人正常;(2)只有一人正常;(3)三人都不

正常;(4)至少有一人正常;(5)只有第三人不正常.

解　全部基本事件为 $ABC,AB\bar{C},A\bar{B}C,\bar{A}BC,\bar{A}\bar{B}C,\bar{A}B\bar{C},A\bar{B}\bar{C},\bar{A}\bar{B}\bar{C}$,则 以上事件可分别表示为:

(1) $A\bar{B}\bar{C}$ 或 $A-B-C$ 或 $A-(B+C)$;(2) $\bar{A}B\bar{C}+A\bar{B}\bar{C}+\bar{A}\bar{B}C$;(3) $\bar{A}\bar{B}\bar{C}$;(4) $ABC+AB\bar{C}+A\bar{B}\bar{C}+\bar{A}BC+\bar{A}B\bar{C}+A\bar{B}\bar{C}+\bar{A}\bar{B}C$ 或 $A+B+C$;(5) $AB\bar{C}$ 或 $AB-C$ 或 $AB-ABC$.

3. 电话号码由 8 个数字组成,每个数字可以是 $0,1,\cdots,9$ 中的任一个,求下列事件的概率:(1) 首位不为 0 的号码;(2) 没有重复数字的号码;(3) 全由奇数组成的号码;(4) 号码中的数字从左到右严格增大的号码.

解　用 10 个数码组成的不同的电话 8 位号码共有 $m=10^8=100\,000\,000$ 个,得到其中任意一个都是一个基本随机事件. 按照古典概型,只须计算以上各种特殊情形所包含的基本事件数 m_i:

(1) $m_1=9\times10^7$,$P($首位不为 0 的号码$)=m_1/m=9\times10^7/10^8=0.9$;

(2) 因为 $m_2=P_{10}^8=10!/2!$,所以,$P($没有重复数字的号码$)=m_2/m=0.018\,1$;

(3) $m_3=5^8$,$P($全由奇数组成的号码$)=m_3/m=5^8/10^8=0.5^8=0.003\,9$;

(4) 因为,若从 10 个数码中不重复地选出 8 个组成一个 8 位号码,其数码严格上升的只能有一种,这相当于 10 选 8 的组合数,所以 $m_4=C_{10}^8=\dfrac{10!}{8!2!}$,$P($号码数字严格增加的号码$)=m_4/m=5\times9/10^8=4.5\times10^{-7}$.

4. 一个盒子里装有 5 个白球、4 个红球和 3 个黑球,另一个盒里装有 5 个白球、6 个红球和 7 个黑球,从每个盒子中各取出一个,它们颜色相同的概率是多少?

解　设 $A=$ 两个都是白色的,$B=$ 两个都是红色的,$C=$ 两个都是黑色的,则 A,B,C 两两互不相容. 另外,两个盒子里取得什么颜色的球,是相互独立的,所以所求概率为

$$P=(5/12)(5/18)+(4/12)(6/18)+(3/12)(7/18)=0.324\,1.$$

5. 期末复习时,数学课的张教授布置了 10 道综合练习题供学生考前热身,并且告诉学生,期末考试将随机地包含其中 5 道题. 临考时,一个学生已经会做其中的 7 道题. 求下列概率:(1)她做对了 5 道题;(2)她至少做对了 4 道题.

解　不失一般性,设她已经能做其中的第 1~7 题,不会做第 8,9,10 题. 设 $A=$ 她做对了 5 道题 $=$ 选出的 5 道题都是她会做的,$B=$ 她做对了 4 道题,则 $A+B=$ 她至少做对了 4 道题.

张教授在 10 道题中随机地选出 5 道进入期末考试题,共有 $n=C_{10}^5=252$ 种不同的组合方式,于是 $P(A)=C_7^5/C_{10}^5=1/12$. 由于 A 和 B 是互不相容的,所以

$$P(B)=\frac{C_7^4C_3^1}{C_{10}^5}=\frac{5}{36}\Rightarrow P(A+B)=P(A)+P(B)=\frac{2}{9}.$$

6. 一份杂志在其订阅者中调查了 1 000 人,以了解社会对于某类疾病患者的态度. 被问询者按其执业、婚否和受教育程度统计,结果:312 人有工作,470 人已婚,525 人大学毕业;大学毕业且有工作者 42 人,大学毕业且已婚者 147 人,已婚且有工作者 86 人;大学毕业且有工作且已婚者 25 人. 验证以上数据是否有误.

解　任意调查一位读者,记 $A=$ 有工作,$B=$ 已婚,$C=$ 大学毕业. 根据以上数据,有

$P(A)=312/1\,000=0.312$, $\quad P(B)=470/1\,000=0.470$, $\quad P(C)=525/1\,000=0.525$,

$P(AB)=86/1\,000=0.086$, $\quad P(AC)=42/1\,000=0.042$, $\quad P(BC)=147/1\,000=0.147$,

$P(ABC)=25/1\,000=0.025$.

按照推广的概率加法公式 $P(A+B+C)=P(A)+P(B)+P(C)-[P(AB)+P(AC)+P(BC)]+P(ABC)=1.057>1$,因此推断以上数据是有误的.

7. 一护士负责控制三台理疗机,假定在 1 小时内这 3 台理疗机不需要护士照管的概率分别为 0.9、0.8 和 0.7,求在 1 小时内最多有 1 台需要护士照管的概率.

解　假设在 1 小时内这三台理疗机是否需要护士照管是相互独立的. 在 1 小时内最多有 1 台需要护士照管 = 在 1 小时内 3 台理疗机都不需要护士照管 + 在 1 小时内恰有 1 台需要护士照管,故 $P = 0.9 \times 0.8 \times 0.7 + 0.9 \times 0.8 \times 0.3 + 0.9 \times 0.2 \times 0.7 + 0.1 \times 0.8 \times 0.7 = 0.902$.

8. A 和 B 两人参加射击比赛,规则是:每轮射击两人只能射击一发子弹,若任有一人或两人都击中目标,则比赛结束;否则重复前面步骤,直至至少一人击中目标使比赛结束. 设 A 击中目标的概率为 $P_A = 0.3$,B 击中目标的概率为 $P_B = 0.5$. 求:

(1) 第 1 轮即可结束比赛的概率;

(2) 若第 1 轮就结束了比赛,两人都击中目标的概率;

(3) 比赛进行至第 3 轮才结束的概率.

解　设事件 $A = $ A 击中目标,事件 $B = $ B 击中目标. 需要假设 A、B 是相互独立的.

(1) $P(A+B) = 1 - P(\overline{AB}) = 1 - P(\overline{A})P(\overline{B}) = 1 - 0.7 \times 0.5 = 0.65$.

(2) 注意到 $AB \subset A + B$,$P(AB \mid A+B) = \dfrac{P(AB)}{P(A+B)} = \dfrac{0.3 \times 0.5}{0.65} = \dfrac{3}{13} \approx 0.231$.

(3) 进一步假设各轮比赛是相互独立的,因而可以把他们的比赛过程看作独立重复试验. 前两轮比赛两人均未击中目标,才需要进入第 3 轮. 记 $\{\xi = 3\} = $ 在第 3 轮决出胜负. 则

$$P(\xi = 3) = (P(\overline{AB}))^2 P(A+B) = (0.35)^2 (0.65) = 0.079\,625.$$

更一般地,在第 k 轮才决出胜负的概率为:$P(\xi = k) = (0.35)^{k-1}(0.65)$,该分布即为几何分布.

9. 某高校对于男性新生体检,除要求达到一般健康标准外,还要求没有色盲或色弱,没有近视,身高在 1.68 米以上. 设某省参加高考的学生中色盲或色弱占 3%,近视占 21%,身高在 1.68 米以上占 18%,问:考生符合该校体检标准的概率是多少?

解　假设一个人是否近视、是否色盲或色弱与身高都是相互独立的,则由乘积公式有

$P = P($无色盲或色弱$)P($不近视$)P($身高在 1.68 米以上$) = (1-0.03) \times (1-0.21) \times 0.18 \approx 0.138$.

10. 某医院用 CT 机和超声仪对肝癌做检测,若单独使用这两种设备,知 CT 机的检出率为 0.8,超声仪的检出率为 0.7. 现同时使用 CT 机和超声仪,问:肝癌被检出的概率为多少?

解　根据实际情况可以假定两种仪器的检查结果是相互独立的,且假设只要有一种仪器检查出肝癌,就可以认为检查出肝癌,则 $P($肝癌被检出$) = 1 - (1-0.8)(1-0.7) = 0.94$.

11. 某地区的成年人中,曾经有 3% 的人患过 A 疾病,有 20% 的人生活水平在贫困线之下. 假设贫困人口患 A 疾病的比例是非贫困人口的 3 倍. 那么,患过 A 疾病的人中,有多大比例是贫困人口?

解　任意调查一位居民,设 $S = $ 患过 A 疾病,$L = $ 生活在贫困线之下. 已知

$P(S) = 0.03$,$P(L) = 0.2$ 和 $P(S \mid L) = 3P(S \mid \overline{L})$,要求 $P(L \mid S)$,需要先确定出 $P(S \mid L)$ 和 $P(S \mid \overline{L})$,为此把 $P(S)$ 按照 L 这一条件是否成立来展开,

$$0.03 = P(S) = P(L)P(S \mid L) + P(\overline{L})P(S \mid \overline{L}) = 0.2P(S \mid L) + 0.8 \times \frac{1}{3}P(S \mid L) = \frac{7}{15}P(S \mid L),$$

由此可得 $P(S \mid L) = \dfrac{15}{7} \times 0.03$,所以 $P(L \mid S) = \dfrac{P(LS)}{P(S)} = \dfrac{P(S \mid L)P(L)}{P(S)} = \dfrac{(15/7)0.03 \times 0.2}{0.03} = \dfrac{3}{7}$.

12. 小明参加一门限时 60 分钟的考试. 假若他在 x 小时内完成考试的概率是 $x/2$,$(0 \leqslant x \leqslant 1)$. 已知到 45 分钟时,他尚未完成全部试题,他将用完全部时间的可能性有多大?

解 记 J_x = 小明完成全部试题所用时间少于 x 小时，F = 小明用完全部时间，则 $F = \overline{J}_1$.

$P(J_x) = x/2$ 和 $P(F) = P(\overline{J}_1) = 1 - 0.5 = 0.5$，所求条件概率为

$$P(F \mid \overline{J}_{0.75}) = \frac{P(\overline{J}_{0.75}F)}{P(\overline{J}_{0.75})} = \frac{P(F)}{1 - P(J_{0.75})} = \frac{0.5}{1 - 0.375} = 0.8.$$

13. 某种动物由出生活到 20 岁的概率为 0.8，活到 25 岁的概率为 0.4，问：现年 20 岁的这种动物活到 25 岁的概率为多少？

解 令 X 表示动物的寿命，则知 $P(X \geq 20) = 0.8$ 且 $P(X \geq 25) = 0.4$. 一个动物活了 25 岁，它当然就活到了 20 岁，即 $(X \geq 25) \subseteq (X \geq 20)$，所以 $(X \geq 25$ 且 $X \geq 20) = (X \geq 25)$，于是所求概率为

$$P(X \geq 25 \mid X \geq 20) = P(X \geq 25 \text{ 且 } X \geq 20)/P(X \geq 20) = P(X \geq 25)/P(X \geq 20) = 0.4/0.8 = 0.5.$$

14. X 线室有 10 盒同种类的 X 线感光片，其中 5 盒为甲厂生产，3 盒为乙厂生产，2 盒为丙厂生产，因为存放了一段时间，甲、乙、丙三厂的产品失效率依次为 1/10、1/15、1/20. 若从这 10 盒中任取一盒，再从取得的这盒中任取一张 X 线片，求取得有效品的概率.

解 令 A = 取出甲厂的 X 线片，B = 取出乙厂的 X 线片，C = 取出丙厂的 X 线片，D = 取一张 X 线片是有效品，则 A, B, C 为完备事件组. 由题设有

$$P(D) = P(D \mid A)P(A) + P(D \mid B)P(B) + P(D \mid C)P(C)$$
$$= \left(1 - \frac{1}{10}\right) \times \frac{5}{10} + \left(1 - \frac{1}{15}\right) \times \frac{3}{10} + \left(1 - \frac{1}{20}\right) \times \frac{2}{10} = 0.92.$$

15. 某医院采用 Ⅰ、Ⅱ、Ⅲ、Ⅳ 四种方案医治某种癌症，在该癌症患者中采用这 4 种方案的百分比分别为 0.1、0.2、0.25、0.45，其有效率分别为 0.85、0.80、0.70、0.6. 问：

（1）到该院接受治疗的患者，治疗有效的概率为多少？

（2）如果一患者经治疗而收效，最有可能接受了哪种方案的治疗？

解 令 B = 治疗有效，A_i = 采用第 i 种方法，诸 A_i 为完备事件组，则

（1）$P(B) = \sum_{i=1}^{4} P(B \mid A_i)P(A_i) = 0.85 \times 0.1 + 0.80 \times 0.2 + 0.70 \times 0.25 + 0.60 \times 0.45 = 0.69.$

（2）由于 $P(A_i \mid B) = \frac{P(A_iB)}{P(B)} = \frac{P(B \mid A_i)P(A_i)}{P(B)}$，所以，当 $P(B \mid A_i)P(A_i)$ 最大时，$P(A_i \mid B)$ 也最大. 由上式可以看出，$P(B \mid A_4)P(A_4) = 0.60 \times 0.45 = 0.27$ 最大，因此，$P(A_4 \mid B)$ 最大，故当一患者经治疗有效时，最有可能是采用第 4 种方案的治疗.

16. 一束中子流照射两层的目标，中子被第一层吸收的概率是 0.08，在穿过第一层后被第二层吸收的概率是 0.15，问：中子穿过了两层的概率有多大？

解 令 A_1 = 中子被第一层吸收，A_2 = 中子被第二层吸收，则知 $P(A_1) = 0.08$，$P(\overline{A}_1) = 0.92$，$P(A_2 \mid \overline{A}_1) = 0.15$，且 $P(\overline{A}_2 \mid \overline{A}_1) = 0.85$.

于是，所求概率为 $P(\overline{A}_1\overline{A}_2) = P(\overline{A}_2 \mid \overline{A}_1)P(\overline{A}_1) = 0.85 \times 0.92 = 0.782.$

也可以先计算中子被吸收的概率，即

$P(\text{中子被吸收}) = P(A_1) + P(\overline{A}_1)P(A_2 \mid \overline{A}_1) = 0.08 + 0.92 \times 0.15 = 0.218$，从而有 $P(\overline{A}_1\overline{A}_2) = 1 - P(\text{中子被吸收}) = 1 - 0.218 = 0.782.$

17. 某种眼病可致盲，若第一次患病，致盲率为 0.2，第一次未致盲第二次患病致盲的概率为 0.5，前两次未致盲第三次再患病，致盲率为 0.8，试求：

（1）某人两次患病致盲的概率；（2）三次患病致盲的概率.

解 设 B_i = 第 i 次患病致盲，则已知条件为 $P(B_1) = 0.2$，$P(B_2 \mid \overline{B}_1) = 0.5$，$P(B_3 \mid \overline{B}_1\overline{B}_2) = 0.8$.

（1）患病两次都未致盲的概率为 $P(\overline{B}_1\overline{B}_2)=P(\overline{B}_2\mid\overline{B}_1)P(\overline{B}_1)=0.5\times0.8=0.4$，则所求患病两次致盲概率为 $P(B_1+B_2)=1-P(\overline{B_1+B_2})=1-P(\overline{B}_1\overline{B}_2)=1-0.4=0.6$.

也可以这样计算：$P(B_1+B_2)=P(B_1)+P(B_2\mid\overline{B}_1)P(\overline{B}_1)=0.2+0.5\times0.8=0.6$.

（2）患病三次都未致盲的概率为

$$P(\overline{B}_1\overline{B}_2\overline{B}_3)=P(\overline{B}_3\mid\overline{B}_1\overline{B}_2)P(\overline{B}_1\overline{B}_2)=P(\overline{B}_3\mid\overline{B}_1\overline{B}_2)P(\overline{B}_2\mid\overline{B}_1)P(\overline{B}_1)=0.2\times0.5\times0.8=0.08,$$

则所求患病三次致盲率为 $P(B_1+B_2+B_3)=1-P(\overline{B_1+B_2+B_3})=1-P(\overline{B}_1\overline{B}_2\overline{B}_3)=1-0.08=0.92$.

也可以这样计算：$P(B_1+B_2+B_3)=P(B_1)+P(B_2\mid\overline{B}_1)P(\overline{B}_1)+P(B_3\mid\overline{B}_1\overline{B}_2)P(\overline{B}_1\overline{B}_2)$

$=0.2+0.5\times0.8+0.8\times0.5\times0.8=0.92$.

18. 设某地区消化性溃疡患病率是 0.03，用钡餐透视进行检验，溃疡患者被诊断为有溃疡的占 82%，不是溃疡患者而被诊断为有溃疡的占 2%．某人经钡餐透视后被判断为有溃疡，求其确实是溃疡患者的概率.

解 设 $A=$ 一个人患消化性溃疡，$B=$ 一个人被诊断为患消化性溃疡，则题设条件用概率的语言来表述，可得下列式子：$P(A)=0.03$，$P(B\mid A)=0.82$，$P(B\mid\overline{A})=0.02$．相应的对立事件的概率为 $P(\overline{A})=0.97$，$P(\overline{B}\mid A)=0.18$，$P(\overline{B}\mid\overline{A})=0.98$．一个人被诊断为患消化性溃疡的概率是 $P(B)=P(B\mid A)P(A)+P(B\mid\overline{A})P(\overline{A})=0.82\times0.03+0.02\times0.97=0.044$.

一个人被诊断为患消化性溃疡而确实是溃疡患者的概率是

$$P(A\mid B)=\frac{P(AB)}{P(B)}=\frac{P(B\mid A)P(A)}{P(B)}=\frac{0.82\times0.03}{0.044}\approx0.559.$$

19. 小红和小明都是医学院学生．小明有一盆月季花，因病快要枯萎了．小明委托小红假期里给花浇水．若小红记得浇水，这盆月季花仍有 0.15 的可能要枯萎；若小红不记得浇水，这盆月季花有 0.8 的可能要枯萎．小明有 90% 的把握相信小红会记得浇水，试求下列概率：(1) 小明返校时月季花还活着；(2) 若小明返校时月季花死了，是因为小红忘记了浇水.

解 设 $W=$ 小红记住了浇水，$L=$ 月季花还活着．已知概率有 $P(W)=0.9$，$P(\overline{W})=0.1$ 和 $P(L\mid W)=0.85$，$P(L\mid\overline{W})=0.2$.

按照全概率公式，

$$P(L)=P(W)P(L\mid W)+P(\overline{W})P(L\mid\overline{W})=0.9\times0.85+0.1\times0.2=0.785\text{ 和 }P(\overline{L})=0.215.$$

根据逆概率公式，

$$P(\overline{W}\mid\overline{L})=\frac{P(\overline{L}\mid\overline{W})P(\overline{W})}{P(\overline{L})}=\frac{0.800\times0.100}{0.215}\approx0.372.$$

20. 设母鼠一胎生 4、5、6、7 只小鼠的概率分别为 1/4、1/3、1/4、1/6，每只小鼠能安然活过哺乳期的概率为 3/4，求有 5 只小鼠度过哺乳期的概率.

解 令 $X=$ 母鼠一胎生下的小鼠数，则 X 的分布列如表 6-6.

表 6-6　X 的分布列

X	4	5	6	7
P	1/4	1/3	1/4	1/6

令 $Y=$ 能安然活过哺乳期的小鼠数，假设每只小鼠能否安然活过哺乳期是相互独立的，则 Y 应当服从二项分布，即 $P(Y=k\mid X=m)=C_m^k\left(\dfrac{3}{4}\right)^k\left(\dfrac{1}{4}\right)^{m-k}$，$k=0,1,2,\cdots,m$.

显然,当 $k>m$ 时有 $P(Y=k\,|\,X=m)=0$. 于是

$$P(Y=5)=\sum_{m=4}^{7}P(Y=5\,|\,X=m)P(X=m)=\sum_{m=5}^{7}P(Y=5\,|\,X=m)P(X=m)=P(Y=5\,|\,X=5)P(X=5)+$$

$$P(Y=5\,|\,X=6)P(X=6)+P(Y=5\,|\,X=7)P(X=7)=C_5^5\left(\frac{3}{4}\right)^5\left(\frac{1}{4}\right)^0\left(\frac{1}{3}\right)+C_6^5\left(\frac{3}{4}\right)^5\left(\frac{1}{4}\right)^1\left(\frac{1}{4}\right)+$$

$$C_7^5\left(\frac{3}{4}\right)^5\left(\frac{1}{4}\right)^2\left(\frac{1}{6}\right)\approx0.220\ 0.$$

21. 在某些发展中国家里,由于传统和经济方面的因素,大多数家庭都想要男孩. 卫生和医疗条件的不足,使 20% 的新生儿在成年前夭折. 假设出生率无性别差异,一对夫妻生了 5 个孩子而至少得一名成年男子的概率有多大?

解 令 $X=$ 生 5 个孩子其中的男孩数,若出生率无性别差异,则 $X\sim B(5,1/2)$. 又设 $Y=X$ 个男孩中长大成人的个数,则 $P(Y=k\,|\,X=m)=C_m^k0.8^k0.2^{m-k}$,$m<k$ 时此条件概率为零. 于是,所求概率为

$$P(Y\geqslant1)=\sum_{k=1}^{5}P(Y=k)=\sum_{k=1}^{5}\left[\sum_{m=0}^{5}P(Y=k\,|\,X=m)P(X=m)\right]\approx0.922\ 2.$$

也可这样计算:生了一个孩子(或男或女)却没有得到成年男子的可能性为 $q=0.5+0.5\times0.2=0.6$,则生了 5 个孩子没得到成年男子的可能性为 q^5,则 $1-q^5=1-0.077\ 76\approx0.922\ 2$ 为所求.

22. 某类灯泡使用寿命在 1 000 小时以上的概率为 0.2,求 3 个灯泡在使用 1 000 小时以后最多只有一个仍未损坏的概率.

解 假设每个灯泡损坏与否是相互独立的,则所求概率为 $p=0.8^3+3\times0.8^2\times0.2=0.896$.

23. 如果下面两个表格中列出的是某个随机变量的分布列,未知常数 k 分别等于多少?

(1)

X	-1	0	1
P	$0.5-k$	k	$0.2+k$

;

(2)

X	1	2	3	4
P	$4k$	$3k$	$2k$	k

解 如果表列数据确为某个随机变量的分布列,则第二行所列概率是非负的,且各概率之和应等于 1.

(1) 令 $(0.5-k)+k+(0.2+k)=0.7+k=1$,则 $k=0.3$. 当 $k=0.3$ 时,第二行各项非负,故可确定,$k=0.3$ 为所求解.

(2) 显然应要求 $k\geqslant0$. 由 $4k+3k+2k+k=10k=1$ 知 $k=0.1$.

24. 设某种药物对痔疮的治愈率为 80%,现独立地对 4 名痔疮患者用药,求治愈患者数 X 的分布列,并指出能治愈几人的概率最大.

解 由于是独立地对 4 名痔疮患者用药,故可以看成是 4 次独立重复试验,所以 X 服从二项分布 $B(4,0.8)$,即 $P(X=k)=C_4^k0.8^k0.2^{4-k}$,$k=0,1,2,3,4$,即

X	0	1	2	3	4
P	0.001 6	0.025 6	0.153 6	0.409 6	0.409 6

比较有 $P(X=3)=P(X=4)=0.409\ 6$,故治愈 3 人或 4 人的概率最大.

25. 某种溶液中含微生物的浓度为 0.3 个/ml,现从 500ml 溶液中随机地抽出 1ml,问其中含有 2 个微生物的概率是多少?

解 按生物学的常识,可以认为单位体积内的微生物数量服从泊松分布. 因此,若 ξ 表示 1ml

溶液中微生物的个数,则 $\xi \sim \pi(0.3)$. 故所求概率为 $P(\xi=2)=\dfrac{0.3^2}{2!}e^{-0.3} \approx 0.033\ 337$.

26. 为了研究一种专灭某一种昆虫的杀虫剂的效能,在较大面积上喷洒了杀虫剂后,把这一片面积分成若干等面积的小块,然后从中随意选出若干块并计数里面还活着的这种虫子. 据过去的经验,每块面积上平均可以发现 0.5 个活虫子. 如果活虫子的数量服从泊松分布,求随意一块上发现至少一个虫子的概率有多大.

解　设每一块单位面积上可找到的活虫子个数 ξ 服从参数为 $\lambda=0.5$ 的泊松分布,则有

$$P(\xi \geqslant 1)=\sum_{k=1}^{\infty} \dfrac{0.5^k}{k!}e^{-0.5}=1-\dfrac{0.5^0}{0!}e^{-0.5} \approx 1-0.606\ 531 \approx 0.393\ 469.$$

27. 某实验常用较大型动物,第一次做实验成功率为 0.4;第一次失败的可用第二只再做,其成功率为 0.6;若失败可用第三只再做,成功率为 0.8;第三次失败的还可以用第四只再做,这次无论成功与否,均应结束实验.

(1) 求一个实验结束所用动物数的分布列;

(2) 若有 5 人进行实验,平均需要多少只动物?

解　(1) 令 $A_k=$ 第 k 次实验成功,$\overline{A}_k=$ 第 k 次实验失败,$\xi=$ 实验结束时所用动物只数. 则知 $P(\xi=1)=P(A_1)=0.4$,$P(\xi=2)=P(\overline{A}_1)\ P(A_2 \mid \overline{A}_1)=0.6 \times 0.6=0.36$,

$P(\xi=3)=P(\overline{A}_1\overline{A}_2)\ P(A_3 \mid \overline{A}_1\overline{A}_2)=0.6 \times 0.4 \times 0.8=0.192$,

$P(\xi=4)=P(\overline{A}_1\overline{A}_2\overline{A}_3)[P(A_4 \mid \overline{A}_1\overline{A}_2\overline{A}_3)+P(\overline{A}_4 \mid \overline{A}_1\overline{A}_2\overline{A}_3)]$

$=P(\overline{A}_1\overline{A}_2\overline{A}_3)=0.6 \times 0.4 \times 0.2=0.048$,即

ξ	1	2	3	4
P	0.400	0.360	0.192	0.048

(2) 由上,一个人做实验所用动物数的期望为 $E(\xi)=\sum\limits_{k=1}^{4}kP(\xi=k)=1.888$,则 5 个人独立地进行实验平均需要 $1.888 \times 5=9.44$ 只动物,而实验室平均需要准备 10 只动物.

28. 设随机变量 ξ 的概率分布如下,确定 A 的值,并写出 ξ 的分布函数.

$$P(\xi=x)=\dfrac{A}{3^x}, \quad x=1,2,\ 3,\ 4.$$

解　显然 ξ 是离散型随机变量,故 $\sum\limits_{x=1}^{4}P(\xi=x)=1$,即 $\sum\limits_{x=1}^{4}\dfrac{A}{3^x}=\dfrac{40}{81}A=1$,所以 $A=81/40$. ξ 的分布函数,按定义是

$$F(x)=P(\xi \leqslant x)=\begin{cases} 0, & x<1 \\ 0.675, & 1 \leqslant x<2 \\ 0.9, & 2 \leqslant x<3 \\ 0.975, & 3 \leqslant x<4 \\ 1, & 4 \leqslant x \end{cases}.$$

29. 设连续型随机变量 ξ 的概率密度为 $f(x)=\begin{cases} Ax, & 0 \leqslant x \leqslant 1 \\ 0, & \text{其他} \end{cases}$,求:

(1) 确定 A 的值;

(2) 求 ξ 的分布函数;

（3）求 ξ 落在区间 $(0.3,0.7)$ 内的概率.

解　（1） ξ 是连续型随机变量，所以有 $\int_{-\infty}^{+\infty} f(x)\mathrm{d}x = 1$.因 $f(x)$ 是分段函数（三段），故此积分为三个子区间上的积分之和，即

$$\int_{-\infty}^{+\infty} f(x)\mathrm{d}x = \int_{-\infty}^{0} f(x)\mathrm{d}x + \int_{0}^{1} f(x)\mathrm{d}x + \int_{1}^{+\infty} f(x)\mathrm{d}x = \int_{0}^{1} Ax\mathrm{d}x = \frac{A}{2} = 1,$$

所以 $A = 2$.

（2） ξ 的分布函数 $F(x)$ 按定义为密度函数 $f(x)$ 从 $-\infty$ 到 x 的积分，若积分区间 $(-\infty, x)$ 跨过了密度函数 $f(x)$ 的不同的定义区间，则此积分也应分段处理，所以：

当 $x<0$ 时，$F(x) = \int_{-\infty}^{x} f(t)\mathrm{d}t = \int_{-\infty}^{x} 0\mathrm{d}t = 0$;

当 $0 \leqslant x < 1$ 时，区间 $(-\infty, x]$ 可分为 $(-\infty, 0)$ 和 $[0, x]$，故

$$F(x) = \int_{-\infty}^{x} f(t)\mathrm{d}t = \int_{-\infty}^{0} 0\ \mathrm{d}t + \int_{0}^{x} 2t\ \mathrm{d}t = x^2;$$

当 $x \geqslant 1$ 时，区间 $(-\infty, x]$ 可分为 $(-\infty, 0)$，$[0, 1]$ 和 $(1, x]$，

$$F(x) = \int_{-\infty}^{x} f(t)\mathrm{d}t = \int_{-\infty}^{0} 0\ \mathrm{d}t + \int_{0}^{1} 2t\ \mathrm{d}t + \int_{1}^{x} 0\ \mathrm{d}t = 1.$$

归纳起来 ξ 的分布函数为

$$F(x) = \begin{cases} 0, & x<0, \\ x^2, & 0 \leqslant x < 1, \\ 1, & 1 \leqslant x. \end{cases}$$

（3） $P(0.3 < \xi < 0.7) = F(0.7) - F(0.3) = 0.7^2 - 0.3^2 = 0.4$.

30. 随机变量 ξ 的概率密度函数为 $f(x) = \begin{cases} x, & 0 \leqslant x \leqslant 1, \\ 2-x, & 1 < x \leqslant 2, \\ 0, & 其他, \end{cases}$ 求:

（1） ξ 的分布函数 $F(x)$;

（2） $P(\xi < 0.5)$，$P(\xi > 1.3)$，$P(0.2 < \xi < 1.2)$.

解　（1）由于密度函数是分段函数，故分布函数也是分段函数，为方便计算，先逐段求出分布函数的表达式. 当 $x < 0$ 时，$F(x) = 0$.

当 $0 \leqslant x < 1$ 时，$F(x) = \int_{-\infty}^{x} f(t)\mathrm{d}t = \int_{0}^{x} t\mathrm{d}t = \frac{x^2}{2}$；当 $1 \leqslant x < 2$ 时，

$$F(x) = \int_{-\infty}^{x} f(t)\mathrm{d}t = \int_{0}^{1} t\mathrm{d}t + \int_{1}^{x} (2-t)\mathrm{d}t = \frac{1}{2} + \frac{1}{2}\left[1 - (2-x)^2\right] = 2x - \frac{x^2}{2} - 1.$$

当 $x \geqslant 2$ 时，$F(x) = 1$. 综合起来得到

$$F(x) = \begin{cases} 0, & x<0 \\ \dfrac{x^2}{2}, & 0 \leqslant x < 1 \\ 2x - \dfrac{x^2}{2} - 1, & 1 \leqslant x < 2 \\ 1, & x \geqslant 2 \end{cases}.$$

（2） $P(\xi < 0.5) = F(0.5) = 0.125$；$P(\xi > 1.3) = 1 - F(1.3) = 0.245$；

$P(0.2 < \xi < 1.2) = F(1.2) - F(0.2) = 0.66$.

31. 设随机变量 X 的分布函数为 $F(x)=A+B\arctan x$，求常数 A、B 及 X 的概率密度函数.

解　由 $\lim\limits_{x\to\pm\infty}\arctan x=\pm\dfrac{\pi}{2}$，有 $F(+\infty)=A+B\pi/2=1$，$F(-\infty)=A-B\pi/2=0$，得 $A=1/2$ 和 $B=1/\pi$，

即 $F(x)=1/2+\arctan x/\pi$. 于是 $f(x)=\dfrac{1}{\pi(1+x^2)}$.

32. A、B 两个警察分局皆有警车在各自的责任区内巡逻. 某街口正好在两个责任区的结合部，因此，每隔 10 分钟有一辆 A 局的警车通过，每隔 15 分钟有一辆 B 局的警车通过，两车通过此处的时间相互独立. 一个小姑娘拾金不昧在街口等待警车通过，哪个车先到就乘坐那一辆车去警察分局上交.

（1）求小姑娘候车时间不超过 3 分钟的概率；

（2）如果小姑娘候车时间不超过 3 分钟，她去 B 局的概率.

解　设 $A=$ 小姑娘等到 A 局车的时间不超过 3 分钟，$B=$ 小姑娘等到 B 局车的时间不超过 3 分钟. 由于巡逻车每隔固定长的时间就通过街口一次，候车时间服从均匀分布. 由题设 $P(A)=0.3$，$P(\bar A)=0.7$ 和 $P(B)=0.2$，$P(\bar B)=0.8$.

（1）两车通过此处的时间相互独立，所以
$$P(A+B)=1-P(\bar A\bar B)=1-P(\bar A)P(\bar B)=1-0.7\times0.8=0.44.$$

（2）B 局车先于 A 车通过街口有两种情况：3 分钟内 B 局车到但 A 局车未到，或 3 分钟内 A 局车也到但 B 局车先到（在这种情况下，B 局车先于 A 局车或晚于 A 局车到达的机会各占一半）. 故 B 局车先于 A 局车通过街口的概率为
$$P_B=\frac{1}{2}\left(\frac{3}{10}\times\frac{1}{5}\right)+\frac{7}{10}\times\frac{1}{5}=\frac{17}{100}.$$

类似，A 局车先于 B 局车通过街口的概率为
$$P_A=\frac{1}{2}\left(\frac{3}{10}\times\frac{1}{5}\right)+\frac{3}{10}\times\frac{4}{5}=\frac{27}{100}.$$

于是，小姑娘候车时间不超过 3 分钟，她去了 B 局的概率为
$$P=\frac{P_B}{P_A+P_B}=\frac{17/100}{(27+17)/100}=\frac{17}{44}.$$

这样就能够看到，按照下面方式求此概率是不全面的，
$$P(AB\mid(A+B))=\frac{P(B)}{P(A+B)}=\frac{0.2}{0.44}=\frac{5}{22}\quad\text{或}\quad P(\bar AB\mid(A+B))=\frac{P(\bar AB)}{P(A+B)}=\frac{0.7\times0.2}{0.44}=\frac{7}{22}.$$

33. 军演时，参演部队沿 A、B 之间长 100 公里的山区公路展开. 指挥部决定沿线设 3 个急救站，A、B 点及其中间点各设一个，任有人员发生伤病，皆送往最近的急救站. 假定，在这 100 公里的区间内任何一点出现伤病员的可能性是相等的. 一位参谋建议，把急救站设在距 A 点 25、50 和 75 公里处. 指挥部采纳了该建议，为什么？

解　既然假设了 100 公里的区间内任何一点出现伤病员的可能性是相等的，如果以 A 点为零点，出现伤病员的位置 ξ 服从均匀分布，即 $\xi\sim U[0,100]$，其密度函数是
$$f(x)=\begin{cases}\dfrac{1}{100}, & 0\le x\le100 \\ 0, & \text{其他}\end{cases}.$$

设指挥部原来方案下，任意一位伤病员离最近的急救站的距离为 X，参谋建议新方案下，此距离为 Y，则有

$$X = \begin{cases} \xi, & 0 \leqslant \xi < 25 \\ 50-\xi, & 25 \leqslant \xi < 50 \\ \xi-50, & 50 \leqslant \xi < 75 \\ 100-\xi, & 75 \leqslant \xi \leqslant 100 \end{cases} \quad 和 \quad Y = \begin{cases} 25-\xi, & 0 \leqslant \xi < 25 \\ \xi-25, & 25 \leqslant \xi < 37.5 \\ 50-\xi, & 37.5 \leqslant \xi < 50 \\ \xi-50, & 50 \leqslant \xi < 62.5 \\ 75-\xi, & 62.5 \leqslant \xi < 75 \\ \xi-75, & 75 \leqslant \xi \leqslant 100 \end{cases}.$$

比较这两个方案的方法之一,是比较它们的期望 $E(X)$ 和 $E(Y)$. 由于 X 和 Y 都是用随机变量 ξ 来表示的,计算其期望时,既要涉及 ξ 的分布,还要考虑是在哪个区间上与 ξ 相联系.

$$E(X) = \int_0^{25} \frac{x}{100}dx + \int_{25}^{50} \frac{50-x}{100}dx + \int_{50}^{75} \frac{x-50}{100}dx + \int_{75}^{100} \frac{100-x}{100}dx = 12.5.$$

$$E(Y) = \int_0^{25} \frac{25-x}{100}dx + \int_{25}^{37.5} \frac{x-25}{100}dx + \int_{37.5}^{50} \frac{50-x}{100}dx$$

$$+ \int_{50}^{62.5} \frac{x-50}{100}dx + \int_{62.5}^{75} \frac{75-x}{100}dx + \int_{75}^{100} \frac{x-75}{100}dx = 9.375.$$

因为 $E(X) > E(Y)$,故认为新方案较好. 如果只设三个急救站,且只考虑期望的大小,则还有使期望更小的方案.

34. 假设人们打一个电话,通话时间服从参数为 $\lambda = 1/10$ 的指数分布. 当小明来到电话亭时,小红抢先挤了进去. 求下列概率:

(1) 小明至少等待了 10 分钟;

(2) 小明至少等待了 20 分钟;

(3) 小明等待了 10 分钟,他还得再等 10 分钟以上.

解　假设通话时间 X 服从参数为 $\lambda = 1/10$ 的指数分布,即 $X \sim E(1/10)$,分布函数为

$$F(x) = \begin{cases} 1-e^{-\lambda x}, & x \geqslant 0 \\ 0, & x < 0 \end{cases} \quad (\lambda > 0).$$

(1) $P(X \geqslant 10) = 1 - P(X < 10) = 1 - F(10) = e^{-(1/10) \times 10} = e^{-1} \approx 0.368.$

(2) $P(X \geqslant 20) = 1 - P(X < 20) = 1 - F(20) = e^{-(1/10) \times 20} = e^{-2} \approx 0.135.$

(3) $P(X \geqslant 20 \mid X \geqslant 10) = \dfrac{P(X \geqslant 20)}{P(X \geqslant 10)} = \dfrac{e^{-(1/10) \times 20}}{e^{-(1/10) \times 10}} = e^{-1} \approx 0.368.$

35. 从服用放射性标记药物的动物尿样中测到的放射量服从 $N(284, 20^2)$ 的正态分布(按单位/分钟计算),求:

(1) 放射量大于 300 单位/分钟的概率;

(2) 放射量在 $[250, 300]$ 单位/分钟的概率.

解　(1) $p_1 = 1 - \Phi\left(\dfrac{300-284}{20}\right) = 1 - \Phi(0.8) = 1 - 0.788\,1 = 0.211\,9.$

(2) $p_2 = \Phi\left(\dfrac{300-284}{20}\right) - \Phi\left(\dfrac{250-284}{20}\right) = 0.788\,1 - 0.044\,6 = 0.743\,5.$

36. 指纹鉴别中的一个重要指标是 10 个手指中共有多少个脊纹,假定其数量近似服从 $N(140, 50^2)$,试求下列概率:

(1) 一个人的脊纹数等于或大于 200 个;

(2) 一个人的脊纹数少于或等于 100 个;

(3) 一个人的脊纹数在 100 个到 200 个之间;

（4）如果某一人群共有 10 000 人，预期其中有多少人至少有 200 个脊纹？

解 （1）$P(X \geqslant 200) = 1 - \Phi\left(\dfrac{200-140}{50}\right) = 1 - \Phi(1.2) = 1 - 0.884\ 9 = 0.115\ 1.$

（2）$P(X \leqslant 100) = \Phi\left(\dfrac{100-140}{50}\right) = \Phi(-0.8) = 1 - 0.788\ 1 = 0.211\ 9.$

（3）$P(100 \leqslant X \leqslant 200) = \Phi\left(\dfrac{200-140}{50}\right) - \Phi\left(\dfrac{100-140}{50}\right) = 0.884\ 9 - 0.211\ 9 = 0.673.$

（4）由于 $P(X \geqslant 200) = 0.115\ 1$，则平均地，在 10 000 人中大约有 1 151 人的脊纹数等于或大于 200 个.

37. 有些遗传性疾病的初发年龄近似服从正态分布，假定对杜兴肌萎缩综合征来说，这个年龄服从 $N(9.5, 9)$，那么求一个男孩因此病第一次被送到医院来时，他的年龄在：（1）8.5 至 11.5 岁间的概率；（2）大于 10 岁的概率；（3）小于 12.5 岁的概率.

解 依题意，设该病发病年龄 $\xi \sim N(9.5, 9)$，故：

（1）$P(8.5 < \xi < 11.5) = P\left(\dfrac{8.5-9.5}{3} < \dfrac{\xi-9.5}{3} < \dfrac{11.5-9.5}{3}\right) = \Phi\left(\dfrac{2}{3}\right) - \Phi\left(-\dfrac{1}{3}\right) = 0.377\ 9.$

（2）$P(\xi > 10) = 1 - P(\xi \leqslant 10) = 1 - \Phi(0.167) = 1 - 0.567\ 5 = 0.432\ 5.$

（3）$P(\xi < 12.5) = \Phi(1) = 0.841\ 3.$

38. 某大学新生中有 5 000 名男同学，其身高（cm）服从分布 $N(168, 5^2)$. 若要求战斗机飞行员的身高在 168~175cm 之间，大约多少名男同学身高合乎要求？如果男同学中仅 0.5% 的视力达到飞行员的标准，综合考虑身高和视力，又有多少名男同学合乎要求？

解 设 $\xi = $ 任意一名男同学的身高，则 $\xi \sim N(168, 5^2)$. 任意一名男同学的身高在 168~175cm 之间的概率为

$$P(168 \leqslant \xi \leqslant 175) = \Phi\left(\dfrac{175-168}{5}\right) - \Phi\left(\dfrac{168-168}{5}\right) = \Phi(1.4) - \Phi(0) = 0.919\ 2 - 0.5 = 0.419\ 2,$$

那么 5 000 名男同学中大约有 $5\ 000 \times 0.419\ 2 \approx 2\ 096$ 人合乎身高要求. 若身高与视力相互独立，则约有 10.48 人身高和视力皆合乎战斗机飞行员的要求.

39. 某省若干年里高考总分服从分布 $N(440, 10^2)$，预计当年录取率为 10%，那么录取线会划到多少分以上？

解 以 ξ 表示考试总分，设录取分数线划到 t 分以上，则 t 应满足关系 $P(\xi > t) < 0.1$，即

$$P(\xi > t) = P\left(\dfrac{\xi-440}{10} > \dfrac{t-440}{10}\right) = 1 - \Phi\left(\dfrac{t-440}{10}\right) < 0.1,$$

即 $\Phi\left(\dfrac{t-440}{10}\right) > 0.9$. 当 $u > 1.29$ 时 $\Phi(u) > 0.9$，则 $\dfrac{t-440}{10} \geqslant u > 1.29$，解出 $t \geqslant 452.9.$

40. 设随机变量 X 的分布律如下，求 $Y = X^2$ 的分布律.

X	-2	-1	0	1	3
P	1/5	1/6	1/5	1/15	11/30

解 Y 可取的值为 0, 1, 4, 9.

$$P(Y=0) = P(X=0) = \dfrac{1}{5}$$

$$P(Y=1)=P(X=-1)+P(X=1)=\frac{1}{6}+\frac{1}{15}=\frac{7}{30}$$

$$P(Y=4)=P(X=-2)=\frac{1}{5}$$

$$P(Y=9)=P(X=3)=\frac{11}{30}$$

即

Y	0	1	4	9
P	1/5	7/30	1/5	11/30

41. 设 $P\{X=k\}=\left(\frac{1}{2}\right)^{k}$,$k=1,2,\cdots$,令 $Y=\begin{cases}1, & \text{当 }X\text{ 取偶数时}\\ -1, & \text{当 }X\text{ 取奇数时}\end{cases}$,求随机变量 X 的函数 Y 的分布律.

解 $P(Y=1)=P(X\text{ 取偶数})=\left(\frac{1}{2}\right)^{2}+\left(\frac{1}{2}\right)^{4}+\cdots=\frac{1/4}{1-1/4}=\frac{1}{3}$;

$$P(Y=-1)=P(X\text{ 取奇数})=1-P(Y=1)=\frac{2}{3}.$$

42. 设 $X\sim N(0,1)$,求:

(1) $Y=\mathrm{e}^{X}$ 的概率密度;

(2) $Y=2X^{2}+1$ 的概率密度;

(3) $Y=|X|$ 的概率密度.

解 (1) 当 $y\le 0$ 时,$F_{Y}(y)=P(Y\le y)=0$;当 $y>0$ 时,

$$F_{Y}(y)=P(Y\le y)=P(\mathrm{e}^{X}\le y)=P(X\le \ln y)=\int_{-\infty}^{\ln y}f_{X}(x)\,\mathrm{d}x,\text{故}$$

$$f_{Y}(y)=\frac{\mathrm{d}F_{Y}(y)}{\mathrm{d}y}=\frac{1}{y}f_{X}(\ln y)=\frac{1}{y}\frac{1}{\sqrt{2\pi}}\mathrm{e}^{-\frac{\ln^{2}y}{2}},y>0.$$

(2) $P(Y=2X^{2}+1\ge 1)=1$.当 $y\le 1$ 时,$F_{Y}(y)=P(Y\le y)=0$,当 $y>1$ 时,

$$F_{Y}(y)=P(Y\le y)=P(2X^{2}+1\le y)$$

$$=P\left(X^{2}\le\frac{y-1}{2}\right)=P\left(-\sqrt{\frac{y-1}{2}}\le X\le\sqrt{\frac{y-1}{2}}\right)=\int_{-\sqrt{(y-1)/2}}^{\sqrt{(y-1)/2}}f_{X}(x)\,\mathrm{d}x,\text{故}$$

$$f_{Y}(y)=\frac{\mathrm{d}}{\mathrm{d}y}F_{Y}(y)=\frac{1}{4}\sqrt{\frac{2}{y-1}}\left[f_{X}\left(\sqrt{\frac{y-1}{2}}\right)+f_{X}\left(-\sqrt{\frac{y-1}{2}}\right)\right]$$

$$=\frac{1}{2}\sqrt{\frac{2}{y-1}}\frac{1}{\sqrt{2\pi}}\mathrm{e}^{-(y-1)/4},\ y>1.$$

(3) $P(Y\ge 0)=1$. 当 $y\le 0$ 时,$F_{Y}(y)=P(Y\le y)=0$,当 $y>0$ 时,

$$F_{Y}(y)=P(|X|\le y)=P(-y\le X\le y)=\int_{-y}^{y}f_{X}(x)\,\mathrm{d}x,\text{故}$$

$$f_{Y}(y)=\frac{\mathrm{d}}{\mathrm{d}y}F_{Y}(y)=f_{X}(y)+f_{X}(-y)=\frac{2}{\sqrt{2\pi}}\mathrm{e}^{-y^{2}/2},y>0.$$

43. 设随机变量 $X \sim U(0,1)$，试求：

(1) $Y = e^X$ 的分布函数及密度函数；

(2) $Z = -2\ln X$ 的分布函数及密度函数．

解　(1) $P(0<X<1) = 1$，故 $P(1<Y=e^X<e) = 1$．

当 $y \leqslant 1$ 时，$F_Y(y) = P(Y \leqslant y) = 0$；

当 $1<y<e$ 时，$F_Y(y) = P(e^X \leqslant y) = P(X \leqslant \ln y) = \int_0^{\ln y} \mathrm{d}x = \ln y$；

当 $y \geqslant e$ 时，$F_Y(y) = P(e^X \leqslant y) = 1$．

故分布函数 $F_Y(y) = \begin{cases} 0, & y \leqslant 1 \\ \ln y, & 1<y<e, \\ 1, & y \geqslant e \end{cases}$ Y 的密度函数为 $f_Y(y) = \begin{cases} \dfrac{1}{y}, & 1<y<e \\ 0, & \text{其他} \end{cases}$．

(2) 由 $P(0<X<1) = 1$，$P(Z>0) = 1$．

当 $z \leqslant 0$ 时，$F_Z(z) = P(Z \leqslant z) = 0$；

当 $z>0$ 时，$F_Z(z) = P(Z \leqslant z) = P(-2\ln X \leqslant z) = P\left(\ln X \geqslant -\dfrac{z}{2}\right) = P(X \geqslant e^{-z/2}) = \int_{e^{-z/2}}^1 \mathrm{d}x = 1-e^{-z/2}$，故

分布函数 $F_Z(z) = \begin{cases} 0, & z \leqslant 0 \\ 1-e^{-z/2}, & z>0 \end{cases}$，密度函数为

$$f_Z(z) = \begin{cases} \dfrac{1}{2}e^{-z/2}, & z>0 \\ 0, & z \leqslant 0 \end{cases}.$$

44. 拔河比赛，双方各出 3 男 2 女，呈单列对阵，从中心往两边的位置依次记为 1、2、3、4、5 号，以 ξ 表两边相同位置上两选手同性别的对数，则 ξ 的分布列如下，求 ξ 的数学期望、方差和标准差．

ξ	1	3	5
P	0.3	0.6	0.1

解　由 ξ 的分布列得：

$E(\xi) = 1\times0.3+3\times0.6+5\times0.1 = 2.6$，$E(\xi^2) = 1\times0.3+3^2\times0.6+5^2\times0.1 = 8.2$，

$D(\xi) = E(\xi^2)-E^2(\xi) = 8.2-6.76 = 1.44$，而标准差为 $\sqrt{D(\xi)} = 1.2$．

45. 设随机变量 ξ 满足 $P(\xi=a) = 0.5$，$P(\xi=1) = b$，$P(\xi=6) = 0.2$，且 $E(\xi) = 1$，求 a、b 和 $D(\xi)$．

解　由随机变量概率的归一化性质，有 $0.5+b+0.2 = 1$，则 $b = 0.3$．又由期望的定义 $E(\xi) = 1$，得 $a = -1$．于是，按照定义求方差，得

$$D(\xi) = 0.5(-1-1)^2+0.3(1-1)^2+0.2(6-1)^2 = 2+5 = 7.$$

也可以按照公式求方差：$E(\xi^2) = 0.5(-1)^2+0.3\times1^2+0.2\times6^2 = 8$，则

$$D(\xi) = E(\xi^2)-E^2(\xi) = 7.$$

46. 随机变量 ξ 分别以概率 0.4、a、b 和 c 取值 1、2、3、4，并且 $E(\xi) = 2$，$D(\xi) = 1$．求 a、b 和 c．

解　由期望和方差的关系，$E(\xi^2) = D(\xi)+E^2(\xi) = 5$．

$E(\xi) = 1\times0.4+2a+3b+4c = 2 \Rightarrow 2a+3b+4c = 1.6$．

$E(\xi^2) = 1\times0.4+4a+9b+16c = 5 \Rightarrow 4a+9b+16c = 4.6$．

把上面两式与归一化条件 $0.4+a+b+c = 1$ 联立，解出 $a = 0.3$，$b = 0.2$，$c = 0.1$．

47. 设随机变量 ξ 具有密度函数如下：

$$f(x)=\begin{cases}A\cos^2 x, & |X|\leqslant\dfrac{\pi}{2}\\[2mm]0, & |X|>\dfrac{\pi}{2}\end{cases}$$

试求：(1) A 的值；(2) $E(\xi)$，$D(\xi)$.

解　(1) 由 $\displaystyle\int_{-\infty}^{+\infty}f(x)\mathrm{d}x=\int_{-\frac{\pi}{2}}^{\frac{\pi}{2}}A\cos^2 x\mathrm{d}x=\dfrac{A\pi}{2}=1$，解出 $A=\dfrac{2}{\pi}$.

(2) 由奇函数在对称区间的性质知 $E(\xi)=\displaystyle\int_{-\infty}^{+\infty}xf(x)\mathrm{d}x=\int_{-\frac{\pi}{2}}^{\frac{\pi}{2}}Ax\cos^2 x\mathrm{d}x=0$，而 $D(\xi)=E(\xi^2)-$

$E^2(\xi)=\displaystyle\int_{-\infty}^{+\infty}x^2 f(x)\mathrm{d}x=\int_{-\frac{\pi}{2}}^{\frac{\pi}{2}}\dfrac{2}{\pi}x^2\cos^2 x\mathrm{d}x=\dfrac{1}{2}\left(\dfrac{\pi^2}{6}-1\right)\approx 0.322\,467.$

48. 设在 1 小时内 1 名男子分泌的胆固醇量 T 在 $[0,M]$ 之间，其密度函数为

$$f(t)=\dfrac{t}{1+t^2}\quad(0\leqslant t\leqslant M).$$

(1) M 的含义是什么？等于多少？

(2) 1 小时内分泌的胆固醇量 T 少于 $M/2$ 的概率有多大？

(3) T 在 $[0,2]$ 之内的概率有多大？

(4) 试求出 $E(T)$ 和 $D(T)$.

(5) 任选三男子，求至少一人 $T>2$ 的概率.

(6) 求 $t_{1/2}$，使 $t_{1/2}$ 满足 $P(T<t_{1/2})=P(T>t_{1/2})=0.5$.

解　由连续型随机变量的性质有：

(1) $1=\displaystyle\int_{-\infty}^{+\infty}f(t)\mathrm{d}t=\int_{0}^{M}\dfrac{t}{1+t^2}\mathrm{d}t=\dfrac{1}{2}\ln(1+t^2)\Big|_{0}^{M}=\dfrac{1}{2}\ln(1+M^2)$，由此解出 $M=\sqrt{e^2-1}=2.527\,658$，

此为 T 的分布范围的上限. 当 $t>0$ 时，T 的分布函数为 $F(t)=\dfrac{1}{2}\ln(1+t^2)$.

(2) $p_1=P(T<M/2)=F(M/2)=0.477\,229.$

(3) $p_2=P(T<2)=F(2)=\ln(5)/2=0.804\,719.$

(4) $E(T)=\displaystyle\int_{-\infty}^{+\infty}tf(t)\mathrm{d}t=\int_{0}^{M}\dfrac{t^2}{1+t^2}\mathrm{d}t=M-\arctan M\approx 1.333\,589.$

$E(T^2)=\displaystyle\int_{-\infty}^{+\infty}t^2 f(t)\mathrm{d}t=(M^2/2)-1\approx 2.194\,528$，则 $D(T)=E(T^2)-E^2(T)\approx 0.416\,084.$

(5) $p_3=1-(p_2)^3\approx 1-(0.804\,719)^3\approx 0.521\,114.$

(6) 由 $P(T<t_{1/2})=F(t_{1/2})=1/2$ 的条件和分布函数的表达式，有 $F(t_{1/2})=\dfrac{1}{2}\ln(1+t_{1/2}^2)=\dfrac{1}{2}$，

则得到 $t_{1/2}=\sqrt{e-1}\approx 1.310\,832.$ 这就是说，约一半的成年男子 T 值小于 $t_{1/2}\approx 1.310\,832$，约一半的成年男子 T 值大于 $t_{1/2}\approx 1.310\,832$，故 $t_{1/2}$ 称为 T 的中位数(median).

49. 某医院每周一次从血液中心补充其血液储备. 假若每周消耗 ξ 单位，ξ 的密度函数是 $f(x)=5(1-x)^4$，$0<x<1$. 医院的储备规模应该有多大，才能保证一周内血液被用完的可能性小于 0.01？

解　设医院的储备规模至少为 u 时，一周内血液被用完的可能性小于 0.01. 即

$$P(\xi \geqslant u) = 1 - P(\xi < u) = 1 - \int_0^u 5(1-x)^4 \mathrm{d}x = 1 - [1-(1-u)^5] < 0.01, \text{由此解得 } u > 1 - \sqrt[5]{0.01} \approx 0.601\,892.$$

50. 用 B 超测量胎儿顶径时,会有一定误差,假设误差服从 $N(0,1.25^2)$. 为确定分娩方案,医生要求测量误差不超过一个单位. 问:测量三次至少一次达到要求的概率有多大?

解 设 A＝在一次测量中测量误差 ξ 不超过一个单位,则

$$P(A) = P(|\xi| < 1) = P(-1 < \xi < 1) = \Phi\left(\frac{1}{1.25}\right) - \Phi\left(-\frac{1}{1.25}\right)$$

$$= 2\Phi(0.8) - 1 = 2 \times 0.788\,1 - 1 = 0.576\,2,$$

则测量三次至少一次达到要求的概率是 $P = 1 - P^3(\bar{A}) = 1 - 0.423\,8^3 \approx 0.923\,882\,8$.

51. 某地区某疾病的月发病率为 $P = 1/100\,000$(每 100 000 人中有一人),假设该地区有人口约 40 万人,求下列概率:

(1) 一个月中有至少 8 人患病;

(2) 一年里至少有两个月,每月患病人数大于等于 8 人.

解 记 ξ＝每月该地区居民中的患病人数,则 $\xi \sim B(40\,万, 0.000\,01)$. 所求概率为 $P(\xi \geqslant 8)$. 按照正态近似,取 $\sqrt{npq} = \sqrt{400\,000 \times 0.000\,01 \times 0.999\,99} \approx 2, np = 4,$则:

(1) $P(\xi \geqslant 8) = 1 - P(\xi \leqslant 7) = 1 - \Phi\left(\frac{7-4}{2}\right) = 1 - \Phi(1.5) \approx 1 - 0.933\,2 \approx 0.066\,8$.

(2) 记 X＝一年里月患病人数大于等于 8 人的月数,如果每个月的患病人数是相互独立的,则 $X \sim B(n,p)$,其中 $n = 12, p \approx 0.066\,8$. 记 $q = 1 - p \approx 0.933\,2$,那么

$$P(X \geqslant 2) = 1 - P(X=0) - P(X=1) = 1 - (q^{12} + 12pq^{11}) \approx 0.189\,1.$$

52. 10 只野鸭从 10 名猎人头上飞过,这 10 名猎人独立地瞄准任意一只鸭子,并且一起开火. 他们击中目标的概率都是 0.6. 求:(1) 平均有几只野鸭成为目标? (2) 10 只野鸭都被击中的概率;(3) 平均有几只野鸭被击中.

解 首先必须注意到,三个小问题是不同性质的问题. 问题 2 是概率,问题 1、3 是期望. 问题 1 是成为目标的野鸭数之期望,问题 3 则是被击中的野鸭数之期望.

(1) 对于每只鸭子定义一个示性变量

$$X_k = \begin{cases} 0, & \text{没有被任何猎手瞄准;} \\ 1, & \text{至少被一个猎手瞄准.} \end{cases} \qquad k = 1, 2, \cdots, 10$$

由于猎人们瞄准哪一只鸭子是相互独立的,所以

$$P(X_k = 0) = \left(\frac{9}{10}\right)^{10}, P(X_k = 1) = 1 - \left(\frac{9}{10}\right)^{10} \approx 0.651\,322 = E(X_k).$$

定义 X＝成为目标的野鸭数,则 $X = X_1 + X_2 + \cdots + X_{10}$. 由期望的线性性质得

$$E(X) = E(X_1 + X_2 + \cdots + X_{10}) = 10 \times 0.651\,322 \approx 6.5(\text{只}).$$

(2) 10 个猎人瞄准 10 只鸭子的方式有 10^{10} 种,每只鸭子都成为目标的方式有 10! 种,那么,每只鸭子都是目标的概率为 $p_0 = 10!/10^{10} = 0.000\,362\,88$. 于是每只鸭子都被击中的概率为 $p_1 = p_0 \times (0.6)^{10} \approx 0.000\,002\,194$.

对于每只鸭子,定义 Y_k＝瞄准第 k 只野鸭的猎人数,则 $Y_k \sim B(10, 0.1), k = 1, 2, \cdots, 10$. 那么 $P(Y_k = j) = C_{10}^j (0.1)^j (0.9)^{10-j}, \quad j = 1, 2, \cdots, 10$.

(3) 对每只鸭子再次定义一个示性变量

$$Z_k = \begin{cases} 0, & \text{没有被击落} \\ 1, & \text{不幸被击落} \end{cases} \quad k = 1, 2, \cdots, 10.$$

只有当瞄准第 k 只野鸭的所有猎人都没有击中它时,事件 $Z_k=0$ 才能发生,所以

$$P(Z_k=0)=\sum_{j=0}^{10}P(Y_k=j)(1-0.6)^j=\sum_{j=0}^{10}C_{10}^j(0.1)^j(0.9)^{10-j}(0.4)^j=(0.94)^{10}\approx0.538\,615.$$

于是,事件 $Z_k=1$ 的概率和随机变量 Z_k 的期望都等于

$$E(Z_k)=P(Z_k=1)=1-P(Z_k=0)=1-0.538\,615\approx0.461\,385.$$

最后还定义 $Z=$ 不幸被击中的野鸭数,则 $Z=Z_1+Z_2+\cdots+Z_{10}$. 再由期望线性性质,
$E(Z)=10\times0.461\,385\approx4.6(\text{只}).$

第七章 | 线性代数初步

一、学习目标

掌握 二、三阶行列式的计算及计算简单的 n 阶行列式;矩阵概念;矩阵的线性运算、乘法、转置及其运算规律;求矩阵的秩;矩阵的初等变换;矩阵求逆的方法;齐次线性方程组有非零解的充要条件及非齐次线性方程组有解的充要条件,用行初等变换求线性方程组通解的方法;矩阵的特征值与特征向量的概念,会求矩阵的特征值与特征向量.

熟悉 单位矩阵,对角矩阵,上、下三角矩阵和对称矩阵;逆矩阵的概念和逆矩阵存在的条件;会用克莱姆法则判别线性方程组的解的情况和求二、三元线性方程组的解;矩阵的秩的概念,会根据矩阵的秩判别线性方程组的解的情况.

了解 行列式的归纳定义和性质;对称矩阵和正交矩阵概念;线性代数在医学上的应用.

二、知识要点

第一节 行列式

(一)行列式定义与性质

1. n 阶行列式的定义

$$\begin{vmatrix} a_{11} & a_{12} & \cdots & a_{1n} \\ a_{21} & a_{22} & \cdots & a_{2n} \\ \vdots & \vdots & & \vdots \\ a_{n1} & a_{n2} & \cdots & a_{nn} \end{vmatrix} = \sum_{(j_1 j_2 \cdots j_n)} (-1)^{k(j_1 j_2 \cdots j_n)} a_{1j_1} a_{2j_2} \cdots a_{nj_n}.$$

2. 行列式的性质

(1)行列式与它的转置行列式相等.

(2)互换行列式的两行(列),行列式变号.

(3)行列式的某一行(列)中所有元素都乘以同一个数,等于用这个数乘以此行列式.

(4)行列式中如果有两行(列)元素成比例,则此行列式等于零.

(5)如果行列式的某一行(列)元素都是两数之和,则此行列式等于两个行列式之和.

(6)把行列式的某一行(列)各元素乘以同一数然后加到另一行(列)对应的元素上去,行列式不变.

(7)如果行列式中有一行(列)元素全是零,则此行列式等于零.

3. 行列式按行(列)展开定理

(1)行列式等于它的任一行(列)的各元素与其相对应的代数余子式乘积之和.

（2）行列式某一行（列）元素与另一行（列）对应元素的代数余子式乘积之和等于零.

（二）行列式的计算

1. 利用行列式的性质计算　利用行列式的性质把行列式化为上（下）三角形行列式,然后计算主对角线上元素的积,便得到行列式的值.

2. 将行列式进行降阶计算　用代数余子式按行（列）展开,用逐次降阶的方法计算行列式. 此方法适用于行列式的阶数较小时,或含有零元素较多的行列式.

3. 结合使用行列式性质和展开式定理　计算在实际计算中,为了简化行列式的计算步骤,常把行列式的性质和行列式按行（列）展开降阶结合使用.

学习本节内容要正确理解 n 阶行列式的定义,熟记行列式的性质,必须掌握利用行列式的性质计算行列式这个行列式计算中重要的和常用的方法.行列式的性质不仅要熟记,还要会灵活运用.

第二节　矩阵

（一）矩阵的运算

1. 矩阵的加法　两个矩阵的对应元素相加.

（1）矩阵的加法满足交换率和结合律.

（2）只有当两个矩阵是同型矩阵时才能相加.

（3）两个矩阵相加与两个行列式相加有不同的规定,矩阵相加是两个矩阵的所有对应元素都得相加,而两个行列式的相加只是一行（或一列）对应元素相加.

2. 矩阵的减法　一个矩阵与另一个矩阵的减法,实际上就是这个矩阵加上另一个矩阵的负矩阵.

3. 数与矩阵相乘　数乘以矩阵的每一个元素,且数与矩阵相乘满足结合律和分配律. 矩阵的数乘与行列式的数乘规定是不同的,矩阵的数乘是矩阵的所有元素均乘数;行列式的数乘是一行（或一列）元素乘数.

4. 矩阵的乘法　积矩阵的每一个元素等于左矩阵对应的行元素与右矩阵对应的列元素的乘积之和.

（1）只有当左矩阵的列数等于右矩阵的行数时,两个矩阵才能相乘.

（2）矩阵的乘法满足结合律和分配律,但不满足交换律和消去律.

所以,在矩阵乘法中必须满足矩阵相乘的条件和顺序.

（二）矩阵的逆

1. 逆矩阵的定义　对于 n 阶方阵 $\boldsymbol{A}$,如果有一个 n 阶方阵 $\boldsymbol{B}$,使 $\boldsymbol{AB}=\boldsymbol{BA}=\boldsymbol{I}$,则说矩阵 $\boldsymbol{A}$ 是可逆的,记 $\boldsymbol{B}=\boldsymbol{A}^{-1}$.

2. 逆矩阵的性质

（1）若 $\boldsymbol{AB}=\boldsymbol{I}$（或 $\boldsymbol{BA}=\boldsymbol{I}$）,则 $\boldsymbol{B}=\boldsymbol{A}^{-1}$.

（2）如果方阵 $\boldsymbol{A}$ 是可逆的,那么 $\boldsymbol{A}$ 的逆矩阵是唯一的.

（3）方阵 $\boldsymbol{A}$ 逆矩阵存在的充分必要条件是 $\boldsymbol{A}$ 为非奇异矩阵,即 $|\boldsymbol{A}|\neq 0$.

（4）若方阵 $\boldsymbol{A}$ 可逆,则它的逆矩阵可用伴随矩阵求解,即 $\boldsymbol{A}^{-1}=\dfrac{1}{|\boldsymbol{A}|}\boldsymbol{A}^{*}$.

（5）若 $\boldsymbol{A}$ 可逆,则 $\boldsymbol{A}^{-1}$ 亦可逆,且 $(\boldsymbol{A}^{-1})^{-1}=\boldsymbol{A}$.

（6）若 $\boldsymbol{A}$ 可逆,数 $\lambda\neq 0$,则 $\lambda\boldsymbol{A}$ 可逆,且 $(\lambda\boldsymbol{A})^{-1}=\dfrac{1}{\lambda}\boldsymbol{A}^{-1}$.

（7）若 A，B 为同阶矩阵且均可逆，则 AB 亦可逆，且 $(AB)^{-1}=B^{-1}A^{-1}$.

（8）若 A 可逆，则 A^T 亦可逆，且 $(A^T)^{-1}=(A^{-1})^T$.

3. 逆矩阵的运算

（1）用伴随矩阵求逆矩阵：$A^{-1}=\dfrac{1}{|A|}A^*$.

但对于较高阶的矩阵，用伴随矩阵求逆矩阵计算量较大.

（2）利用矩阵的初等行变换求逆矩阵：构造 $n×2n$ 矩阵 $(A\,|\,I)_{n×2n}$，对这个矩阵施以若干次初等行变换，将它的左半部分 A 化成单位矩阵 I 后，同时右半部分 I 就化成 A^{-1}，即

$$(A\,|\,I)_{n×2n}\xrightarrow{\text{初等行变换}}(I\,|\,A^{-1})_{n×2n}.$$

若用初等列变换求逆矩阵，则构造 $2n×n$ 矩阵 $\left(\dfrac{A}{I}\right)_{2n×n}$，通过对该矩阵施以若干次初等列变换，将它的上半部分 A 化成单位矩阵后，同时下半部分就是 A^{-1}，即

$$\left(\dfrac{A}{I}\right)_{2n×n}\xrightarrow{\text{初等列变换}}\left(\dfrac{I}{A^{-1}}\right)_{2n×n}.$$

利用矩阵的初等变换是求逆矩阵常用的方法，较为简便. 但在运用初等变换求逆矩阵的运算中，要么全部实施初等行变换，要么全部实施初等列变换，不可以既有行变换又有列变换.

（三）矩阵的秩

1. 矩阵的秩定义　设在矩阵 A 中有一个不等于 0 的 r 阶子式 D，且所有大于 r 阶的子式（如果存在的话）全等于 0，那么 D 称为矩阵 A 的最高阶非零子式，数 r 称为矩阵 A 的秩，记作 $R(A)$，即 A 的秩就是 A 中不等于 0 的子式的最高阶数.

2. 矩阵的秩求法　把矩阵用初等行变换变成行阶梯形矩阵，行阶梯形矩阵中非零行的行数即是该矩阵的秩. 这是求矩阵秩常用的方法.

学习本节内容要正确理解逆矩阵和矩阵秩的概念，熟记逆矩阵的性质. 利用矩阵的初等行变换求逆矩阵是本节的重点.

第三节　线性方程组

（一）线性方程组有解的条件

设 n 元线性方程组的系数矩阵为 A，增广矩阵为 B，则

1. 一般 n 元线性方程组有解的充要条件

（1）当 $R(A)=R(B)=n$ 时，方程组有唯一解；

（2）当 $R(A)=R(B)<n$ 时，方程组有无穷多解；

（3）当 $R(A)<R(B)$ 时，方程组无解.

2. n 元齐次线性方程组有解的充要条件

（1）当 $R(A)=n$ 时，方程组有唯一零解；

（2）当 $R(A)<n$ 时，方程组有非零解.

（二）线性方程组求解方法与步骤

1. 利用克莱姆法则求解线性方程组　若线性方程组中变量的个数和方程的个数相同（$m=n$），且系数行列式 $|D|\neq0$，则方程组有唯一解

$$x_1=\frac{D_1}{D},x_2=\frac{D_2}{D},\cdots,x_n=\frac{D_n}{D},$$

其中 $D_j(j=1,2,\cdots,n)$ 是把系数行列式 D 中第 j 列的元素用方程组右端的常数项代替后所得到的 n 阶行列式.

2. 利用逆矩阵求解线性方程组　在矩阵方程 $AX=b$ 中,若 $m=n$,且 $|A|\neq0$,则先求 A^{-1},然后 $X=A^{-1}b$ 为所求线性方程组的解.

以上两种方法只有当线性方程组所含的方程的个数等于未知量的个数,且方程组的系数行列式不等于零时,才可考虑使用.

3. 一般线性方程组的解法步骤

（1）齐次线性方程组

第一步:把系数矩阵 A 化成行最简形矩阵,由此得到 A 的秩 $R(A)$.

第二步:若 $R(A)$ 与变量个数 n 相等,则方程组有唯一零解;若 $R(A)$ 小于变量个数 n,则方程组有无穷多解,把行最简形矩阵中 r 个非零行的非零首元所对应的未知量取作非自由未知量,其余 $n-r$ 个未知量取作自由未知量,并令自由未知量分别等于 $k_1,k_2,\cdots,k_{n-r}$,由 A 的行最简形矩阵,即可写出含 $n-r$ 个参数的通解.

（2）非齐次线性方程组

第一步:把它的增广矩阵 B 化成行阶梯形矩阵,从中得到系数矩阵的秩 $R(A)$ 和增广矩阵的秩 $R(B)$.

第二步:若 $R(A)<R(B)$,则方程组无解;若 $R(A)=R(B)$,则进一步把 B 化成行最简形矩阵;若 $R(A)=R(B)=n$,方程组有唯一解,由 B 的行最简形矩阵,即可写出唯一解;若 $R(A)=R(B)=r<n$,则方程组有无穷多解,把行最简形矩阵中 r 个非零行的非零首元所对应的未知量取作非自由未知量,其余 $n-r$ 个未知量取作自由未知量,并令自由未知量分别等于 $k_1,k_2,\cdots,k_{n-r}$,由 B 的行最简形矩阵,即可写出含 $n-r$ 个参数的通解.

学习本节内容要理解克莱姆法则和线性方程组有解的判定条件,重点掌握一般线性方程组的解法步骤.

第四节　矩阵的特征值与特征向量

（一）矩阵特征值和特征向量的定义

设 A 是 n 阶方阵,如果数 λ 和 n 维非零列向量 X 使关系式

$$AX=\lambda X$$

成立,那么,数 λ 称为方阵 A 的特征值,非零向量 X 称为矩阵 A 的对应于特征值 λ 的特征向量.

（二）矩阵特征值和特征向量的关系

1. n 阶矩阵 A 在复数范围内有 n 个特征值,每个特征值具有的特征向量不是唯一的.

2. 矩阵的特征向量总是相对于矩阵的特征值而言的,一个特征向量只能属于一个特征值,不同的特征值对应的特征向量也不相等.

3. 对应于同一特征值的特征向量的线性组合,还是 A 的特征向量,但不是同一特征值的特征向量的线性组合,不再是矩阵 A 的特征向量.

（三）矩阵特征值和特征向量的求解步骤

第一步:写出矩阵 A 的特征多项式 $|\lambda I-A|$.

第二步:解特征方程 $|\lambda I-A|=0$,求出特征值 λ.

第三步:把每一个特征值 $\lambda=\lambda_i$ 代入 $(\lambda_i I-A)X=0$,求出该方程的非零解 $X=p_i$,那么 p_i 便是 A 的对应于特征值 λ_i 的特征向量.

学习本节内容要正确理解矩阵特征值和特征向量的定义及其关系,本节的重点是矩阵特征值和特征向量的求解方法.

三、典型例题

例1 计算行列式 $D = \begin{vmatrix} x & a & \cdots & a \\ a & x & \cdots & a \\ \vdots & \vdots & \ddots & \vdots \\ a & a & \cdots & x \end{vmatrix}$.

解 这个行列式把后 $n-1$ 行同时加到第 1 行,其和为 $x+(n-1)a$,提出公因式 $x+(n-1)a$,然后各行减去第一行的 a 倍.

$$D = \begin{vmatrix} x+(n-1)a & x+(n-1)a & \cdots & x+(n-1)a \\ a & x & \cdots & a \\ \vdots & \vdots & \ddots & \vdots \\ a & a & \cdots & x \end{vmatrix} = [x+(n-1)a] \begin{vmatrix} 1 & 1 & \cdots & 1 \\ a & x & \cdots & a \\ \vdots & \vdots & \ddots & \vdots \\ a & a & \cdots & x \end{vmatrix}$$

$$= [x+(n-1)a] \begin{vmatrix} 1 & 1 & 1 & 1 \\ 0 & x-a & \cdots & 0 \\ \vdots & \vdots & \ddots & \vdots \\ 0 & 0 & \cdots & x-a \end{vmatrix} = [x+(n-1)a](x-a)^{n-1}.$$

例2 设 $P^{-1}AP=B$,其中 $P = \begin{pmatrix} -1 & -4 \\ 1 & 1 \end{pmatrix}$,$B = \begin{pmatrix} -1 & 0 \\ 0 & 2 \end{pmatrix}$,求 A^{11}.

解 直接演算可解得 $B^k = \begin{pmatrix} (-1)^k & 0 \\ 0 & 2^k \end{pmatrix}$,故 $B^{11} = \begin{pmatrix} (-1)^{11} & 0 \\ 0 & 2^{11} \end{pmatrix}$.

又 $A^k = PBP^{-1}PBP^{-1}\cdots PBP^{-1} = PB^kP^{-1}$,即有 $A^{11} = PB^{11}P^{-1}$,故

$$A^{11} = PB^{11}P^{-1} = \begin{pmatrix} -1 & -4 \\ 1 & 1 \end{pmatrix} \begin{pmatrix} (-1)^{11} & 0 \\ 0 & 2^{11} \end{pmatrix} \begin{pmatrix} -1 & -4 \\ 1 & 1 \end{pmatrix}^{-1} = \begin{pmatrix} -1 & -4 \\ 1 & 1 \end{pmatrix} \begin{pmatrix} -1 & 0 \\ 0 & 2^{11} \end{pmatrix} \begin{pmatrix} \dfrac{1}{3} & \dfrac{3}{4} \\ -\dfrac{1}{3} & -\dfrac{1}{3} \end{pmatrix}$$

$$= \frac{1}{3} \begin{pmatrix} 1+2^{13} & 4+2^{13} \\ -1-2^{11} & -4-2^{11} \end{pmatrix}.$$

例3 设 A 为 n 阶方阵满足 $A^2-A-2I=O$,证明 A 和 $A+2I$ 均可逆,求它们的逆矩阵.

解 由 $A^2-A-2I=O$ 易得 $(A-I)A=2I$,即 $\frac{1}{2}(A-I)A=I$,所以 A 有逆矩阵 $A^{-1}=\frac{1}{2}(A-I)$.

类似地,由 $A^2-A-2I=O$ 可求得 $(A+2I)(A-3I)=-4I$,即可得

$$(A+2I)^{-1} = -\frac{1}{4}(A-3I).$$

例4 已知 $A = \begin{pmatrix} 1 & 0 & 0 & 0 \\ 6 & 3 & 0 & 0 \\ 6 & 0 & 2 & 0 \\ 6 & 6 & 6 & 1 \end{pmatrix}$,求 $(A^*)^{-1}$.

解　因为 $A^{-1}=\dfrac{1}{|A|}A^{*}$，$I=AA^{-1}=\dfrac{A}{|A|}A^{*}$，所以

$$(A^{*})^{-1}=\frac{A}{|A|}=\frac{1}{6}\begin{pmatrix}1&0&0&0\\6&3&0&0\\6&0&2&0\\6&6&6&1\end{pmatrix}=\begin{pmatrix}\dfrac{1}{6}&0&0&0\\1&\dfrac{1}{2}&0&0\\1&0&\dfrac{1}{3}&0\\1&1&1&\dfrac{1}{6}\end{pmatrix}.$$

例5　当 a、b 为何值时，以下线性方程组分别有唯一解、无解、有无穷多个解？

$$\begin{cases}x_1+x_2+x_3+x_4=0,\\x_2+2x_3+2x_4=1,\\-x_2+(a-3)x_3-2x_4=b,\\3x_1+2x_2+x_3+ax_4=-1.\end{cases}$$

解　对增广矩阵进行初等行变换

$$B=\begin{pmatrix}1&1&1&1&0\\0&1&2&2&1\\0&-1&a-3&-2&b\\3&2&1&a&-1\end{pmatrix}\xrightarrow{r_4-3r_1}\begin{pmatrix}1&1&1&1&0\\0&1&2&2&1\\0&-1&a-3&-2&b\\0&-1&-2&a-3&-1\end{pmatrix}$$

$$\xrightarrow[r_4+r_2]{r_3+r_2}\begin{pmatrix}1&1&1&1&0\\0&1&2&2&1\\0&0&a-1&0&b+1\\0&0&0&a-1&0\end{pmatrix}\xrightarrow{r_1-r_2}\begin{pmatrix}1&0&-1&-1&-1\\0&1&2&2&1\\0&0&a-1&0&b+1\\0&0&0&a-1&0\end{pmatrix}.$$

（1）当 $a\neq1$ 时，$R(A)=R(B)=4$，这时原方程组有唯一解为

$$\begin{cases}x_1=(-a+b+2)/(1-a),\\x_2=(a-2b-3)/(a-1),\\x_3=(b+1)/(a-1),\\x_4=0.\end{cases}$$

（2）当 $a=1$，$R(A)=2$，若 $b\neq-1$，$R(B)=3\neq R(A)=2$，此时方程组无解.

（3）当 $a=1$，$b=-1$ 时，$R(A)=R(B)=2$，此时方程组有无穷多解. 这时与原方程组的同解方程组为 $\begin{cases}x_1-x_3-x_4=-1,\\x_2+2x_3+2x_4=1,\end{cases}$ 其通解为

$$\begin{pmatrix}x_1\\x_2\\x_3\\x_4\end{pmatrix}=\begin{pmatrix}-1\\1\\0\\0\end{pmatrix}+c_1\begin{pmatrix}0\\-1\\1\\0\end{pmatrix}+c_2\begin{pmatrix}0\\-1\\0\\1\end{pmatrix}，其中 c_1,c_2 为任意实常数.$$

例6　假设 n 阶方阵 A 满足 $A^2-3A+2E=O$，证明其特征值只能取 1 或 2.

证明　设 λ 是 A 的特征值，对应的特征向量设为 $X\neq0$，则 $AX=\lambda X$；由已知 $A^2-3A+2E=O$，得

$$(A^2-3A+2E)X=A^2X-3AX+2EX=(\lambda^2-3\lambda+2)X=O.$$

因为 $X \neq 0$，故 $\lambda^2 - 3\lambda + 2 = 0$，解得 $\lambda = 1$ 或 $\lambda = 2$.

例7 求证 $\begin{pmatrix} 1 & 0 \\ \lambda & 1 \end{pmatrix}^n = \begin{pmatrix} 1 & 0 \\ n\lambda & 1 \end{pmatrix}$（$n$ 为正整数）.

证明 用数学归纳法：当 $n = 1$ 时，$\begin{pmatrix} 1 & 0 \\ \lambda & 1 \end{pmatrix} = \begin{pmatrix} 1 & 0 \\ \lambda & 1 \end{pmatrix}$ 结论成立.

假设 $n = k$ 时，等式成立，即有 $\begin{pmatrix} 1 & 0 \\ \lambda & 1 \end{pmatrix}^k = \begin{pmatrix} 1 & 0 \\ k\lambda & 1 \end{pmatrix}$.

下面证明 $n = k+1$ 时，结论也成立.

$$\begin{pmatrix} 1 & 0 \\ \lambda & 1 \end{pmatrix}^{k+1} = \begin{pmatrix} 1 & 0 \\ \lambda & 1 \end{pmatrix}^k \begin{pmatrix} 1 & 0 \\ \lambda & 1 \end{pmatrix} = \begin{pmatrix} 1 & 0 \\ k\lambda & 1 \end{pmatrix} \begin{pmatrix} 1 & 0 \\ \lambda & 1 \end{pmatrix} = \begin{pmatrix} 1 & 0 \\ (k+1)\lambda & 1 \end{pmatrix},$$

所以有 $\begin{pmatrix} 1 & 0 \\ \lambda & 1 \end{pmatrix}^n = \begin{pmatrix} 1 & 0 \\ n\lambda & 1 \end{pmatrix}$（$n$ 为正整数）.

四、习题解答

练习题 7-1

1. 按自然数从小到大为标准次序，求下列各排列的逆序数：

（1）53214；（2）$13 \cdots (2n-1) 24 \cdots (2n)$.

解 （1）将每个数字前面比它大的数字个数求和得
$$\tau(53214) = 0 + 1 + 2 + 3 + 1 = 7.$$

（2）将每个数字前面比它大的数字个数求和得
$$\tau(13 \cdots (2n-1) 24 \cdots (2n)) = 0 + \cdots + 0 + (n-1) + (n-2) + \cdots + 1 + 0 = \frac{n(n-1)}{2}.$$

2. 计算下列行列式：

（1）$\begin{vmatrix} \cos x & -\sin x \\ \sin x & \cos x \end{vmatrix}$；（2）$D = \begin{vmatrix} 7 & 1 & -1 & 1 \\ -13 & 1 & 3 & -1 \\ 0 & 0 & 1 & 0 \\ -5 & -5 & 3 & 0 \end{vmatrix}$；（3）$D = \begin{vmatrix} 1 & 0 & 1 & 3 \\ 1 & -1 & 4 & 2 \\ -1 & -1 & 2 & 3 \\ 3 & 3 & 1 & 1 \end{vmatrix}$.

解 （1）原式 $= \cos^2 x - (-\sin^2 x) = 1$.

（2）将行列式按第三行展开，因为除 $a_{33} = 1$ 外，其余的 a_{31}, a_{32}, a_{34} 均为 0，D 展开后得

$$D = 0 + 0 + 1 \cdot (-1)^{3+3} \begin{vmatrix} 7 & 1 & 1 \\ -13 & 1 & -1 \\ -5 & -5 & 0 \end{vmatrix} + 0 = \begin{vmatrix} 7 & 1 & 1 \\ -13 & 1 & -1 \\ -5 & -5 & 0 \end{vmatrix}$$

$$= (-5)(-1)^{3+1} \begin{vmatrix} 1 & 1 \\ 1 & -1 \end{vmatrix} + (-5)(-1)^{3+2} \begin{vmatrix} 7 & 1 \\ -13 & -1 \end{vmatrix} + 0 = (-5) \cdot (1) \cdot (-2) + (-5) \cdot (-1) \cdot (6) = 40.$$

（3）将行列式第 1 行分别乘 (-1)、1 及 (-3) 加到第 2、3、4 行上，得到

$$D = \begin{vmatrix} 1 & 0 & 1 & 3 \\ 0 & -1 & 3 & -1 \\ 0 & -1 & 3 & 6 \\ 0 & 3 & -2 & -8 \end{vmatrix} = 1 \cdot (-1)^{1+1} \cdot \begin{vmatrix} -1 & 3 & -1 \\ -1 & 3 & 6 \\ 3 & -2 & -8 \end{vmatrix},$$

再把第 1 行乘以 (-1) 后加到第 2 行, 然后按第 2 行展开得

$$D = \begin{vmatrix} -1 & 3 & -1 \\ 0 & 0 & 7 \\ 3 & -2 & -8 \end{vmatrix} = 7 \times (-1)^{2+3} \begin{vmatrix} -1 & 3 \\ 3 & -2 \end{vmatrix} = 49.$$

3. 计算 n 阶行列式

$$(1)\ \begin{vmatrix} 0 & \cdots & 0 & a_{1n} \\ 0 & \ddots & a_{2,n-1} & a_{2n} \\ \vdots & \ddots & \ddots & \vdots \\ a_{n1} & a_{n2} & \cdots & a_{nn} \end{vmatrix};\quad (2)\ \begin{vmatrix} a_{11} & a_{12} & \cdots & a_{1n} \\ a_{21} & a_{22} & \ddots & 0 \\ \vdots & \ddots & \ddots & \vdots \\ a_{n1} & 0 & \cdots & 0 \end{vmatrix};\quad (3)\ \begin{vmatrix} x & a & a \\ a & x & a \\ a & a & x \end{vmatrix}.$$

解 (1) 观察到第一行值为 0 的元素较多, 故先按第一行展开, 并对得到的降阶行列式继续此方法, 如下.

$$\begin{vmatrix} 0 & \cdots & 0 & a_{1n} \\ \vdots & \ddots & a_{2,n-1} & a_{2n} \\ 0 & \ddots & \ddots & \vdots \\ a_{n1} & a_{n2} & \cdots & a_{nn} \end{vmatrix} = a_{1n} \cdot (-1)^{1+n} \cdot \begin{vmatrix} 0 & \cdots & 0 & a_{2,n-1} \\ \vdots & \ddots & a_{3,n-2} & a_{3,n-1} \\ 0 & \ddots & \ddots & \vdots \\ a_{n1} & a_{n2} & \cdots & a_{n,n-1} \end{vmatrix}$$

$$= \cdots\cdots = (-1)^{(1+n)+(1+n-1)+\cdots+(1+2)+(1+1)} a_{1n} a_{2,n-1} \cdots a_{n1} = (-1)^{(1+n)+n+\cdots+3+2} a_{1n} a_{2,n-1} \cdots a_{n1}$$

$$= (-1)^{\frac{n(n+3)}{2}} a_{1n} a_{2,n-1} \cdots a_{n1} = (-1)^{\frac{n(n-1)}{2}} a_{1n} a_{2,n-1} \cdots a_{n1}.$$

(2) 观察到最后一列值为 0 的元素较多, 故先按最后一列展开, 并对得到的降阶行列式继续此方法, 如下.

$$\begin{vmatrix} a_{11} & a_{12} & \cdots & a_{1n} \\ a_{21} & a_{22} & \ddots & 0 \\ \vdots & \ddots & \ddots & \vdots \\ a_{n1} & 0 & \cdots & 0 \end{vmatrix} = (-1)^{1+n} a_{1n} \begin{vmatrix} a_{21} & a_{22} & \cdots & a_{2,n-1} \\ a_{31} & a_{32} & \ddots & 0 \\ \vdots & \ddots & \ddots & \vdots \\ a_{n1} & 0 & \cdots & 0 \end{vmatrix}$$

$$= \cdots = (-1)^{(1+n)+(1+n-1)+\cdots+(1+1)} a_{1n} a_{2,n-1} \cdots a_{n1}$$

$$= (-1)^{\frac{n(n+3)}{2}} a_{1n} a_{2,n-1} \cdots a_{n1} = (-1)^{\frac{n(n-1)}{2}} a_{1n} a_{2,n-1} \cdots a_{n1}.$$

(3) 此行列式的特点为: 各列(行)元素之和相等, 故把下边各行(右边各列)加到第一行(列)上去, 再提取此和的值往下计算, 过程如下.

$$D \xlongequal{r_1+r_2+r_3} \begin{vmatrix} x+2a & x+2a & x+2a \\ a & x & a \\ a & a & x \end{vmatrix} = (x+2a) \cdot \begin{vmatrix} 1 & 1 & 1 \\ a & x & a \\ a & a & x \end{vmatrix}$$

$$\xlongequal[r_3-ar_1]{r_2-ar_1} (x+2a) \begin{vmatrix} 1 & 1 & 1 \\ 0 & x-a & 0 \\ 0 & 0 & x-a \end{vmatrix} = (x+2a)(x-a)^2.$$

4. 证明 $\begin{vmatrix} x & -1 & 0 & 0 \\ 0 & x & -1 & 0 \\ 0 & 0 & x & -1 \\ a_1 & a_2 & a_3 & a_4 \end{vmatrix} = a_4 x^3 + a_3 x^2 + a_2 x + a_1.$

证明 将题目所给行列式按第四行开展,得

$$\begin{vmatrix} x & -1 & 0 & 0 \\ 0 & x & -1 & 0 \\ 0 & 0 & x & -1 \\ a_1 & a_2 & a_3 & a_4 \end{vmatrix} = (-1)^{4+1}a_1 \begin{vmatrix} -1 & 0 & 0 \\ x & -1 & 0 \\ 0 & x & -1 \end{vmatrix} + (-1)^{4+2}a_2 \begin{vmatrix} x & 0 & 0 \\ 0 & -1 & 0 \\ 0 & x & -1 \end{vmatrix} + (-1)^{4+3}a_3 \begin{vmatrix} x & -1 & 0 \\ 0 & x & 0 \\ 0 & 0 & -1 \end{vmatrix}$$

$$+ (-1)^{4+4}a_4 \begin{vmatrix} x & -1 & 0 \\ 0 & x & -1 \\ 0 & 0 & x \end{vmatrix} = a_1 + a_2 x + a_3 x^2 + a_4 x^3.$$

练习题 7-2

1. 计算矩阵 $A = 3\begin{pmatrix} -2 & 2 \\ 1 & 1 \end{pmatrix} - 2\begin{pmatrix} 1 & -1 \\ 0 & 1 \end{pmatrix}$.

解 $A = 3\begin{pmatrix} -2 & 2 \\ 1 & 1 \end{pmatrix} - 2\begin{pmatrix} 1 & -1 \\ 0 & 1 \end{pmatrix} = \begin{pmatrix} -6 & 6 \\ 3 & 3 \end{pmatrix} - \begin{pmatrix} 2 & -2 \\ 0 & 2 \end{pmatrix} = \begin{pmatrix} -8 & 8 \\ 3 & 1 \end{pmatrix}$.

2. 求矩阵 $A = \begin{pmatrix} 1 & 0 & 3 & -1 \\ 2 & 1 & 0 & 2 \end{pmatrix}$ 与 $B = \begin{pmatrix} 4 & 1 & 0 \\ -1 & 1 & 3 \\ 2 & 0 & 1 \\ 1 & 3 & 4 \end{pmatrix}$ 的乘积 AB.

解 $AB = \begin{pmatrix} 1 & 0 & 3 & -1 \\ 2 & 1 & 0 & 2 \end{pmatrix}\begin{pmatrix} 4 & 1 & 0 \\ -1 & 1 & 3 \\ 2 & 0 & 1 \\ 1 & 3 & 4 \end{pmatrix} = \begin{pmatrix} 9 & -2 & -1 \\ 9 & 9 & 11 \end{pmatrix}$.

3. 设有两个线性变换 $\begin{cases} y_1 = x_1 + 3x_2, \\ y_2 = 2x_1 + x_3 \end{cases}$ 和 $\begin{cases} x_1 = 4z_1 + z_2, \\ x_2 = -z_1 + z_2, \\ x_3 = 2z_1, \end{cases}$ 将 y_1, y_2 分别用 z_1, z_2 线性表示.

解 先将两个线性变换分别写成矩阵形式

$$\begin{pmatrix} y_1 \\ y_2 \end{pmatrix} = \begin{pmatrix} 1 & 3 & 0 \\ 2 & 0 & 1 \end{pmatrix}\begin{pmatrix} x_1 \\ x_2 \\ x_3 \end{pmatrix}, \quad \begin{pmatrix} x_1 \\ x_2 \\ x_3 \end{pmatrix} = \begin{pmatrix} 4 & 1 \\ -1 & 1 \\ 2 & 0 \end{pmatrix}\begin{pmatrix} z_1 \\ z_2 \end{pmatrix},$$

由矩阵乘法得

$$\begin{pmatrix} y_1 \\ y_2 \end{pmatrix} = \begin{pmatrix} 1 & 3 & 0 \\ 2 & 0 & 1 \end{pmatrix}\begin{pmatrix} 4 & 1 \\ -1 & 1 \\ 2 & 0 \end{pmatrix}\begin{pmatrix} z_1 \\ z_2 \end{pmatrix} = \begin{pmatrix} 1 & 4 \\ 10 & 2 \end{pmatrix}\begin{pmatrix} z_1 \\ z_2 \end{pmatrix} = \begin{pmatrix} z_1 + 4z_2 \\ 10z_1 + 2z_2 \end{pmatrix}, 得 \begin{cases} y_1 = z_1 + 4z_2, \\ y_2 = 10z_1 + 2z_2. \end{cases}$$

4. 求矩阵 $A = \begin{pmatrix} 1 & -2 & 3 & -1 \\ 3 & -1 & 5 & -3 \\ 2 & 1 & 2 & -2 \end{pmatrix}$ 的秩.

解 $A \xrightarrow[r_3 + (-2)r_1]{r_2 + (-3)r_1} \begin{pmatrix} 1 & -2 & 3 & -1 \\ 0 & 5 & -4 & 0 \\ 0 & 5 & -4 & 0 \end{pmatrix} \xrightarrow{r_3 + (-1)r_2} \begin{pmatrix} 1 & -2 & 3 & -1 \\ 0 & 5 & -4 & 0 \\ 0 & 0 & 0 & 0 \end{pmatrix} = B.$

显然,矩阵 B 的三阶子式全都是零,而 $\begin{vmatrix} 1 & -2 \\ 0 & 5 \end{vmatrix} = 5 \neq 0$,故 $R(A) = R(B) = 2$,即矩阵 A 的秩为 2.

5. 用初等变换求矩阵 $A = \begin{pmatrix} 0 & -2 & 1 \\ 3 & 0 & -2 \\ -2 & 3 & 0 \end{pmatrix}$ 的逆矩阵.

解　$(A \mid I) = \begin{pmatrix} 0 & -2 & 1 & | & 1 & 0 & 0 \\ 3 & 0 & -2 & | & 0 & 1 & 0 \\ -2 & 3 & 0 & | & 0 & 0 & 1 \end{pmatrix} \xrightarrow[3 \times r_3]{r_1 \leftrightarrow r_2} \begin{pmatrix} 3 & 0 & -2 & | & 0 & 1 & 0 \\ 0 & -2 & 1 & | & 1 & 0 & 0 \\ -6 & 9 & 0 & | & 0 & 0 & 3 \end{pmatrix}$

$\xrightarrow[2 \times r_3]{r_3 + 2r_1} \begin{pmatrix} 3 & 0 & -2 & | & 0 & 1 & 0 \\ 0 & -2 & 1 & | & 1 & 0 & 0 \\ 0 & 18 & -8 & | & 0 & 4 & 6 \end{pmatrix} \xrightarrow[r_1 + 2r_3]{r_3 + 9r_2} \begin{pmatrix} 3 & 0 & 0 & | & 18 & 9 & 12 \\ 0 & -2 & 1 & | & 1 & 0 & 0 \\ 0 & 0 & 1 & | & 9 & 4 & 6 \end{pmatrix}$

$\xrightarrow{r_2 - r_3} \begin{pmatrix} 3 & 0 & 0 & | & 18 & 9 & 12 \\ 0 & -2 & 0 & | & -8 & -4 & -6 \\ 0 & 0 & 1 & | & 9 & 4 & 6 \end{pmatrix} \xrightarrow[r_2 \div (-2)]{r_1 \div 3} \begin{pmatrix} 1 & 0 & 0 & | & 6 & 3 & 4 \\ 0 & 1 & 0 & | & 4 & 2 & 3 \\ 0 & 0 & 1 & | & 9 & 4 & 6 \end{pmatrix}$.

故

$$A^{-1} = \begin{pmatrix} 6 & 3 & 4 \\ 4 & 3 & 2 \\ 9 & 4 & 6 \end{pmatrix}.$$

练习题 7-3

1. 求解下列齐次线性方程组:

(1) $\begin{cases} x_1 + 2x_2 + x_3 - x_4 = 0, \\ 3x_1 + 6x_2 - x_3 - 3x_4 = 0, \\ 4x_1 + 8x_2 + x_3 - 4x_4 = 0; \end{cases}$

解　对系数矩阵 A 施行初等行变换,得

$A = \begin{pmatrix} 1 & 2 & 1 & -1 \\ 3 & 6 & -1 & -3 \\ 4 & 8 & 1 & -4 \end{pmatrix} \sim \begin{pmatrix} 1 & 2 & 1 & -1 \\ 0 & 0 & -4 & 0 \\ 0 & 0 & -3 & 0 \end{pmatrix} \sim \begin{pmatrix} 1 & 2 & 1 & -1 \\ 0 & 0 & -4 & 0 \\ 0 & 0 & 0 & 0 \end{pmatrix} \sim \begin{pmatrix} 1 & 2 & 0 & -1 \\ 0 & 0 & 1 & 0 \\ 0 & 0 & 0 & 0 \end{pmatrix}$.

因为 $R(A) = 2 < 4$,所以方程组有非零解,由上式可得与原方程组同解的方程组

$$\begin{cases} x_1 + 2x_2 - x_4 = 0, \\ x_3 = 0, \end{cases}$$

令 $x_2 = c_1, x_4 = c_2$(其中 c_1, c_2 为任意实数),可得原齐次线性方程组的全部解

$$\begin{cases} x_1 = -2c_1 + c_2, \\ x_2 = c_1, \\ x_3 = 0, \\ x_4 = c_2. \end{cases}$$

特别地,当 $c_1 = c_2 = 0$ 时,就是方程组的零解. 当 c_1, c_2 不全为零时,就是方程组的全部非零解.

(2) $\begin{cases} x_1 + 2x_2 + 2x_3 + x_4 = 0, \\ 2x_1 + x_2 - 2x_3 - 2x_4 = 0, \\ x_1 - x_2 - 4x_3 - 3x_4 = 0. \end{cases}$

解 对系数矩阵 A 施行初等行变换,得

$$A = \begin{pmatrix} 1 & 2 & 2 & 1 \\ 2 & 1 & -2 & -2 \\ 1 & -1 & -4 & -3 \end{pmatrix} \sim \begin{pmatrix} 1 & 2 & 2 & 1 \\ 0 & -3 & -6 & -4 \\ 0 & -3 & -6 & -4 \end{pmatrix} \sim \begin{pmatrix} 1 & 2 & 2 & 1 \\ 0 & 1 & 2 & \dfrac{4}{3} \\ 0 & 0 & 0 & 0 \end{pmatrix} \sim \begin{pmatrix} 1 & 0 & -2 & -\dfrac{5}{3} \\ 0 & 1 & 2 & \dfrac{4}{3} \\ 0 & 0 & 0 & 0 \end{pmatrix}.$$

因为 $R(A) = 2 < 4$,所以方程组有非零解,由上式可得与原方程组同解的方程组

$$\begin{cases} x_1 - 2x_3 - \dfrac{5}{3}x_4 = 0, \\ x_2 + 2x_3 + \dfrac{4}{3}x_4 = 0, \end{cases}$$

令 $x_3 = c_1, x_4 = c_2$(其中 $c_1 c_2$ 为任意实数),可得原齐次线性方程组的全部解

$$\begin{cases} x_1 = 2c_1 + \dfrac{5}{3}c_2, \\ x_2 = -2c_1 - \dfrac{4}{3}c_2, \\ x_3 = c_1, \\ x_4 = c_2. \end{cases}$$

特别地,当 $c_1 = c_2 = 0$ 时,就是方程组的零解. 当 c_1, c_2 不全为零时,就是方程组的全部非零解.

2. 求解下列非齐次线性方程组:

(1) $\begin{cases} x_1 - 2x_2 + 3x_3 - x_4 = 1, \\ 3x_1 - x_2 + 5x_3 - 3x_4 = 2, \\ 2x_1 + x_2 + 2x_3 - 2x_4 = 3; \end{cases}$

解 (1)在系数矩阵 A 的基础上构造增广矩阵 B,得

$$B = \begin{pmatrix} 1 & -2 & 3 & -1 & 1 \\ 3 & -1 & 5 & -3 & 2 \\ 2 & 1 & 2 & -2 & 3 \end{pmatrix} \xrightarrow[r_3 + (-2)r_1]{r_2 + (-3)r_1} \begin{pmatrix} 1 & -2 & 3 & -1 & 1 \\ 0 & 5 & -4 & 0 & -1 \\ 0 & 5 & -4 & 0 & 1 \end{pmatrix}$$

$$\xrightarrow{r_3 + (-1)r_2} \begin{pmatrix} 1 & -2 & 3 & -1 & 1 \\ 0 & 5 & -4 & 0 & -1 \\ 0 & 0 & 0 & 0 & 2 \end{pmatrix}.$$

在 B 中第三行所表示的方程出现矛盾,即 $R(A) = 2 \neq 3 = R(B)$,故原方程组无解.

(2) $\begin{cases} 2x_1 + 3x_2 + x_3 = 4, \\ x_1 - 2x_2 + 4x_3 = -5, \\ 3x_1 + 8x_2 - 2x_3 = 13, \\ 4x_1 - x_2 + 9x_3 = -6. \end{cases}$

解 在系数矩阵 A 的基础上构造增广矩阵 B,得

$$B = \begin{pmatrix} 2 & 3 & 1 & 4 \\ 1 & -2 & 4 & -5 \\ 3 & 8 & -2 & 13 \\ 4 & -1 & 9 & -6 \end{pmatrix} \xrightarrow[\substack{r_2 - 2r_1 \\ r_3 - 3r_1 \\ r_4 - 4r_1}]{r_1 \leftrightarrow r_2} \begin{pmatrix} 1 & -2 & 4 & -5 \\ 0 & 7 & -7 & 14 \\ 0 & 14 & -14 & 28 \\ 0 & 7 & -7 & 14 \end{pmatrix}$$

$$\xrightarrow[\substack{r_3-r_1 \\ \frac{1}{7}r_2}]{r_3-2r_2} \begin{pmatrix} 1 & -2 & 4 & -5 \\ 0 & 1 & -1 & 2 \\ 0 & 0 & 0 & 0 \\ 0 & 0 & 0 & 0 \end{pmatrix} \xrightarrow{r_1+2r_2} \begin{pmatrix} 1 & 0 & 2 & -1 \\ 0 & 1 & -1 & 2 \\ 0 & 0 & 0 & 0 \\ 0 & 0 & 0 & 0 \end{pmatrix}, \quad 同时\ \boldsymbol{A}=\begin{pmatrix} 2 & 3 & 1 \\ 1 & -2 & 4 \\ 3 & 8 & -2 \\ 4 & -1 & 9 \end{pmatrix}\rightarrow\begin{pmatrix} 1 & 0 & 2 \\ 0 & 1 & -1 \\ 0 & 0 & 0 \\ 0 & 0 & 0 \end{pmatrix},$$

可见，$R(\boldsymbol{A})=R(\boldsymbol{B})=2<3$，故方程有无穷多解，原方程组的同解方程组为

$$\begin{cases} x_1+2x_3=-1, \\ x_2-x_3=2, \end{cases}$$

令 $x_3=c_1$，其中 c_1 为任意实数，可得原非齐次线性方程组的全部解

$$\begin{cases} x_1=-2c_1-1, \\ x_2=c_1+2, \\ x_3=c_1. \end{cases}$$

3. 问 λ 为何值时，以下线性方程组有解，并求出通解.

$$\begin{cases} x_1+x_3=\lambda, \\ 4x_1+x_2+2x_3=\lambda+2, \\ 6x_1+x_2+4x_3=2\lambda+3. \end{cases}$$

解　对增广矩阵 $\boldsymbol{B}$ 作初等行变换

$$\boldsymbol{B}=\begin{pmatrix} 1 & 0 & 1 & \lambda \\ 4 & 1 & 2 & \lambda+2 \\ 6 & 1 & 4 & 2\lambda+3 \end{pmatrix} \xrightarrow[\substack{r_3-6r_1}]{r_2-4r_1} \begin{pmatrix} 1 & 0 & 1 & \lambda \\ 0 & 1 & -2 & -3\lambda+2 \\ 0 & 1 & -2 & -4\lambda+3 \end{pmatrix} \xrightarrow{r_3-r_2} \begin{pmatrix} 1 & 0 & 1 & \lambda \\ 0 & 1 & -2 & -3\lambda+2 \\ 0 & 0 & 0 & -\lambda+1 \end{pmatrix}.$$

可见，系数矩阵 $\boldsymbol{A}$ 的秩 $r(\boldsymbol{A})=2$，当 $r(\boldsymbol{B})=r(\boldsymbol{A})=2$ 时，即当 $\lambda=1$ 时，该线性方程组有解.

此时，$\boldsymbol{B}\rightarrow\begin{pmatrix} 1 & 0 & 1 & 1 \\ 0 & 1 & -2 & -1 \\ 0 & 0 & 0 & 0 \end{pmatrix}$，与原线性方程组同解的方程组为

$$\begin{cases} x_1=-x_3+1, \\ x_2=2x_3-1, \end{cases}$$

令其中自由变量 $x_3=c$，则可得到通解为

$$\begin{cases} x_1=-c+1, \\ x_2=2c-1, \\ x_3=c. \end{cases}$$

练习题 7-4

1. 求矩阵 $\boldsymbol{A}=\begin{pmatrix} 1 & 2 & 2 \\ 2 & 1 & 2 \\ 2 & 2 & 1 \end{pmatrix}$ 的特征值和特征向量.

解　特征方程

$$|\lambda\boldsymbol{I}-\boldsymbol{A}|=\begin{vmatrix} \lambda-1 & -2 & -2 \\ -2 & \lambda-1 & -2 \\ -2 & -2 & \lambda-1 \end{vmatrix} \xrightarrow[r_3-r_2]{r_1-r_2} \begin{vmatrix} \lambda+1 & -\lambda-1 & 0 \\ -2 & \lambda-1 & -2 \\ 0 & -\lambda-1 & \lambda+1 \end{vmatrix} \xrightarrow[c_2+c_3]{c_2+c_1} \begin{vmatrix} \lambda+1 & 0 & 0 \\ -2 & \lambda-5 & -2 \\ 0 & 0 & \lambda+1 \end{vmatrix}$$

$$=(\lambda+1)^2(\lambda-5).$$

求出特征方程的特征根：令 $(\lambda+1)^2(\lambda-5)=0$，得 $\lambda_1=-1$ 为二重根，$\lambda_2=5$；

求特征向量：把特征值 $\lambda_1=-1$ 代入齐次线性方程组 $(\lambda I-A)X=0$ 中，得到

$$\begin{cases} -2x_1-2x_2-2x_3=0, \\ -2x_1-2x_2-2x_3=0, \\ -2x_1-2x_2-2x_3=0. \end{cases}$$

显然，上述方程组系数矩阵秩为 1，原方程组的同解方程组为 $x_1+x_2+x_3=0$，选 x_2，x_3 为自由变量，再将非零向量表示为自由变量对应的列矩阵形式，即得到对应 $\lambda_1=-1$ 的特征向量形式为

$$\begin{cases} x_1=-x_2-x_3 \\ x_2=x_2 \\ x_3=x_3 \end{cases} \Rightarrow \begin{pmatrix} x_1 \\ x_2 \\ x_3 \end{pmatrix}=x_2\begin{pmatrix} -1 \\ 1 \\ 0 \end{pmatrix}+x_3\begin{pmatrix} -1 \\ 0 \\ 1 \end{pmatrix},$$

令 $x_2=k_1$，$x_3=k_2$（k_1，k_2 为任意不同时等于零的实数），则得到对应于 $\lambda_1=-1$ 的全部特征向量 $k_1\boldsymbol{p}_1+k_2\boldsymbol{p}_2$，其中

$$\boldsymbol{p}_1=\begin{pmatrix} -1 \\ 1 \\ 0 \end{pmatrix}, \quad \boldsymbol{p}_2=\begin{pmatrix} -1 \\ 0 \\ 1 \end{pmatrix}.$$

同理，把 $\lambda_2=5$ 代入齐次线性方程组 $(\lambda I-A)X=0$，对应特征值 $\lambda_2=5$ 的无穷多个特征向量形式为

$$\begin{cases} x_1=x_3 \\ x_2=x_3 \\ x_3=x_3 \end{cases} \Rightarrow \begin{pmatrix} x_1 \\ x_2 \\ x_3 \end{pmatrix}=x_3\begin{pmatrix} 1 \\ 1 \\ 1 \end{pmatrix},$$

令 $x_3=k_3$（k_3 为任意不同时等于零的实数），则得到对应于 $\lambda_2=5$ 的全部特征向量为 $k_3\boldsymbol{p}_3$，其中

$$\boldsymbol{p}_3=\begin{pmatrix} 1 \\ 1 \\ 1 \end{pmatrix}.$$

注：通过上面计算可见，特征向量不是由一个特征值唯一确定的；反之，不同特征值对应的特征向量绝不会相等，也就是说一个特征向量只能属于一个特征值.

2. 已知 $\boldsymbol{p}=\begin{pmatrix} 1 \\ 1 \\ -1 \end{pmatrix}$ 是矩阵 $\boldsymbol{A}=\begin{pmatrix} 2 & -1 & 2 \\ 5 & a & 3 \\ -1 & b & -2 \end{pmatrix}$ 的一个特征向量，求参数 a，b 及特征向量 $\boldsymbol{p}$ 对应的特征值.

解　设特征向量 $\boldsymbol{p}$ 对应的特征值为 λ，利用特征值和特征向量的含义，得

$$(\lambda I-A)\boldsymbol{p}=0,$$

即

$$\begin{pmatrix} \lambda-2 & 1 & -2 \\ -5 & \lambda-a & -3 \\ 1 & -b & \lambda+2 \end{pmatrix}\begin{pmatrix} 1 \\ 1 \\ -1 \end{pmatrix}=\begin{pmatrix} 0 \\ 0 \\ 0 \end{pmatrix},$$

得

$$\begin{cases} \lambda+1=0, \\ \lambda-a-2=0, \\ -\lambda-b-1=0, \end{cases}$$

易解得

$$\lambda=-1, \quad a=-3, \quad b=0.$$

3. 设 $A^2-3A+2I=O$,证明 A 的特征值只能取 1 或 2.

证明　设 λ 是 A 的任意一个特征值,非零向量 X 是 A 的对应于 λ 的特征向量,则 $(A^2-3A+2I)X=\lambda^2X-3\lambda X+2X=(\lambda^2-3\lambda+2)X=O$,由于 $X\neq\boldsymbol{0}$,所以

$$\lambda^2-3\lambda+2=0,$$

即 λ 是方程 $\lambda^2-3\lambda+2=0$ 的根,也就是说 $\lambda=1$ 或 $\lambda=2$.

4. 设 λ 是方阵 A 的特征值,证明:

（1）λ^2 是 A^2 的特征值;（2）当 A 可逆时,$\dfrac{1}{\lambda}$ 是 A^{-1} 的特征值.

证明　因 λ 是 A 的特征值,故有 $\boldsymbol{p}\neq\boldsymbol{0}$ 使 $A\boldsymbol{p}=\lambda\boldsymbol{p}$.

（1）因为 $A^2\boldsymbol{p}=A(A\boldsymbol{p})=A(\lambda\boldsymbol{p})=\lambda A\boldsymbol{p}=\lambda^2\boldsymbol{p}$,所以 λ^2 是 A^2 的特征值.

（2）当 A 可逆时,由 $A\boldsymbol{p}=\lambda\boldsymbol{p}$,有 $\boldsymbol{p}=\lambda A^{-1}\boldsymbol{p}$,又 $\boldsymbol{p}\neq\boldsymbol{0}$,知 $\lambda\neq0$,故 $A^{-1}\boldsymbol{p}=\dfrac{1}{\lambda}\boldsymbol{p}$,所以 $\dfrac{1}{\lambda}$ 是 A^{-1} 的特征值.

练习题 7-5

1. 若某图像的灰度矩阵为 A(黑色对应灰度值为 0,白色对应灰度值为 1),但其整体较灰暗,轮廓显示不清,如何通过矩阵运算使得黑色仍为黑色,灰色像素点显示更亮?

解　可通过矩阵的数乘运算 $kA(k>1)$ 来达到调整黑色仍为黑色且灰色像素点显示更亮的目的,其中调节系数 $k>1$,这样使得灰度值为 0 的黑色像素点仍为 0,灰色像素点的灰度值倍增,所以提升了灰色部分的亮度.

2. 若已知在用于评价决策的层次分析模型中,成对比较阵的最大特征值对应的特征向量可经过归一化处理作为评价问题中的权重,则对于某问题三个评价指标的成对比较阵 $A=\begin{pmatrix}1&2&4\\\dfrac{1}{2}&1&3\\\dfrac{1}{4}&\dfrac{1}{3}&1\end{pmatrix}$,请由此给出这三个评价指标的权重.

解　由第八章中 Matlab 求矩阵特征根函数 eig 可计算得到 A 的唯一非零实数特征值 $\lambda=3.018\,3$,其对应的特征向量为 $(0.852\,7\quad0.488\,1\quad0.186\,2)^T$,经归一化后得到 $(0.558\,4\quad0.319\,6\quad0.122\,0)^T$,此即为三个评价指标的权重.

复习题七

1. 计算下列行列式

$$（1）\begin{vmatrix}4&3&2&1\\3&2&1&4\\2&1&4&3\\1&4&3&2\end{vmatrix};$$

解

$$\begin{vmatrix}4&3&2&1\\3&2&1&4\\2&1&4&3\\1&4&3&2\end{vmatrix}\xrightarrow[\substack{c_1+c_3\\c_1+c_4}]{c_1+c_2}\begin{vmatrix}10&3&2&1\\10&2&1&4\\10&1&4&3\\10&4&3&2\end{vmatrix}=10\begin{vmatrix}1&3&2&1\\1&2&1&4\\1&1&4&3\\1&4&3&2\end{vmatrix}$$

$$\frac{r_2-r_1}{\substack{r_3-r_1\\r_4-r_1}}10\begin{vmatrix}1&3&2&1\\0&-1&-1&3\\0&-2&2&2\\0&1&1&1\end{vmatrix}\xlongequal{r_2\leftrightarrow r_4}(-10)\begin{vmatrix}1&3&2&1\\0&1&1&1\\0&-2&2&2\\0&-1&-1&3\end{vmatrix}\xlongequal[\substack{r_4+r_2}]{r_3+2r_2}(-10)\begin{vmatrix}1&3&2&1\\0&1&1&1\\0&0&4&4\\0&0&0&4\end{vmatrix}=-160.$$

（2）$\begin{vmatrix}1&0&-2&4\\-3&7&2&1\\2&1&-5&-3\\0&-4&11&12\end{vmatrix}$;

解 $\begin{vmatrix}1&0&-2&4\\-3&7&2&1\\2&1&-5&-3\\0&-4&11&12\end{vmatrix}\xlongequal[\substack{r_2+r_3}]{r_2+r_1}\begin{vmatrix}1&0&-2&4\\0&8&-5&2\\2&1&-5&-3\\0&-4&11&12\end{vmatrix}\xlongequal[\substack{r_2+2r_4}]{r_3-2r_1}\begin{vmatrix}1&0&-2&4\\0&0&17&26\\0&1&-1&-11\\0&-4&11&12\end{vmatrix}$

$$\xlongequal[\substack{r_3\leftrightarrow r_2}]{r_4+4r_3}-\begin{vmatrix}1&0&-2&4\\0&1&-1&-11\\0&0&17&26\\0&0&7&-32\end{vmatrix}=-[1\cdot1\cdot(-17\cdot32-26\cdot7)]=726.$$

（3）$\begin{vmatrix}a^2&ab&b^2\\2a&a+b&2b\\1&1&1\end{vmatrix}$.

解 $\begin{vmatrix}a^2&ab&b^2\\2a&a+b&2b\\1&1&1\end{vmatrix}\xlongequal[\substack{c_3-c_1}]{c_2-c_1}\begin{vmatrix}a^2&a(b-a)&(b+a)(b-a)\\2a&b-a&2(b-a)\\1&0&0\end{vmatrix}$

$$\xlongequal{c_3-2c_2}\begin{vmatrix}a^2&a(b-a)&(b-a)^2\\2a&b-a&0\\1&0&0\end{vmatrix}=(a-b)^3.$$

2. 计算下列 n 阶行列式：

（1）$\begin{vmatrix}a&b&0&\cdots&0&0\\0&a&b&\cdots&0&0\\\cdots&\cdots&\cdots&\cdots&\cdots&\cdots\\0&0&0&\cdots&a&b\\b&0&0&\cdots&0&a\end{vmatrix}$;

解 利用定理 7-1 将原行列式按第一列展开得

$$原式=(-1)^{1+1}a\begin{vmatrix}a&b&\cdots&0&0\\0&a&\cdots&0&0\\\cdots&\cdots&\cdots&\cdots&\cdots\\0&0&\cdots&0&a\end{vmatrix}+(-1)^{n+1}b\begin{vmatrix}b&0&\cdots&0&0\\a&b&\cdots&0&0\\\cdots&\cdots&\cdots&\cdots&\cdots\\0&0&\cdots&a&b\end{vmatrix}=a^n+(-1)^{n+1}b^n.$$

（2）$D=\begin{vmatrix}a_1&1&\cdots&1\\1&a_2&&0\\\vdots&&\ddots&\\1&0&&a_n\end{vmatrix}$,其中，$a_1a_2\cdots a_n\neq0$.

解　先通过行变换将第一行变为只剩一个非零元,再按第一行展开得

$$原式=\begin{vmatrix} a_1-\dfrac{1}{a_2}-\dfrac{1}{a_3}-\cdots-\dfrac{1}{a_n} & 0 & \cdots & 0 \\ 1 & a_2 & & 0 \\ \vdots & & \ddots & \\ 1 & 0 & & a_n \end{vmatrix}=\left(a_1-\dfrac{1}{a_2}-\dfrac{1}{a_3}-\cdots-\dfrac{1}{a_n}\right)a_2a_3\cdots a_n.$$

3. 计算 n 阶范德蒙行列式 $D_n=\begin{vmatrix} 1 & 1 & 1 & \cdots & 1 & 1 \\ a_1 & a_2 & a_3 & \cdots & a_{n-1} & a_n \\ \cdots & \cdots & \cdots & \cdots & \cdots & \cdots \\ a_1^{n-2} & a_2^{n-2} & a_3^{n-2} & \cdots & a_{n-1}^{n-2} & a_n^{n-2} \\ a_1^{n-1} & a_2^{n-1} & a_3^{n-1} & \cdots & a_{n-1}^{n-1} & a_n^{n-1} \end{vmatrix}.$

解　本题采用数学归纳法来解决.

当 $n=2$ 时,$D_2=\begin{vmatrix} 1 & 1 \\ a_1 & a_2 \end{vmatrix}=a_2-a_1.$

当 $n=3$ 时,$D_2=\begin{vmatrix} 1 & 1 & 1 \\ a_1 & a_2 & a_3 \\ a_1^2 & a_2^2 & a_3^2 \end{vmatrix}=(a_2-a_1)(a_3-a_2)(a_3-a_1).$

可以猜想 $D_n=\prod\limits_{1\leqslant j<i\leqslant n}(a_i-a_j).$接下来,采用数学归纳法证明.

假设当 $n=k$ 时,

$$D_k=\begin{vmatrix} 1 & 1 & 1 & \cdots & 1 & 1 \\ a_1 & a_2 & a_3 & \cdots & a_{k-1} & a_k \\ \cdots & \cdots & \cdots & \cdots & \cdots & \cdots \\ a_1^{k-2} & a_2^{k-2} & a_3^{k-2} & \cdots & a_{k-1}^{k-2} & a_k^{k-2} \\ a_1^{k-1} & a_2^{k-1} & a_3^{k-1} & \cdots & a_{k-1}^{k-1} & a_k^{k-1} \end{vmatrix}=\prod\limits_{1\leqslant j<i\leqslant k}(a_i-a_j)$$

成立,且只须证明 $n=k+1$ 时成立.

为此,将 D_{k+1} 降阶,从第 $k+1$ 行开始,后一行减前一行的 a_1 倍,得

$$D_{k+1}=\begin{vmatrix} 1 & 1 & 1 & \cdots & 1 & 1 \\ a_1 & a_2 & a_3 & \cdots & a_{n-1} & a_n \\ \vdots & \vdots & \vdots & & \vdots & \vdots \\ a_1^{k-1} & a_2^{k-1} & a_3^{k-1} & \cdots & a_k^{k-1} & a_{k+1}^{k-1} \\ a_1^{k} & a_2^{k} & a_3^{k} & \cdots & a_k^{k} & a_{k+1}^{k} \end{vmatrix}$$

$$=\begin{vmatrix} 1 & 1 & 1 & \cdots & 1 & 1 \\ 0 & (a_2-a_1) & (a_3-a_1) & \cdots & (a_k-a_1) & (a_{k+1}-a_1) \\ \vdots & \vdots & \vdots & & \vdots & \vdots \\ 0 & a_2^{k-2}(a_2-a_1) & a_3^{k-2}(a_3-a_1) & \cdots & a_k^{k-2}(a_k-a_1) & a_{k+1}^{k-2}(a_{k+1}-a_1) \\ 0 & a_2^{k-1}(a_2-a_1) & a_3^{k-1}(a_3-a_1) & \cdots & a_k^{k-1}(a_k-a_1) & a_{k+1}^{k-1}(a_{k+1}-a_1) \end{vmatrix},$$

按第一列展开,并提取每一列的公因子,得

$$(a_2-a_1)(a_3-a_1)\cdots\cdots(a_{k+1}-a_1)\begin{vmatrix} 1 & 1 & 1 & \cdots & 1 & 1 \\ a_1 & a_2 & a_3 & \cdots & a_k & a_{k+1} \\ \cdots & \cdots & \cdots & \cdots & \cdots & \cdots \\ a_1^{k-2} & a_2^{k-2} & a_3^{k-2} & \cdots & a_k^{k-2} & a_{k+1}^{k-2} \\ a_1^{k-1} & a_2^{k-1} & a_3^{k-1} & \cdots & a_k^{k-1} & a_{k+1}^{k-1} \end{vmatrix} = \prod_{1\leqslant j\leqslant i\leqslant k}(a_i-a_j),$$

故而 $n=k+1$ 时,所假设结果成立.综上所述可得

$$D_n = \begin{vmatrix} 1 & 1 & 1 & \cdots & 1 & 1 \\ a_1 & a_2 & a_3 & \cdots & a_{n-1} & a_n \\ \cdots & \cdots & \cdots & \cdots & \cdots & \cdots \\ a_1^{n-2} & a_2^{n-2} & a_3^{n-2} & \cdots & a_{n-1}^{n-2} & a_n^{n-2} \\ a_1^{n-1} & a_2^{n-1} & a_3^{n-1} & \cdots & a_{n-1}^{n-1} & a_n^{n-1} \end{vmatrix} = \prod_{1\leqslant j\leqslant i\leqslant n}(a_i-a_j),$$

显然,范德蒙行列式不为零的充要条件是 $a_1,a_2,\cdots,a_n$ 互不相等.

4. 试确定矩阵中的未知数 a,b,c:

(1) $\begin{pmatrix} 2 & 3 \\ 1 & c \end{pmatrix}+\begin{pmatrix} a & -1 \\ 0 & b \end{pmatrix}=\begin{pmatrix} 3 & b \\ 1 & 0 \end{pmatrix}$;

解 $\begin{pmatrix} 2 & 3 \\ 1 & c \end{pmatrix}+\begin{pmatrix} a & -1 \\ 0 & b \end{pmatrix}=\begin{pmatrix} 2+a & 2 \\ 1 & c+b \end{pmatrix}=\begin{pmatrix} 3 & b \\ 1 & 0 \end{pmatrix}$,则可得到 $2+a=3,2=b,c+b=0$,故 $a=1,b=2$,
$c=-2$.

(2) $\begin{pmatrix} a^2 & 1 & b^2 \\ 0 & -2 & 3 \end{pmatrix}-2\begin{pmatrix} a & 2 & 1 \\ -1 & c & 4 \end{pmatrix}=\begin{pmatrix} 15 & -3 & 7 \\ 2 & -8 & -5 \end{pmatrix}$.

解 因为原矩阵方程

左式$=\begin{pmatrix} a^2 & 1 & b^2 \\ 0 & -2 & 3 \end{pmatrix}-\begin{pmatrix} 2a & 4 & 2 \\ -2 & 2c & 8 \end{pmatrix}=\begin{pmatrix} a^2-2a & -3 & b^2-2 \\ 2 & -2(1+c) & -5 \end{pmatrix}$,所以 $a^2-2a=15,b^2-2=7,-2(1+c)=-8$,故 $a=-3$ 或 $5,b=\pm3,c=3$.

5. 设矩阵 $\boldsymbol{A}=\begin{pmatrix} 1 & 2 & 1 & 2 \\ 2 & 1 & 2 & 1 \\ 1 & 2 & 3 & 4 \end{pmatrix}$, $\boldsymbol{B}=\begin{pmatrix} 4 & 3 & 2 & 1 \\ -2 & 1 & -2 & 1 \\ 0 & -1 & 0 & -1 \end{pmatrix}$,

(1) 求 $3\boldsymbol{A}-\boldsymbol{B}$;(2) 解矩阵方程 $\boldsymbol{A}+\boldsymbol{X}=\boldsymbol{B}$,求 $\boldsymbol{X}$.

解 (1) $3\boldsymbol{A}-\boldsymbol{B}=\begin{pmatrix} -1 & 3 & 1 & 5 \\ 8 & 2 & 8 & 2 \\ 3 & 7 & 9 & 13 \end{pmatrix}$.

(2) $\boldsymbol{X}=\boldsymbol{B}-\boldsymbol{A}=\begin{pmatrix} 3 & 1 & 1 & -1 \\ -4 & 0 & -4 & 0 \\ -1 & -3 & -3 & -5 \end{pmatrix}$.

6. 计算下列矩阵的乘积:

(1) $\begin{pmatrix} 1 & 0 & -1 & 2 \\ -1 & 1 & 3 & 0 \\ 0 & 5 & -1 & 4 \end{pmatrix}\begin{pmatrix} 0 & 3 & 4 \\ 1 & 2 & 1 \\ 3 & 1 & -1 \\ -1 & 2 & 1 \end{pmatrix}$;

解　$\begin{pmatrix}1&0&-1&2\\-1&1&3&0\\0&5&-1&4\end{pmatrix}\begin{pmatrix}0&3&4\\1&2&1\\3&1&-1\\-1&2&1\end{pmatrix}=\begin{pmatrix}-5&6&7\\10&2&-6\\-2&17&10\end{pmatrix}.$

（2）已知 $A=\begin{pmatrix}1&0&3\\2&1&0\end{pmatrix},B=\begin{pmatrix}4&1\\-1&1\\2&0\end{pmatrix}$，求矩阵 AB 和 BA；

解　$AB=\begin{pmatrix}1&0&3\\2&1&0\end{pmatrix}\begin{pmatrix}4&1\\-1&1\\2&0\end{pmatrix}=\begin{pmatrix}10&1\\7&3\end{pmatrix};BA=\begin{pmatrix}4&1\\-1&1\\2&0\end{pmatrix}\begin{pmatrix}1&0&3\\2&1&0\end{pmatrix}=\begin{pmatrix}6&1&12\\1&1&-3\\2&0&6\end{pmatrix}.$

（3）已知 $A=\begin{pmatrix}1&2&1&1\\0&2&2&4\\4&6&8&0\end{pmatrix},B=\begin{pmatrix}25\\10\\30\\0\end{pmatrix},C=\begin{pmatrix}40\\0\\30\\5\end{pmatrix}$，求矩阵 AB 和 AC；

解　$AB=\begin{pmatrix}1&2&1&1\\0&2&2&4\\4&6&8&0\end{pmatrix}\begin{pmatrix}25\\10\\30\\0\end{pmatrix}=\begin{pmatrix}75\\80\\400\end{pmatrix};AC=\begin{pmatrix}1&2&1&1\\0&2&2&4\\4&6&8&0\end{pmatrix}\begin{pmatrix}40\\0\\30\\5\end{pmatrix}=\begin{pmatrix}75\\80\\400\end{pmatrix}.$

注：此题中 $AB=AC$，但是 $B\neq C$，可见矩阵乘法不适合消去律.

（4）设 $A=\begin{pmatrix}1&3\\2&-2\end{pmatrix},B=\begin{pmatrix}2&5\\3&4\end{pmatrix}$，求 $|AB|$ 的值.

解　$|AB|=\left|\begin{pmatrix}1&3\\2&-2\end{pmatrix}\begin{pmatrix}2&5\\3&4\end{pmatrix}\right|=\left|\begin{matrix}11&17\\-2&2\end{matrix}\right|=56.$

7. 设矩阵 $A=(1\ -1\ 2),B=\begin{pmatrix}2&-1&0\\1&1&3\\4&2&1\end{pmatrix}$，求 $(AB)^T$.

解　$(AB)^T=\left((1\ -1\ 2)\begin{pmatrix}2&-1&0\\1&1&3\\4&2&1\end{pmatrix}\right)^T=(9\ 2\ -1)^T=\begin{pmatrix}9\\2\\-1\end{pmatrix}.$

8. 先判断以下矩阵是否可逆，若可逆，则用伴随矩阵的方法求该矩阵的逆.

（1）$\begin{pmatrix}\cos\alpha&-\sin\alpha\\\sin\alpha&\cos\alpha\end{pmatrix}$；

解　设矩阵为 A，则 $|A|=\left|\begin{matrix}\cos\alpha&-\sin\alpha\\\sin\alpha&\cos\alpha\end{matrix}\right|=\cos^2\alpha+\sin^2\alpha=1$，所以该矩阵可逆；其各元素的代数余子式分别为

$$A_{11}=\cos\alpha,A_{12}=-\sin\alpha,A_{21}=\sin\alpha,A_{22}=\cos\alpha,$$

则

$$A^*=\begin{pmatrix}A_{11}&A_{21}\\A_{12}&A_{22}\end{pmatrix}=\begin{pmatrix}\cos\alpha&\sin\alpha\\-\sin\alpha&\cos\alpha\end{pmatrix},$$

所以

$$A^{-1} = \frac{1}{|A|}A^* = \begin{pmatrix} \cos\alpha & \sin\alpha \\ -\sin\alpha & \cos\alpha \end{pmatrix}.$$

(2) $\begin{pmatrix} 1 & 1 & 1 \\ 0 & 1 & 1 \\ 0 & 0 & 0 \end{pmatrix}$;

解　设矩阵为 A,由该矩阵最后一行都为零可知,该矩阵的行列式为 0,即 $|A| = 0$,所以该矩阵不可逆.

(3) $\begin{pmatrix} 1 & 0 & 0 & 0 \\ 0 & 2 & 0 & 0 \\ 0 & 0 & 3 & 0 \\ 0 & 0 & 0 & 4 \end{pmatrix}$;

解　设矩阵为 A,因为 $|A| = 1 \cdot 2 \cdot 3 \cdot 4 = 24 \neq 0$,故该矩阵可逆.

矩阵的代数余子式中,除 $A_{11} = 2 \cdot 3 \cdot 4, A_{22} = 1 \cdot 3 \cdot 4, A_{33} = 1 \cdot 2 \cdot 4, A_{44} = 1 \cdot 2 \cdot 3$ 以外,其他均为 0,故

$$A^{-1} = \frac{1}{|A|}A^* = \begin{pmatrix} 1 & 0 & 0 & 0 \\ 0 & \dfrac{1}{2} & 0 & 0 \\ 0 & 0 & \dfrac{1}{3} & 0 \\ 0 & 0 & 0 & \dfrac{1}{4} \end{pmatrix}.$$

(4) $\begin{pmatrix} 1 & 2 & 3 \\ 2 & 5 & 8 \\ 3 & 2 & 3 \end{pmatrix}$.

解　设矩阵为 A,因为 $|A| = \begin{vmatrix} 1 & 2 & 3 \\ 2 & 5 & 8 \\ 3 & 2 & 3 \end{vmatrix} = \begin{vmatrix} 1 & 2 & 3 \\ 0 & 1 & 2 \\ 0 & -4 & -6 \end{vmatrix} = \begin{vmatrix} 1 & 2 & 3 \\ 0 & 1 & 2 \\ 0 & 0 & 2 \end{vmatrix} = 2 \neq 0$,故该矩阵可逆.

矩阵的代数余子式分别为

$$A_{11} = -1, A_{12} = 18, A_{13} = -11, A_{21} = 0, A_{22} = -6, A_{23} = 4, A_{31} = 1, A_{32} = -2, A_{33} = 1, 得$$

$$A^* = \begin{pmatrix} A_{11} & A_{21} & A_{31} \\ A_{12} & A_{22} & A_{32} \\ A_{13} & A_{23} & A_{33} \end{pmatrix} = \begin{pmatrix} -1 & 0 & 1 \\ 18 & -6 & -2 \\ -11 & 4 & 1 \end{pmatrix},$$

故

$$A^{-1} = \frac{1}{|A|}A^* = \begin{pmatrix} -\dfrac{1}{2} & 0 & \dfrac{1}{2} \\ 9 & -3 & -1 \\ -\dfrac{11}{2} & 2 & \dfrac{1}{2} \end{pmatrix}.$$

9. 已知 $A^2 + 2A + I = 0$,求证 $A^{-1} = -A - 2I$.

证明　将 $A^2 + 2A + I = 0$ 变形为 $A(A + 2I) + I = 0$,即 $A(-A - 2I) = I$,故可得 $A^{-1} = -A - 2I$.

10. 已知矩阵 $A = \begin{pmatrix} 0 & 1 & 3 \\ 2 & 3 & 5 \\ 3 & 5 & 7 \end{pmatrix}$，试用初等行变换求 A^{-1}.

解　$(A \mid I) = \begin{pmatrix} 0 & 1 & 3 & 1 & 0 & 0 \\ 2 & 3 & 5 & 0 & 1 & 0 \\ 3 & 5 & 7 & 0 & 0 & 1 \end{pmatrix} \xrightarrow[r_2 - 2r_1]{r_3 - r_2} \begin{pmatrix} 0 & 1 & 3 & 1 & 0 & 0 \\ 0 & -1 & 1 & 0 & 3 & -2 \\ 1 & 2 & 2 & 0 & -1 & 1 \end{pmatrix}$

$\xrightarrow[r_3 - 2r_1]{r_2 + r_1} \begin{pmatrix} 0 & 1 & 3 & 1 & 0 & 0 \\ 0 & 0 & 4 & 1 & 3 & -2 \\ 1 & 0 & -4 & -2 & -1 & 1 \end{pmatrix} \xrightarrow[r_1 - 3r_2]{r_3 + r_2, \frac{1}{4}r_2} \begin{pmatrix} 0 & 1 & 0 & \frac{1}{4} & -\frac{9}{4} & \frac{3}{2} \\ 0 & 0 & 1 & \frac{1}{4} & \frac{3}{4} & -\frac{1}{2} \\ 1 & 0 & 0 & \frac{1}{4} & & \\ & & & -1 & 2 & -1 \end{pmatrix}$

$\xrightarrow[r_2 \leftrightarrow r_3]{r_1 \leftrightarrow r_3} \begin{pmatrix} 1 & 0 & 0 & -1 & 2 & -1 \\ 0 & 1 & 0 & \frac{1}{4} & -\frac{9}{4} & \frac{3}{2} \\ 0 & 0 & 1 & \frac{1}{4} & \frac{3}{4} & -\frac{1}{2} \end{pmatrix}$，故

$$A^{-1} = \begin{pmatrix} -1 & 2 & -1 \\ \frac{1}{4} & -\frac{9}{4} & \frac{3}{2} \\ \frac{1}{4} & \frac{3}{4} & -\frac{1}{2} \end{pmatrix}.$$

11. 求下列矩阵的秩：

（1）$A = \begin{pmatrix} 1 & 2 & 1 & 5 \\ 2 & -1 & 3 & 7 \\ 3 & 1 & 1 & 6 \end{pmatrix}$；

解　$A \rightarrow \begin{pmatrix} 1 & 2 & 1 & 5 \\ 0 & -5 & 1 & -3 \\ 0 & -5 & -2 & -9 \end{pmatrix} \rightarrow \begin{pmatrix} 1 & 2 & 1 & 5 \\ 0 & -5 & 1 & -3 \\ 0 & 0 & -3 & -6 \end{pmatrix}$，其中最高阶子式行列式为 $\begin{vmatrix} 1 & 2 & 1 \\ 0 & -5 & 1 \\ 0 & 0 & -3 \end{vmatrix} =$ $15 \neq 0$，所以，$R(A) = 3$.

（2）$B = \begin{pmatrix} 1 & 2 & 3 \\ 1 & 1 & 0 \\ 2 & 3 & 3 \\ 3 & 4 & 3 \end{pmatrix}$.

解　类似（1）的解法，$B \rightarrow \begin{pmatrix} 1 & 2 & 3 \\ 0 & -1 & -3 \\ 0 & -1 & -3 \\ 0 & -2 & -6 \end{pmatrix} \rightarrow \begin{pmatrix} 1 & 2 & 3 \\ 0 & -1 & -3 \\ 0 & 0 & 0 \\ 0 & 0 & 0 \end{pmatrix}$，故 $R(B) = 2$.

12. λ 取何值时，以下齐次线性方程组有非零解？

$$\begin{cases} (1-\lambda)x_1 - 2x_2 + 4x_3 = 0, \\ 2x_1 + (3-\lambda)x_2 + x_3 = 0, \\ x_1 + x_2 + (1-\lambda)x_3 = 0. \end{cases}$$

解　由克莱姆法则的推论可知,当系数矩阵行列式为零时该方程组有非零解. 令方程组的系数行列式

$$D = \begin{vmatrix} 1-\lambda & -2 & 4 \\ 2 & 3-\lambda & 1 \\ 1 & 1 & 1-\lambda \end{vmatrix} = 0.$$

为简化计算,先化第一行中一个常数元素为零,提取 λ 的一次公因式,得

$$D \xrightarrow{r_1+2r_3} \begin{vmatrix} -(\lambda-3) & 0 & -2(\lambda-3) \\ 2 & 3-\lambda & 1 \\ 1 & 1 & 1-\lambda \end{vmatrix} = (\lambda-3)\begin{vmatrix} -1 & 0 & -2 \\ 2 & 3-\lambda & 1 \\ 1 & 1 & 1-\lambda \end{vmatrix} \xrightarrow{c_3+(-2)c_1} (\lambda-3)\begin{vmatrix} -1 & 0 & 0 \\ 2 & 3-\lambda & -3 \\ 1 & 1 & -(\lambda+1) \end{vmatrix}$$

$$= (-1)(\lambda-3)[-(3-\lambda)(\lambda+1)+3] = -(\lambda-3)(\lambda-2)\lambda = 0,$$

故 $\lambda=0$ 或 $\lambda=2$ 或 $\lambda=3$ 时,该方程组有非零解.

13. 求以下齐次线性方程组的通解.

$$\begin{cases} x_1 - x_2 + x_3 - x_4 = 0, \\ x_1 - x_2 - x_3 + x_4 = 0, \\ x_1 - x_2 - 2x_3 + 2x_4 = 0. \end{cases}$$

解　对系数矩阵作初等行变换

$$\begin{pmatrix} 1 & -1 & 1 & -1 \\ 1 & -1 & -1 & 1 \\ 1 & -1 & -2 & 2 \end{pmatrix} \xrightarrow[r_3-r_1]{r_2-r_1} \begin{pmatrix} 1 & -1 & 1 & -1 \\ 0 & 0 & -2 & 2 \\ 0 & 0 & -3 & 3 \end{pmatrix} \xrightarrow[-\frac{1}{2}r_2]{r_3-r_2} \begin{pmatrix} 1 & -1 & 1 & -1 \\ 0 & 0 & 1 & -1 \\ 0 & 0 & 0 & 0 \end{pmatrix} \xrightarrow{r_1-r_2} \begin{pmatrix} 1 & -1 & 0 & 0 \\ 0 & 0 & 1 & -1 \\ 0 & 0 & 0 & 0 \end{pmatrix},$$

由此可见系数矩阵的秩为 2,小于变量个数 4,故有非零解,其对应的同解方程组为

$$\begin{cases} x_1 - x_2 = 0, \\ x_3 - x_4 = 0, \end{cases} \Rightarrow \begin{cases} x_1 = x_2, \\ x_3 = x_4, \end{cases}$$

把 x_2, x_4 看作自由变量,令 $x_2=c_1, x_4=c_2$,其中 c_1, c_2 为任意实数,故得通解形式为

$$\begin{cases} x_1 = c_1, \\ x_2 = c_1, \\ x_3 = c_2, \\ x_4 = c_2. \end{cases}$$

14. 解线性方程组 $\begin{cases} (\lambda+3)x_1 + x_2 + 2x_3 = \lambda, \\ \lambda x_1 + (\lambda-1)x_2 + x_3 = \lambda, \\ 3(\lambda+1)x_1 + \lambda x_2 + (\lambda+3)x_3 = 3, \end{cases}$　问 λ 为何值时:(1) 有唯一解;(2) 有无穷多解;(3) 无解.

解　设系数矩阵为 A,则 $|A| = \begin{vmatrix} \lambda+3 & 1 & 2 \\ \lambda & \lambda-1 & 1 \\ 3(\lambda+1) & \lambda & \lambda+3 \end{vmatrix} = \lambda^2(\lambda-1).$

(1) 当 $\lambda \neq 0, 1$ 时,$|A| \neq 0$,方程组有唯一解;

(2) 当 $\lambda=1$ 时,设增广矩阵为 B,对其作初等行变换

$$B = \begin{pmatrix} 4 & 1 & 2 & 1 \\ 1 & 0 & 1 & 1 \\ 6 & 1 & 4 & 3 \end{pmatrix} \xrightarrow[\substack{r_2-4r_1 \\ r_2-6r_1}]{r_1 \leftrightarrow r_2} \begin{pmatrix} 1 & 0 & 1 & 1 \\ 0 & 1 & -2 & -3 \\ 0 & 1 & -2 & -3 \end{pmatrix} \xrightarrow{r_3-r_2} \begin{pmatrix} 1 & 0 & 1 & 1 \\ 0 & 1 & -2 & -3 \\ 0 & 0 & 0 & 0 \end{pmatrix},$$

可见 $R(B) = R(A) = 2 < 3$，该方程组有无数解，其同解方程组为

$$\begin{cases} x_1 + x_2 = 1, \\ x_2 - 2x_3 = -3, \end{cases} \Rightarrow \begin{cases} x_1 = -x_3 + 1, \\ x_2 = 2x_3 - 3, \end{cases}$$

把 x_3 看作自由变量，令 $x_3 = c$，其中 c 为任意实数，故得通解形式为

$$\begin{cases} x_1 = -c + 1, \\ x_2 = 2c - 3, \\ x_3 = c. \end{cases}$$

（3）当 $\lambda = 0$ 时，设增广矩阵为 B，对其作初等行变换

$$B = \begin{pmatrix} 3 & 1 & 2 & 0 \\ 0 & -1 & 1 & 0 \\ 3 & 0 & 3 & 3 \end{pmatrix} \xrightarrow{r_3 - r_1} \begin{pmatrix} 3 & 1 & 2 & 0 \\ 0 & -1 & 1 & 0 \\ 0 & -1 & 1 & 3 \end{pmatrix} \xrightarrow{r_3 - r_2} \begin{pmatrix} 3 & 1 & 2 & 0 \\ 0 & -1 & 1 & 0 \\ 0 & 0 & 0 & 3 \end{pmatrix},$$

同理可得到 $A \rightarrow \begin{pmatrix} 3 & 1 & 2 \\ 0 & -1 & 1 \\ 0 & 0 & 0 \end{pmatrix}$.

此时 $R(A) = 2, R(B) = 3$，即系数矩阵的秩小于增广矩阵的秩，故方程组无解.

15. 求下列矩阵的特征值与对应的特征向量：

（1）$\begin{pmatrix} 3 & -1 & 1 \\ 2 & 0 & 1 \\ 1 & -1 & 2 \end{pmatrix}$;

解　矩阵的特征方程

$$\begin{aligned} |\lambda I - A| &= \begin{vmatrix} \lambda - 3 & 1 & -1 \\ -2 & \lambda & -1 \\ -1 & 1 & \lambda - 2 \end{vmatrix} = \begin{vmatrix} 1 & \lambda - 3 & -1 \\ \lambda & -2 & -1 \\ 1 & -1 & \lambda - 2 \end{vmatrix} = \begin{vmatrix} 1 & \lambda - 3 & -1 \\ 0 & -\lambda(\lambda - 3) - 2 & \lambda - 1 \\ 0 & 2 - \lambda & \lambda - 1 \end{vmatrix} \\ &= \begin{vmatrix} 1 & \lambda - 3 & -1 \\ 0 & -\lambda(\lambda - 3) - 2 & \lambda - 1 \\ 0 & 2 - \lambda & \lambda - 1 \end{vmatrix} = \begin{vmatrix} 1 & \lambda - 3 & -1 \\ 0 & -\lambda(\lambda - 3) - 2 & \lambda - 1 \\ 0 & (\lambda - 2)^2 & 0 \end{vmatrix} = (\lambda - 2)^2 (\lambda - 1), \end{aligned}$$

所以特征方程的两个特征根分别为 $\lambda_1 = 1, \lambda_2 = 2$.

当 $\lambda_1 = 1$ 时，解方程 $(I - A)X = 0$，对特征矩阵 $(I - A)$ 作初等行变换

$$(I - A) = \begin{pmatrix} -2 & 1 & -1 \\ -2 & 1 & -1 \\ -1 & 1 & -1 \end{pmatrix} \xrightarrow[\substack{r_3 - r_2 \\ r_2 + 2r_1}]{\substack{r_1 \leftrightarrow r_3 \\ -r_3}} \begin{pmatrix} 1 & -1 & 1 \\ 0 & -1 & 1 \\ 0 & 0 & 0 \end{pmatrix} \xrightarrow[-r_2]{r_1 - r_2} \begin{pmatrix} 1 & 0 & 0 \\ 0 & 1 & -1 \\ 0 & 0 & 0 \end{pmatrix},$$

得同解方程组为

$$\begin{cases} x_1 = 0, \\ x_2 - x_3 = 0, \end{cases} \Rightarrow \begin{cases} x_1 = 0, \\ x_2 = x_3, \end{cases}$$

这里选 x_3 为自由变量，令 $x_3 = c_1$，其中 c_1 为任意实数，则得到 $\lambda_1 = 1$ 时的特征向量为

$$c_1 \begin{pmatrix} 0 \\ 1 \\ 1 \end{pmatrix}.$$

当 $\lambda_2 = 2$ 时,解方程 $(2I-A)X=0$,对特征矩阵 $(2I-A)$ 作初等行变换

$$(2I-A) = \begin{pmatrix} -1 & 1 & -1 \\ -2 & 2 & -1 \\ -1 & 1 & 0 \end{pmatrix} \xrightarrow[-r_1]{r_2 \leftrightarrow r_3} \begin{pmatrix} 1 & -1 & 1 \\ -1 & 1 & 0 \\ -2 & 2 & -1 \end{pmatrix}$$

$$\xrightarrow[r_3+2r_1]{r_2+r_1} \begin{pmatrix} 1 & -1 & 1 \\ 0 & 0 & 1 \\ 0 & 0 & 1 \end{pmatrix} \xrightarrow[r_3-r_2]{r_1-r_2} \begin{pmatrix} 1 & -1 & 0 \\ 0 & 0 & 1 \\ 0 & 0 & 0 \end{pmatrix},$$

得同解方程组为

$$\begin{cases} x_1 - x_2 = 0, \\ x_3 = 0, \end{cases} \Rightarrow \begin{cases} x_1 = x_2, \\ x_3 = 0, \end{cases}$$

这里选 x_2 为自由变量,令 $x_2 = c_2$,其中 c_2 为任意实数,则得到 $\lambda_1 = 2$ 时的特征向量为

$$c_2 \begin{pmatrix} 1 \\ 1 \\ 0 \end{pmatrix}.$$

(2) $\begin{pmatrix} 3 & 3 & 2 \\ 1 & 1 & -2 \\ -3 & -1 & 0 \end{pmatrix}$.

解 矩阵的特征方程

$$|\lambda I - A| = \begin{vmatrix} \lambda-3 & -3 & -2 \\ -1 & \lambda-1 & 2 \\ 3 & 1 & \lambda \end{vmatrix} = \begin{vmatrix} 1 & 1-\lambda & -2 \\ \lambda-3 & -3 & -2 \\ 3 & 1 & \lambda \end{vmatrix} = \begin{vmatrix} 1 & 1-\lambda & -2 \\ 0 & (1-\lambda)(3-\lambda)-3 & 2(\lambda-3)-2 \\ 0 & 3(\lambda-1)+1 & 6+\lambda \end{vmatrix}$$

$$= \begin{vmatrix} (1-\lambda)(3-\lambda)-3 & 2(\lambda-3)-2 \\ 3(\lambda-1)+1 & 6+\lambda \end{vmatrix} = \begin{vmatrix} \lambda(\lambda-4) & 2(\lambda-4) \\ 3\lambda-2 & \lambda+6 \end{vmatrix} = (\lambda-4) \times \begin{vmatrix} \lambda & 2 \\ 3\lambda-2 & \lambda+6 \end{vmatrix}$$

$$= (\lambda-4)(\lambda^2+4).$$

它只有一个实根 $\lambda = 4$,代入方程 $(\lambda I - A)X = 0$ 中,对特征矩阵 $(4I-A)$ 作初等行变换,得

$$\begin{pmatrix} 1 & -3 & -2 \\ -1 & 3 & 2 \\ 3 & 1 & 4 \end{pmatrix} \xrightarrow[r_3-3r_1]{r_2+r_1} \begin{pmatrix} 1 & -3 & -2 \\ 0 & 0 & 0 \\ 0 & 10 & 10 \end{pmatrix} \xrightarrow[\substack{\frac{1}{10}r_2 \\ r_1+3r_2}]{r_2 \leftrightarrow r_3} \begin{pmatrix} 1 & 0 & 1 \\ 0 & 1 & 1 \\ 0 & 0 & 0 \end{pmatrix},$$

得到其同解方程组为

$$\begin{cases} x_1 + x_3 = 0, \\ x_2 + x_3 = 0, \end{cases} \Rightarrow \begin{cases} x_1 = -x_3, \\ x_2 = -x_3, \end{cases}$$

这里选 x_3 为自由变量,令 $x_3 = c$,其中 c 为任意实数,则得到 $\lambda = 4$ 时的特征向量为

$$c \begin{pmatrix} -1 \\ -1 \\ 1 \end{pmatrix}.$$

第八章 | MATLAB 软件及其应用入门

一、学习目标

掌握 MATLAB 常用命令与操作;MATLAB 数组、矩阵及其运算;MATLAB 的变量;符号变量和表达式;函数微积分学计算;微分方程求解;行列式、逆矩阵、方程组求解;随机变量数字特征的计算.

熟悉 MATLAB 工作窗口;初等数学中的符号运算;方程求解;二维图形的画法及其相关操作;数据的图形展示.

了解 MATLAB 帮助;MATLAB 文件存储与读取;二重积分计算过程;特征值、特征向量的计算;三维图形的画法及其相关操作;定积分数值计算;随机变量分布的计算.

二、知识要点

第一节 MATLAB 基本操作

(一) MATLAB 软件工作窗口

1. 命令窗口是 MATLAB 软件最重要的工作窗口,是进行 MATLAB 人机交互和数据输入输出的基本窗口.

2. 当前目录窗口是 MATLAB 浏览和操作当前工作所在目录的窗口,是在 MATLAB 工作过程中所产生的数据、函数文件或图表等默认的存储位置.

3. 工作空间窗口是显示当前工作空间变量及其相关信息的窗口. 工作空间是 MATLAB 工作时全部可调用的变量所组成的变量空间.

4. 命令历史窗口是显示 MATLAB 近期曾经使用命令的窗口. 通过命令历史窗口,用户能够找到近期内在命令窗口使用过的命令,双击这些命令将会使命令重新执行.

5. 路径设置对话框是设定 MATLAB 搜索路径的对话框,是显示和编辑 MATLAB 搜索路径的窗口.

(二) MATLAB 常用命令和操作

1. 获取帮助 MATLAB 帮助系统非常强大,通过该系统的这些帮助,用户可以了解命令的用途、格式、参数设置等重要信息.

2. 路径与工作空间管理命令(表 8-1).

表 8-1　路径与工作空间管理命令简表

路径管理命令		工作空间管理命令	
命令	意义	命令	意义
dir 和 ls	显示当前目录下的全部文件	who	显示当前工作空间的变量
mkdir	在指定目录下创建新的子目录	whos	显示这些变量及其详细信息
rmdir	移除指定目录	clear	清空当前的工作空间
copyfile	将一个文件或目录复制到指定目录	save	将工作空间中的变量保存到硬盘上一个以".mat"作为扩展名的文件
movefile	将一个文件或目录移动到指定目录	load	将硬盘上以前保存的".mat"文件内的变量导入到 MATLAB 工作空间中
delete	删除指定文件		

本节是 MATLAB 入门, MATLAB 强大的功能可以通过视窗环境呈现, 利用这些窗口, 使用者可以方便地获取当前工作环境下各项信息. 应熟练 MATLAB 的使用环境和基本操作.

第二节　MATLAB 语言基础

(一) MATLAB 的变量和运算符

1. MATLAB 变量和数据类型　MATLAB 以变量形式记录和调用数据, 但在 MATLAB 中不同的是, 数据都是按照数组的形式存储.

MATLAB 中变量名必须由英文字母开头, 且只包含字母、数字和下划线.

MATLAB 变量名区分大小写.

MATLAB 中接受十进制小数的输入或科学计数法的形式.

MATLAB 中基本的数据类型是双精度数.

2. MATLAB 运算符　MATLAB 中能够使用比较通用的运算符来进行算术计算、关系比较和逻辑运算, 如常用的数学计算符 "+" "-" "*" "/", 分别表示加、减、乘、除四则运算.

3. MATLAB 函数　包括数学运算函数, 如三角函数、平方根运算 (sqrt)、指数运算 (exp)、对数运算 (log) 等 (表 8-2), 还包括其他一些关于复数运算、取整运算等数学运算.

表 8-2　MATLAB 常用算术函数

名称	返回结果	名称	返回结果
sin	正弦函数	asin	反正弦函数
cos	余弦函数	acos	反余弦函数
tan	正切函数	atan	反正切函数
cot	余切函数	acot	反余切函数
sec	正割函数	csc	余割函数
exp	以 e 为底的指数	log	以 e 为底的对数
log10	以 10 为底的对数	log2	以 2 为底的对数
sqrt	平方根	abs	绝对值
real	复数的实部	imag	复数的虚部
fix	向 0 方向取整	floor	向负无穷方向取整
ceil	向正无穷方向取整	round	向最近整数取整
mod	取余数	sign	符号函数

（二）MATLAB 数组和矩阵

1. 矩阵的生成　直接输入矩阵：直接输入矩阵时，矩阵的全部元素被放在一中括号中，行与行之间用分号或回车来分隔，每行的元素之间用空格或逗号来分隔.

由已知矩阵提取或合并获得新矩阵：通过行号和列号来提取矩阵中的元素，M(i,j)即表示 M 矩阵中的第 i 行，第 j 列的元素；也可以提取整行或者整列的元素，M(i,:)即表示 M 矩阵中的第 i 行全体，M(:,j)则表示 M 矩阵中第 j 列的全体.

特殊的 1 维数组生成方法：用冒号（":"）或 linspace（初值，终值，元素个数）等命令来生成，例如 m:n 或 m:p:n.

2. 数组运算

（1）数组与常数的四则运算：结果是一个与数组同型的数组，其中每个元素既是原数组中每一个元素分别与常数进行运算的结果. 加法、减法、乘法和右除法所使用的运算符即为正常的四则运算"+""-""*"和"/"，而左除法和幂运算符则需要在运算符前加一个点，即".\\"和".^". 这里的左除法".\\"和右除法"/"正好相反：左侧数被右侧数所除为右除法；左侧数为除数，右侧数为被除数为左除法.

（2）数组间的算术运算：运算法则是两个数组的对应项分别进行运算，结果按照原顺序组成一个新的数组. 为了区分数组运算与矩阵运算，数组间的乘法、除法（包括左、右除法）和幂运算符前都要加一个点号，成为".*"、"./"、".\\"和".^".

（3）数组函数：大部分 MATLAB 标量函数都可以应用于数组，运算法则是对数组中每个元素分别求得函数值并组成与原数组同样大小的数组.

（4）向量函数运算：一些函数可以用于获取向量或数组的基本信息. 例如 size 函数能够返回矩阵的大小，即 size(A) 返回其矩阵 A 的行数和列数. 而其他一些关于向量的重要信息，MATLAB 也提供相对应的函数（表 8-3），它们在程序设计和数据统计中将被经常使用.

表 8-3　常用向量函数

符号	意义	符号	意义
length	长度	sum	求和
max	最大值	prod	求积
min	最小值	var	方差
mean	平均值	std	标准差
median	中位数	sort	排序

3. 矩阵运算

（1）矩阵的运算：MATLAB 中可以直接使用算术运算符对矩阵进行矩阵加法和乘法运算. 矩阵加减法规则与数组相同，乘法运算则依照线性运算规则. 只有矩阵 A 的列数与矩阵 B 的行数相等时，矩阵乘法 $A*B$ 才能够运算.

单引号"'"在矩阵运算中表示共轭转置运算. 此外，矩阵除法则可以被理解为矩阵乘法的逆运算，即：如果 $A/B=C$ 即 $A=C*B$，而 $A\backslash\backslash B=C$ 即 $A*C=B$.

（2）矩阵函数：MATLAB 为矩阵的处理和计算提供了一系列函数，表 8-4 中列出了一些主要的矩阵函数.

表 8-4　矩阵处理函数

矩阵函数	运算结果	矩阵函数	运算结果
inv	逆矩阵	rank	秩
det	行列式	trace	迹
eig	特征值和特征向量	norm	范数
triu	取上三角阵	trid	取下三角阵
diag	取对角线元素	lu	lu 分解
qr	qr 分解	chol	Cholesky 分解
orth	矩阵的标准正交基	null	矩阵零基
fliplr	矩阵左右翻转	flipdim	按特定维翻转
flipud	矩阵上下翻转	rot90	逆时针 90° 旋转
expm	矩阵指数运算	logm	矩阵对数运算
sqrtm	矩阵平方根运算	funm	求矩阵函数值

本节是 MATLAB 计算的基础. 学习本节应掌握 MATLAB 的数据结构及其相应的计算.

第三节　MATLAB 微积分计算

（一）符号变量和表达式

符号对象是符号数学工具箱所定义的一种 MATLAB 数据类型. 一个符号对象是指以字符串形式表示符号变量和表达式的数据结构. 定义符号对象的最基本命令是 sym. 可以使用 syms 命令, 例如命令

>>syms x a b c

将生成 4 个不同的符号变量 x, y, z 和 a, 它们所代表的符号形式分别为 'x', 'a', 'b', 'c'. 而此时如果使用命令

>>f = a * x^2 + b * x + c

将会得到一个符号表达式 f.

（二）初等数学中的符号运算

1. 符号表达式数值代换　如果需要求得对应于某个自变量值的表达式数值, 可以使用 subs 函数代入数值.

2. simplify 命令　是一个常用的表达式简化命令, 能够对表达式通过常用的代数运算进行化简, 包括求和运算、幂运算、平方根以及其他分数幂运算等.

3. expand 命令　按照乘法分配律将表达式分解为多项之和, 也可以用来分解一些关于和式的函数.

4. collect 命令　能够按自变量幂次整理系数, 从而以标准形式输出多项式.

5. factor 命令　能够将多项式转化为因式乘积的形式.

输入示例见表 8-5.

（三）方程求解

1. 一元方程求解　在 MATLAB 中可以使用 solve 命令来求解代数方程.

2. 多元方程组求解　solve 命令也可以应用于多元方程组求解.

输入示例见表 8-5.

表 8-5　符号运算函数简表

命令	意义	输入示例	解释或输出结果
subs	代换	subs(f,5)	将原表达式 f 中的默认变量 x 替换为 5
simplify	化简	simplify(f1)	将原表达式 f1 化简
expand	表达式展开	expand(x * (x^2+4)+1)	x^3+4*x+1
collect	整理表达式	collect(f,x)	将表达式按字母 x 整理
factor	分解因子	factor(x^3-1)	(x-1)*(x^2+x+1)
solve	解方程	solve('a * x^2+b * x+c = 0')	解该一元二次方程

（四）函数微积分学计算

1. 极限　在 MATLAB 中可以通过 limit 命令求解极限问题.

2. 微分　MATLAB 中使用 diff 命令来计算函数的导数. 在使用 diff 命令时,默认情形下以表达式中的默认变量作为微分变量计算函数的导函数,也可以指定表达中的微分变量.

3. 积分　MATLAB 中使用 int 命令来计算函数的不定积分和定积分.

输入示例见表 8-6.

表 8-6　微积分运算函数简表

命令	意义	输入示例	解释或输出结果
limit	求极限	limit(x * cos(x),x,0)	当 x→0 时的极限
diff	求导数	diff(sin(x))	cos(x)
		diff(log(cos(2 * x * y)),x)	求关于 x 的偏导数
int	求积分	int(1/(1+x^2))	不定积分
		int(sqrt(1-x)/(1-sqrt(x)),0,1/4)	定积分
		int(x^(-2),1,+inf)	无穷区间上的广义定积分

本节将介绍利用 MATLAB 进行微积分计算的核心内容. 要熟练掌握基本求代数运算、极限运算、微分与积分运算.

第四节　MATLAB 绘图

（一）二维绘图

1. 基本绘图命令　plot 命令是最常用的绘图命令,可以用于绘制二维平面上的散点和曲线. MATLAB 绘图是基于描点法的绘图,在使用 plot 绘制函数图像之前,需要先定义自变量的采样点向量 X,再计算其相应的函数值向量 Y,其基本使用格式为 plot(X,Y).

2. 基本图形处理　在 MATLAB 中,可以使用 figure 命令生成新的图形对话框,当图形对话框生成后,新的绘图命令都将在新对话框中进行.

（二）三维绘图

1. 使用 plot3 命令绘制三维曲线　plot3 是绘制三维曲线的基本命令,其使用格式类似于 plot 命令,但增加了一个变量维度. 其基本语法为 plot3(X,Y,Z),其中 X,Y 和 Z 为经由参数方程计算的向量.

2. 使用 mesh 和 surf 命令绘制三维曲面　当绘制三维曲面时可以使用网格绘图 mesh 命令或者表面绘图 surf 命令. 两个命令的区别在于 mesh 命令只绘制曲面的网格,而 surf 命令则会将网格中的部分填充起来.

本节着重介绍绘制二维、三维图形的 MATALB 命令. 掌握和应用 MATALB 的绘图功能,能够深化对高等数学问题的理解,提高解决复杂问题的能力.

第五节　积分问题与微分方程求解

（一）二重积分的计算

MATLAB 可以通过累次积分的方式来计算重积分. 这就意味着用户必须能够分析重积分的几何及物理意义,将重积分转化为累次积分再进行计算.

（二）数值方法求定积分

数值积分的基本思想是用被积函数在一些点的函数值的适当的线性组合去近似积分值,即

$$S = \int_a^b f(x)\,\mathrm{d}x \approx (b-a)\sum_{k=0}^n c_k f(x_k),$$

通过适当的方法与技巧取定 c_k, x_k 以及 n 可以得到不同的求积公式,例如梯形公式

$$\int_a^b f(x)\,\mathrm{d}x = S \approx \frac{b-a}{2}[f(a)+f(b)]$$

和辛普森公式

$$\int_a^b f(x)\,\mathrm{d}x = S \approx \frac{b-a}{6}\left[f(a)+4f\left(\frac{b+a}{2}\right)+f(b)\right].$$

上述两个公式是计算定积分的常用近似公式,为了提高精确度,人们通常采用把积分区间分成若干等份的技巧,例如,把积分区间 $[a,b]$ 分成 n 等份,在每一个子区间 $[a+(k-1)h, a+kh]$ 上应用梯形公式或辛普森公式,就得到了复化梯形公式和复化辛普森公式. MATLAB 中提供了利用复化梯形公式和复化辛普森公式求定积分的命令 trapz 和 quad.

（三）微分方程求解

MATLAB 中用 dsolve 命令求解微分方程. 在微分方程求解过程中,MATLAB 使用大写字母 D 来标志求导项. D 与求导变量之间如果夹着一个正整数,这个正整数就代表变量求导的阶数.

本节是在求积分有关运算的基础上,学习二重积分的计算、数值方法求定积分和微分方程求解等.

第六节　MATLAB 线性代数计算

（一）行列式与逆矩阵的计算

1. 行列式的计算　对于行数与列数相等的二维数组,MATLAB 可以计算其行列式的值. 在这个过程中使用的命令是 det.

2. 逆矩阵的计算　MATLAB 中求逆矩阵的命令是 inv,对于一个非奇异的矩阵,可以用这个命令获得其逆矩阵.

（二）线性方程组求解

1. 利用逆矩阵求解线性方程组　对于一个线性方程组 $\boldsymbol{Ax}=\boldsymbol{b}$,如果其系数矩阵 $\boldsymbol{A}$ 为方阵且非奇异,则可以根据克莱姆法则求解方程组. 但一般来讲这种方法比较烦琐,在 MATLAB 中可以用更为简洁的方法求解线性方程组. 如方程两边可以同时在左侧与系数矩阵 $\boldsymbol{A}$ 矩阵的逆矩阵相乘,即得到 $\boldsymbol{x}=\boldsymbol{A}^{-1}\boldsymbol{Ax}=\boldsymbol{A}^{-1}\boldsymbol{b}$. 由此即可以利用逆矩阵求解线性方程组.

2. 求方程组的基础解系　对于一般的方程组,可以利用 rref 命令通过行初等变换求得行最简形的方式来获得其基础解系;而对于齐次方程组,还可以利用 null 命令通过求矩阵零空间的方式获

取其基础解系.

（三）矩阵的特征值和特征向量

eig 命令用于求矩阵的特征值和特征向量. 根据输出变量个数的不同,eig 命令返回的结果有所不同,可以只输出特征值(规定一个输出变量),也可以同时输出特征值和特征向量(规定两个输出变量).

学习本节要在矩阵基本计算的基础上,熟练掌握行列式的计算、逆矩阵的运算、线性方程组的求解以及矩阵特征值与特征向量的求解等.

第七节　MATLAB 概率计算

（一）数据的图形展示

1. 条形图　MATLAB 使用 bar 命令来绘制条形图. bar 命令的最简格式为 bar(Y),这里 Y 可以是一个向量,也可以是一个矩阵.

2. 饼图　MATLAB 绘制饼图的命令为 pie(X),其中 X 为一个向量,该命令将以总体 sum(X) 为圆饼,为每个元素分别在图中绘制占有 X/sum(X) 的扇形部分.

（二）随机变量分布与其数字特征的计算

1. 累积分布函数的计算　常用的二项分布、泊松分布和正态分布的累积分布函数在 MATLAB 中分别由 binocdf(X,N,P)、poisscdf(X,lambda) 和 normcdf(X,mu,sigma) 给出.

2. 数学期望与方差的计算　常用的二项分布、泊松分布和正态分布的期望和方差在 MATLAB 中分别由 binostat(N,P)、poisstat(lambda) 和 normstat(X,mu,sigma) 给出.

概率论中的相关计算可以借助 MATLAB 求解. 学习本节要了解如何利用 MATLAB 进行数据图示化,如条形图、饼图等,熟悉有关随机变量分布与其数字特征的计算.

三、习题解答

复习题八

1. 在 MATLAB 中输入 5 阶方阵 A,并分别进行下列计算:

（1）求其行列式;

（2）求其转置矩阵;

（3）求其逆矩阵;

（4）获取矩阵 A 主对角线元素向量;

（5）将 A 矩阵第 2 行第 4 列元素修改为 10;

（6）删除 A 矩阵第 2 行.

解　先在 MATLAB 中输入 5 阶方阵

\>>A=[1 1 -2 1 4;3 6 -9 7 9;4 -6 2 -2 4;2 -1 -1 1 2;1 6 -4 -1 4]

也可以输入

\>>A=[1,1,-2,1,4

　　　3,6,-9,7,9

　　　4,-6,2,-2,4

　　　2,-1,-1,1,2

$$1,6,-4,-1,4]$$

得到同样结果. 也可以自动生成矩阵,例如

$>>$magic(5)

就得到一个 5 阶幻方矩阵

ans =

17	24	1	8	15
23	5	7	14	16
4	6	13	20	22
10	12	19	21	3
11	18	25	2	9

以下仍以矩阵 A 解答本题.

（1）求其行列式

$>>$D = det(A)

得到

D =

$-4.3965e-14$

（2）求其转置矩阵

$>>$X = A'

（结果略）

（3）求其逆矩阵

$>>$Y = inv(A)

警告:矩阵接近奇异值,或者缩放错误. 结果可能不准确. RCOND = 1.609019e−18.

Y =

$1.0e+16 *$

−0.3275	0.1638	0.1842	−0.4504	0.0000
−0.4367	0.2184	0.2457	−0.6005	−0.0000
−0.7642	0.3821	0.4299	−1.0508	−0.0000
−0.3275	0.1638	0.1842	−0.4504	−0.0000
−0.1092	0.0546	0.0614	−0.1501	−0.0000

说明 A 不可逆,求出结果不可信. 若换一个矩阵求其逆,例如

$>>$B = [2 1 −2 1 4;3 6 −9 7 9;4 −6 2 −2 4;2 −1 −1 1 2;1 6 −4 −1 4]

得到

B =

2	1	−2	1	4
3	6	−9	7	9
4	−6	2	−2	4
2	−1	−1	1	2
1	6	−4	−1	4

$>>$inv(B)

得到

ans =

1.0000	−0.5000	−0.5625	1.3750	0.0000
1.3333	−0.3889	−0.4931	0.2917	−0.1111
2.3333	−0.5556	−0.5972	−0.0833	−0.4444
1.0000	−0.1667	−0.3542	0.1250	−0.3333
0.3333	0.1111	0.1944	−0.8333	−0.1111

这是矩阵 **B** 的逆矩阵.

（4）获取矩阵 **A** 主对角线元素向量

>>V = diag(A)

（结果略）

（5）将 **A** 矩阵第 2 行第 4 列元素修改为 10

>>A(2,4)= 10

得到

A =

1	1	−2	1	4
3	6	−9	10	9
4	−6	2	−2	4
2	−1	−1	1	2
1	6	−4	−1	4

（6）删除 **A** 矩阵第 2 行

>>A(2,:)= [ ]

得到

A =

1	1	−2	1	4
4	−6	2	−2	4
2	−1	−1	1	2
1	6	−4	−1	4

2. 定义下述表达式 $y = x^2(2x+9)+x(x^2-12)$,并进行如下计算:

（1）整理简化;（2）因式分解;（3）求当 $x = 2$ 时 y 的值.

解　先用 MATLAB 中定义符号变量

>>x = sym('x') ;

或

>>syms x ;

再定义表达式 y

>>y = x^2 * (2 * x+9)+x * (x^2-12)

得到

y =

　　x * (x^2-12)+x^2 * (2 * x+9)

（1）整理简化

>>simplify(y)

得到

ans =

　　3 * x * (x^2+3 * x-4)

如果输入下列命令化简

>>simple(y)

或得到警告:Function 'simple' will be removed in a future release. Use 'simplify' instead.

意思是说明这个命令以后会被废弃不用.

　　(2) 因式分解

>>factor(y)

得到

ans =

　　[3,x,x+4,x-1]

这里要理解 y 的因子分别为上述数组中的各元素,在早期的版本中上述式子输出为

　　3 * x * (x+4) * (x-1)

　　(3) 求当 $x=2$ 时 y 的值.

>>subs(y,x,2)

ans =

　　36

　　3. 对于 $(1+x+2xy^2+y)^5$ 进行如下计算:

　　(1) 展开该式;(2) 按照 y 整理多项式;(3) 将 y 换为 $x-1$;(4) 化简所得结果.

　　解　先定义符号变量,再给 f1 赋值

>>syms x y;

>>f1 = (1+x+2 * x * y^2+y)^5;

　　(1) 展开

>>f2 = expand(f1)

f2 =

　　32 * x^5 * y^10+80 * x^5 * y^8+80 * x^5 * y^6+40 * x^5 * y^4+10 * x^5 * y^2+x^5 +80 * x^4 * y^9+80 * x^4 * y^8+160 * x^4 * y^7+160 * x^4 * y^6+120 * x^4 * y^5+120 * x^4 * y^4+40 * x^4 * y^3+40 * x^4 * y^2+5 * x^4 * y+5 * x^4+80 * x^3 * y^8+160 * x^3 * y^7+200 * x^3 * y^6+240 * x^3 * y^5+180 * x^3 * y^4+120 * x^3 * y^3+70 * x^3 * y^2+20 * x^3 * y+10 * x^3+40 * x^2 * y^7+120 * x^2 * y^6+160 * x^2 * y^5+160 * x^2 * y^4+130 * x^2 * y^3+70 * x^2 * y^2+30 * x^2 * y+10 * x^2+10 * x * y^6+40 * x * y^5+65 * x * y^4+60 * x * y^3+40 * x * y^2+20 * x * y+5 * x+y^5+5 * y^4+10 * y^3+10 * y^2+5 * y+1

　　(2) 按照 y 整理多项式

>>collect(f2,y)

ans =

　　(32 * x^5) * y^10+(80 * x^4) * y^9+(80 * x^5+80 * x^4+80 * x^3) * y^8+(160 * x^4+160 * x^3+40 * x^2) * y^7+(80 * x^5+160 * x^4+200 * x^3+120 * x^2+10 * x) * y^6+(120 * x^4+240 * x^3+160 * x^2+40 * x+1) * y^5+(40 * x^5+120 * x^4+180 * x^3+160 * x^2+65 * x+5) * y^4+ (40 * x^4+120 * x^3+130 * x^2+60 * x+10) * y^3+(10 * x^5+40 * x^4+70 * x^3+70 * x^2+40 * x+10) * y^2+(5 * x^4+20 * x^3+30 * x^2+20 * x+5) * y+x^5+5 * x^4+10 * x^3+10 * x^2+5 * x+1

（3）将 y 换为 $x-1$

>>f3 = subs(f2,y,x-1)

f3 =

$10*x+40*x*(x-1)^2+30*x^2*(x-1)+60*x*(x-1)^3+20*x^3*(x-1)+65*x*(x-1)^4+5*x^4*(x-1)+40*x*(x-1)^5+10*x*(x-1)^6+10*(x-1)^2+10*(x-1)^3+5*(x-1)^4+(x-1)^5+70*x^2*(x-1)^2+130*x^2*(x-1)^3+70*x^3*(x-1)^2+160*x^2*(x-1)^4+120*x^3*(x-1)^3+40*x^4*(x-1)^2+160*x^2*(x-1)^5+180*x^3*(x-1)^4+40*x^4*(x-1)^3+10*x^5*(x-1)^2+120*x^2*(x-1)^6+240*x^3*(x-1)^5+120*x^4*(x-1)^4+40*x^2*(x-1)^7+200*x^3*(x-1)^6+120*x^4*(x-1)^5+40*x^5*(x-1)^4+160*x^3*(x-1)^7+160*x^4*(x-1)^6+80*x^3*(x-1)^8+160*x^4*(x-1)^7+80*x^5*(x-1)^6+80*x^4*(x-1)^8+80*x^4*(x-1)^9+80*x^5*(x-1)^8+32*x^5*(x-1)^10+20*x*(x-1)+10*x^2+10*x^3+5*x^4+x^5-4$

（4）化简

>>f4 = simplify(f3)

f4 =

$32*x^5*(x^2-2*x+2)^5$

4. 使用 MATLAB 计算以下极限：

（1）$\lim\limits_{x\to\infty}\dfrac{\dfrac{1}{\sqrt{1+x^2}}}{\operatorname{arccot} x}$；　　（2）$\lim\limits_{x\to0}(1-x)^{\frac{1}{\tan x}}$；　　（3）$\lim\limits_{x\to2}\dfrac{x^7-2x^6-x^2+12x-20}{3x^2-12}$；

（4）$\lim\limits_{x\to+\infty}\left(\arctan x-\dfrac{\pi}{2}+1\right)^{\ln x}$；　　（5）$\lim\limits_{x\to\infty}\left(\sqrt{x^2+x}-\sqrt{x^2-x}\right)$；　　（6）$\lim\limits_{x\to0}\dfrac{\tan x-\sin x}{\sin x^3}$.

解　先定义符号变量

>>syms x;

再依次输入以下各句子即可

（1）$\lim\limits_{x\to\infty}\dfrac{\dfrac{1}{\sqrt{1+x^2}}}{\operatorname{arccot} x}$；

>>limit(1/sqrt(1+x^2)/acot(x) ,x,inf)

ans =

　1

（2）$\lim\limits_{x\to0}(1-x)^{\frac{1}{\tan x}}$；

>>limit((1-x)^(1/tan(x)) ,0)

ans =

　exp(-1)

（3）$\lim\limits_{x\to2}\dfrac{x^7-2x^6-x^2+12x-20}{3x^2-12}$；

>>limit((x^7-2*x^6-x^2+12*x-20)/(3*x^2-12) ,x,2)

ans =

　6

（4）$\lim\limits_{x \to +\infty} \left(\arctan x - \dfrac{\pi}{2} + 1 \right)^{\ln x}$；

```
>>limit((atan(x)-pi/2+1)^log(x),+inf)
ans=
    1
```

（5）$\lim\limits_{x \to \infty} \left(\sqrt{x^2+x} - \sqrt{x^2-x} \right)$；

```
>>limit(sqrt(x^2+x)-sqrt(x^2-x),inf)
ans=
    1
```

（6）$\lim\limits_{x \to 0} \dfrac{\tan x - \sin x}{\sin x^3}$.

```
>>limit((tan(x)-sin(x))/sin(x^3),0)
ans=
    1/2
```

5. 使用 MATLAB 计算以下函数的导数：

（1）$f(x) = \dfrac{\sin x}{\mathrm{e}^x}$；   （2）$f(x) = 5x^4 + 3x^2 - 5$；   （3）$y = \ln \dfrac{\sqrt{1+x^2}-1}{\sqrt{1+x^2}+1}$；

（4）$y = (1+x^2)\arctan x$；   （5）$y = x\mathrm{e}^{2x}$；   （6）$y = x \arccos x - \sqrt{1-x^2}$.

解 先定义符号变量.

```
>>syms x;
```

再依次输入以下各句子即可.

（1）$f(x) = \dfrac{\sin x}{\mathrm{e}^x}$；

```
>>diff(sin(x)/exp(x))
ans=
    exp(-x)*cos(x)-exp(-x)*sin(x)
```

（2）$f(x) = 5x^4 + 3x^2 - 5$；

```
>>diff(5*x^4+3*x^2-5)
ans=
    20*x^3+6*x
```

（3）$y = \ln \dfrac{\sqrt{1+x^2}-1}{\sqrt{1+x^2}+1}$；

```
>>diff(log((sqrt(1+x^2)-1)/(sqrt(1+x^2)+1)))
ans=
    ((x/((x^2+1)^(1/2)*((x^2+1)^(1/2)+1))-(x*((x^2+1)^(1/2)-1))/((x^2+1)^(1/2)*
((x^2+1)^(1/2)+1)^2))*((x^2+1)^(1/2)+1))/((x^2+1)^(1/2)-1)
```

（4）$y = (1+x^2)\arctan x$；

```
>>diff((1+x^2)*atan(x))
ans=
```

$$2*x*\text{atan}(x)+1$$

（5）$y=x\mathrm{e}^{2x}$；

$$>>\text{diff}(x*\exp(2*x))$$

ans=

$$\exp(2*x)+2*x*\exp(2*x)$$

（6）$y=x\ \text{arccos}\ x-\sqrt{1-x^2}$.

$$>>\text{diff}(x*\text{acos}(x)-\text{sqrt}(1-x^2))$$

ans=

$$\text{acos}(x)$$

6. 求解积分问题：

（1）$\int_0^{\frac{\pi}{2}}\dfrac{\cos x-\sin x}{\mathrm{e}^x}\mathrm{d}x$； （2）$\int\dfrac{x-5}{x^3-3x^2+4}\mathrm{d}x$； （3）$\int\dfrac{1}{(x^2+1)^2}\mathrm{d}x$；

（4）$\int_0^4\cos(\sqrt{x}-1)\mathrm{d}x$； （5）$\int_{\frac{\pi}{4}}^{\frac{\pi}{3}}\dfrac{x}{\sin^2 x}\mathrm{d}x$； （6）$\int_0^{+\infty}\dfrac{1}{\sqrt{2\pi}}\mathrm{e}^{-\frac{x^2}{2}}\mathrm{d}x$.

解　先定义符号变量

$$>>\text{syms x;}$$

再依次输入以下各句子即可.

（1）$\int_0^{\frac{\pi}{2}}\dfrac{\cos x-\sin x}{\mathrm{e}^x}\mathrm{d}x$；

$$>>\text{int}((\cos(x)-\sin(x))/\exp(x),0,\text{pi}/2)$$

ans=

$$\exp(-\text{pi}/2)$$

（2）$\int\dfrac{x-5}{x^3-3x^2+4}\mathrm{d}x$；

$$>>\text{int}((x-5)/(x^3-3*x^2+4))$$

ans=

$$(8*\text{atanh}((2*x)/3-1/3))/9-7/(3*(x-2))$$

（3）$\int\dfrac{1}{(x^2+1)^2}\mathrm{d}x$；

$$>>\text{int}(1/(x^2+1)^2)$$

ans=

$$\text{atan}(x)/2+x/(2*(x^2+1))$$

（4）$\int_0^4\cos(\sqrt{x}-1)\mathrm{d}x$；

$$>>\text{int}(\cos(\text{sqrt}(x)-1),0,4)$$

ans=

$$4*\sin(1)$$

（5）$\int_{\frac{\pi}{4}}^{\frac{\pi}{3}}\dfrac{x}{\sin^2 x}\mathrm{d}x$；

$$>>\text{int}(x/\sin(x)^2,\text{pi}/4,\text{pi}/3)$$

ans =

$$\text{pi}/4 + \log((2^{(1/2)} * 3^{(1/2)})/2) - (\text{pi} * 3^{(1/2)})/9$$

（6）$\displaystyle\int_0^{+\infty} \frac{1}{\sqrt{2\pi}} e^{-\frac{x^2}{2}} \mathrm{d}x.$

```
>>eval(int(1/sqrt(2 * pi) * exp(-x^2/2),0,+inf))
```

ans =

0.5000

7. 求解以 x 为自变量的微分方程：

（1）$y' + x^2 y = 0$；　　　　　　　（2）$\dfrac{\mathrm{d}y}{\mathrm{d}x} + \dfrac{1}{x} y = x^2 y^2$；

（3）$y'' - 7y' + 6y = \sin x$；　　　（4）$y'' - 6y' + 9y = e^{3x}$；

（5）$x \dfrac{\mathrm{d}y}{\mathrm{d}x} + y - e^x = 0, y\big|_{x=a} = b$；　　（6）$y'' + 3y' + 2y = 3xe^{-x}, y\big|_{x=0} = 0, y'\big|_{x=0} = 0.$

解　依次输入以下各句子即可.

（1）$y' + x^2 y = 0$；

```
>>clear all
>>y=dsolve('Dy+x^2 * y = 0','x')
```

y =

C1 * exp(-x^3/3)

（2）$\dfrac{\mathrm{d}y}{\mathrm{d}x} + \dfrac{1}{x} y = x^2 y^2$；

```
>>clear all
>>y=dsolve('Dy+y/x=x^2 * y^2','x')
```

y =

　　　　　　　　0

1/(x * (-x^2/2+C1))

即 $y = 0$ 也是方程的解.

（3）$y'' - 7y' + 6y = \sin x$；

```
>>clear all
>>y=dsolve('D2y-7 * Dy+6 * y = sin(x)','x')
```

y =

(7 * cos(x))/74+(5 * sin(x))/74+C2 * exp(x)+C1 * exp(6 * x)

（4）$y'' - 6y' + 9y = e^{3x}$；

```
>>clear all
>>y=dsolve('D2y-6 * Dy+9 * y = exp(3 * x)','x')
```

y =

(x^2 * exp(3 * x))/2+C1 * exp(3 * x)+C2 * x * exp(3 * x)

（5）$x \dfrac{\mathrm{d}y}{\mathrm{d}x} + y - e^x = 0, y\big|_{x=a} = b$；

```
>>clear all
>>y=dsolve('x * Dy+y-exp(x) = 0,y(a) = b','x')
```

y =

$(\exp(x)-\exp(a)+a*b)/x$

(6) $y''+3y'+2y=3xe^{-x}$, $y\big|_{x=0}=0$, $y'\big|_{x=0}=0$.

>>clear all

>>y=dsolve('D2y+3*Dy+2*y=3*x*exp(-x)','y(0)=0,Dy(0)=0','x')

y =

$(3*x^2*\exp(-x))/2-3*\exp(-x)*(x-1)-3*\exp(-2*x)$

8. 使用 MATLAB 命令求以下方阵的行列式和逆矩阵:

$$(1)\begin{pmatrix}1&1&1&-1\\0&1&1&-2\\0&0&1&-3\\1&2&3&4\end{pmatrix};\quad(2)\begin{pmatrix}1&1&1&0\\1&-1&-1&-2\\1&1&1&2\\-1&-1&1&0\end{pmatrix};\quad(3)\begin{pmatrix}-1&3&-1&2&0\\1&7&2&5&2\\0&-2&3&1&0\\0&-4&-1&4&0\\0&2&3&-1&0\end{pmatrix}.$$

解　(1) >>A=[1 1 1 −1;0 1 1 −2;0 0 1 −3;1 2 3 4];

>>D=det(A)

D =

　　10

>>B=inv(A)

B =

　　1.1000　　−0.9000　　　0.1000　　−0.1000

　　0.1000　　　1.1000　　−0.9000　　−0.1000

　−0.3000　　−0.3000　　　0.7000　　　0.3000

　−0.1000　　−0.1000　　−0.1000　　　0.1000

(2) >>A=[1 1 1 0;1 −1 −1 −2;1 1 1 2;−1 −1 1 0];

>>D=det(A);

>>B=inv(A);

(3) >>A=[−1 3 −1 2 0;1 7 2 5 2;0 −2 3 1 0;0 −4 −1 4 0;0 2 3 −1 0];

>>D=det(A);

>>B=inv(A);

9. 已知随机变量 X 服从参数 $n=100$, $p=0.1$ 的二项分布,求

(1) X 的期望和方差;(2) $P(5\leqslant X\leqslant15)$;(3) x 至少为多少时,累积分布函数 $F(x)=P(X\leqslant x)$ 不小于 0.95.

解　(1) X 的期望和方差;

>>[m,v]=binostat(100,0.1)

m =

　　10

v =

　　9

即 $E(X)=NP=10$, $D(X)=NP(1-P)=9$.

(2) $P(5\leqslant X\leqslant15)$;

>>sum(binopdf(5:15,100,0.1))

ans =

    0.9364

或

>>binocdf(15,100,0.1)−binocdf(4,100,0.1)

ans =

    0.9364

得 $P(5 \leqslant X \leqslant 15) = 0.9364$；

  （3）x 至少为多少时，累积分布函数 $F(x) = P(X \leqslant x)$ 不小于 0.95.

>>x=binoinv(0.95,100,0.1)

x =

    15

得 x = 15.

  10. 绘制下述函数在 $[-2\pi, 2\pi]$ 之间的函数图形

  （1）$e^{-x} + \cos x$；

  解 >>x=linspace(−2*pi,2*pi,100)；

>>plot(x,exp(−x)+cos(x))

得到的图形如图 8-1 所示.

  （2）$\dfrac{1}{1+x^2}$.

  解 >>ezplot('1/(1+x^2)')

得到的图形如图 8-2 所示.

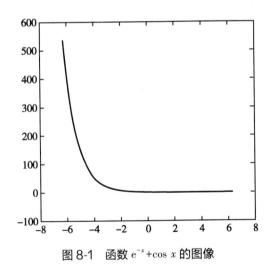

图 8-1 函数 $e^{-x} + \cos x$ 的图像

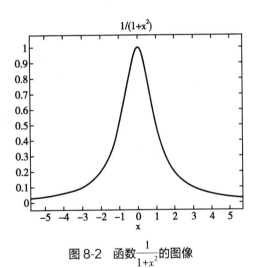

图 8-2 函数 $\dfrac{1}{1+x^2}$ 的图像

四、数学实验

1. 大整数的认识

（1）实验题目：求自然数 n，使 $n!$ 与 2^{2018} 最接近.

（2）实验目的：认识非常大的数，比较数的幂运算与阶乘运算.

（3）预备知识：MATLAB 基本函数的使用，阶乘函数是 factorial( )，连乘函数 prod( )，累计求和

函数 cumsum( ).

① 阶乘函数 factorial( )

factorial( )用于求数的阶乘,例如

>>factorial(10)

给出了 10!. 与 factorial( )类似的求连乘的函数是 prod( ),例如

>>a=1:10;prod(a)-factorial(10)

ans =

0

连乘函数 prod( )也可以用于

>>syms aa x; aa=[x x+1 x-1 x-2];prod(aa)

ans =

x * (x-1) * (x+1) * (x-2)

② 累计求和函数 cumsum( )

累计求和函数 cumsum( )用于求一个数列的部分和,如

>>syms a ab;ab=[a,a+1,a+2,a+3,a+3];cumsum(ab)

ans =

[a,2 * a+1,3 * a+3,4 * a+6,5 * a+9]

（4）问题的解:我们知道 2^{2018} 是一个非常大的数,利用 MATLAB 可以知道其结果为 Inf,即 MATLAB 认为是一个无穷大,数学上认为它只不过是一个非常大的数而已,而非无穷大. 如果它和某一个自然数的阶乘相比,结果差不多的那个自然数是什么呢? 某种意义上看 MATLAB 拒绝计算,因此,我们可以借助对数函数来解决.

1）先计算一下 2^{2018} 的对数值,输入

>>2018 * log(2)

得到

ans =

1.3988e+03

2）再计算一下,100!的对数值,输入

>>log(factorial(100))

得到

ans =

363.7394

因此可以尝试

>>log(factorial(200))

得到

ans =

Inf

可以认为 MATLAB 拒绝计算,如果输入

>>X1=2:200;sum(log(X1))

得到

ans =

863.2320

再输入

>>X2 = 2:300; sum(log(X2))

得到

ans =

1.4149e+03

这个数与所求可能很接近了. 继续尝试下去

>>Y0 = 2:290; Y1 = 2:291; Y2 = 2:292; Y3 = 2:293; Y4 = 2:294;

>>Y5 = 2:295; Y6 = 2:296; Y7 = 2:297; Y8 = 2:298; Y9 = 2:299;

>>[sum(log(Y0)), sum(log(Y1)), sum(log(Y2)), sum(log(Y3)), sum(log(Y4)),
　　sum(log(Y5)), sum(log(Y6)), sum(log(Y7)), sum(log(Y8)), sum(log(Y9))]

得到

ans =

1.0e+03 *

| 1.3580 | 1.3637 | 1.3694 | 1.3750 | 1.3807 | 1.3864 |
| 1. 3921 | 1.3978 | 1.4035 | 1.4092 | | |

比较可知 n 应该取 297.

　　MATLAB 还有一个累计求和函数 cumsum( ),利用它也可以解决上述问题,输入

>>X = 2:300;

>>Y = cumsum(log(X));

>>[Y(299), Y(298), Y(297), Y(296), Y(295), Y(294)]

得到

ans =

1.0e+03 *

| 1.4149 | 1.4092 | 1.4035 | 1.3978 | 1.3921 | 1.3864 |

2. 西萨·班·达依尔故事

(1) 实验题目:在国际象棋的棋盘上第一格放 1 粒米,第二格放 2 粒米,以后依次放 4,8,16, 32,…,2^{63} 粒米(国际象棋的棋盘有 64 个格).

1) 摆完整个棋盘,一共要多少粒米?

2) 如果 $4×10^7$ 粒米是 1 立方米,这些米有多少立方米?

3) 如果用底面是半轴长分别是 0.3 米和 0.5 米的椭圆、高为 0.8 米柱形桶装这些米,共需多少个桶?

(2) 实验目的:MATLAB 数组生成与函数数组的使用,大数的认识.

(3) 预备知识:数组的求和用 sum( ).

　　求和函数 sum( )用于求一列数的和,如

>>g = 1:100; sum(g)

ans =

5050

再如,

>>syms r; g = 0:20; G = r.^g

G =

[1,r,r^2,r^3,r^4,r^5,r^6,r^7,r^8,r^9,r^10,r^11,r^12,r^13,r^14,r^15,r^16,r^17,r^18,r^19,r^20]

>>sum(G)

ans =

r^20+r^19+r^18+r^17+r^16+r^15+r^14+r^13+r^12+r^11+r^10+r^9+r^8+r^7+r^6+r^5+r^4+r^3+r^2+r+1

（4）问题的解

1）根据题意,所求米粒数为 $1+2+4+8+\cdots+2^{63}$,因此输入

>>X = 1:63;s = sum(2.^X)

得到

s =

1.8447e+19

2）输入

>>s/4 * 10^(-7)

得到这些米具有

ans =

4.6117e+11

立方米的大米.

3）单个柱形桶的体积为

>>v = pi * 0.3 * 0.5 * 0.8;

再输入

>>n = s/4 * 10^(-7)/v

得到装这些大米需要柱形桶的数量为

n =

1.2233e+12

这也是一个非常大的数.

3. 代数式的运算

（1）实验题目:完成下列问题

1）分解因式 $f_1 = 3x^4+17x^3+26x^2+x-15$;

2）考察 $f_2 = 4x^3+x^2-2x+1$ 和 $f_3 = x^3+x^2+x+1$ 有无公共因子;

3）如果 $\dfrac{A}{x+3}+\dfrac{B}{3x+5}+\dfrac{Cx+D}{x^2+x-1}=\dfrac{f_2}{f_1}$,求 A、B、C、D.

（2）实验目的:利用 MATLAB 解决常见的代数式子的运算;了解部分分式的分解方法.

（3）预备知识:分解因式函数 factor( );通分函数 simplifyFraction( );提取分子分母函数 numden( ); intersect( ).

① 函数 factor( )

这个函数用于分解因子,例如

>>syms x;factor(x^3−1)

ans =

[x−1,x^2+x+1]

再如

>>factor(126)

给出

ans =

　　2　　3　　3　　7

即 126 的质因数.

　　② 函数 simplifyFraction( )

　　　　这个函数用于通分运算,例如

>>syms x;simplifyFraction(1/(x−1)+1/(x+1))

ans =

　　(2＊x)/((x−1)＊(x+1))

　　③ 函数 numden( )

　　　　这个函数用于给出一个分式的分子,例如

>>syms a x y;numden((3＊x+5＊a)/(x^2+x＊y))

ans =

　　5＊a+3＊x

与此相关,如果输入

>>syms a x y;[n,d]=numden((3＊x+5＊a)/(x^2+x＊y))

则得到

n =

　　5＊a+3＊x

d =

　　x^2+y＊x

　　④ 函数 intersect( )

　　　　这一个函数用于求两个集合的公共元素,例如

>>syms a b c; as1=[a b 2 5 c];as2=[3 5 b c];intersect(as1,as2)

ans =

　　[5,b,c]

>>intersect([12 36 15],[1 36 15 12])

ans =

　　12　　15　　36

　　(4) 问题的解

　　1) 先定义变量 f1 和 x,再进行因式分解

>>syms f1 x

>>f1=3＊x^4+17＊x^3+26＊x^2+x−15;factor(f1)

得到

ans =

　　[3＊x+5,x+3,x^2+x−1]

　　2) 先定义变量 f2、f3 和 x,再分别进行因式分解

>>syms f2 f3 x

>>f2=4＊x^3+x^2−2＊x+1; f3=x^3+x^2+x+1;

$>>[\,\mathrm{factor(f2)},\mathrm{factor(f3)}\,]$

得到

ans =

  $[\,x+1,4*x{\char`\^}2-3*x+1,x{\char`\^}2+1,x+1\,]$

因此具有公共因子 $x+1$. 也可以通过如下方式获得

$>>\mathrm{intersect(factor(f2),factor(f3))}$

ans =

  $x+1$

  3）输入 $>>\mathrm{syms\ A\ B\ C\ D\ x}$

$>>\mathrm{ff}=A/(x+3)+B/(3*x+5)+(C*x+D)/(x{\char`\^}2+x-1)\,;$

$>>\mathrm{simplifyFraction(ff)}$

得到

ans =

  $(15*D-3*B-5*A+2*A*x+2*B*x+15*C*x+14*D*x+8*A*x{\char`\^}2+3*A*x{\char`\^}3+$

  $4*B*x{\char`\^}2+B*x{\char`\^}3+14*C*x{\char`\^}2+3*C*x{\char`\^}3+3*D*x{\char`\^}2)/((3*x+5)*(x+3)*(x{\char`\^}2+x-1))$

分母就是 1）中的 f1，要使该式子 ff=f2/f1，只需要 ff 的分子等于 f2 即可. 提取分子，并整理

$>>[\,\mathrm{nn},\mathrm{dd}\,]=\mathrm{numden(ff)}$

得到

nn =

  $15*D-3*B-5*A+2*A*x+2*B*x+15*C*x+14*D*x+8*A*x{\char`\^}2+3*A*x{\char`\^}3+$

  $4*B*x{\char`\^}2+B*x{\char`\^}3+14*C*x{\char`\^}2+3*C*x{\char`\^}3+3*D*x{\char`\^}2$

dd =

  $(3*x+5)*(x+3)*(x{\char`\^}2+x-1)$

$>>\mathrm{nn1}=\mathrm{collect(nn)}$

得到

nn1 =

  $(3*A+B+3*C)*x{\char`\^}3+(8*A+4*B+14*C+3*D)*x{\char`\^}2+(2*A+2*B+15*C+$

  $14*D)*x-5*A-3*B+15*D$

令 nn1 = f2，根据 x 的同次幂相等，就可确定 A，B，C，D.

$>>\mathrm{nnf}=\mathrm{collect(nn1-f2)}$

得到

nnf =

  $(3*A+B+3*C-4)*x{\char`\^}3+(8*A+4*B+14*C+3*D-1)*x{\char`\^}2+(2*A+2*B+15*C+$

  $14*D+2)*x-5*A-3*B+15*D-1$

再提取 nnf 的系数

$>>\mathrm{NNF}=\mathrm{coeffs(nnf)}$

得到

NNF =

  $[\,15*D-3*B-5*A-1,2*A+2*B+15*C+14*D+2,8*A+4*B+14*C+3*D-1,$

  $3*A+B+3*C-4\,]$

通过解方程组求得问题的解

$$>>[\,A1,B1,C1,D1\,]=solve(\,NNF)$$

结果为

A1 =

　　23/5

B1 =

　　-77

C1 =

　　112/5

D1 =

　　-69/5.

4. 购买或租用的决策

(1) 实验题目:某航空公司为了发展新航线的航运业务,需要增加 5 架波音 747 客机. 如果购进一架客机需要一次支付 5 000 万美元现金,客机的使用寿命为 15 年. 如果租用一架客机,每年须支付 600 万美元的租金,租金以均匀货币流的方式支付. 若银行的年利率为 12%,请问:购买客机与租用客机哪种方案为佳? 如果银行的年利率为 6% 呢?

(2) 实验目的:了解连续复利,经济活动中的一些基础知识;会用数学知识和 MATLAB 的功能解决一些简单的实际经济问题.

(3) 预备知识:MATLAB 的基本计算,连续复利与期末价值,均匀货币流.

1) 连续复利与期末价值

现向银行存入本金 p 元,n 年后在银行的存款额的本金及利息之和是多少? 设银行规定年复利率为 r,根据下述不同的结算方式计算 n 年后的最终存款额.

① 每年结算一次;

② 每月结算一次,每月的利率为 $\dfrac{r}{12}$;

③ 每年结算 m 次,每个结算周期的利率为 $\dfrac{r}{m}$;

第①种情况很简单,一年后存额为 $p_1=p(1+r)$,第 2 年后存款额为 $p_2=p(1+r)^2$,那么第 n 年后存款额变为

$$p_n=p(1+r)^n$$

在第②种情况下,即当每月结算一次时,利率为 $\dfrac{r}{12}$,n 年后存款额为

$$p_n=p\left(1+\frac{r}{12}\right)^{12n}.$$

在第③种情况下,当每年结算 m 次时,利率为 $\dfrac{r}{m}$,n 年间共结算 mn 次,则 n 年后的总存款额记为 p_n^m,则有

$$p_n^m=p\left(1+\frac{r}{m}\right)^{mn}$$

显然 $m=1$ 与 $m=12$ 即为上述①、②两种情况.

我们知道, p_n^m 关于 m 是单调增加的, 这就是说, 存款额随 m 的增加而增加, 但当 m 趋近于无穷大时, p_n^m 有极限. 事实上 m 趋近于无穷大, 就意味着银行连续不断地向顾客支付利息, 这种存款方法称为连续复利.

那么在连续复利的情况下 n 年后的存款为多少呢?

$$p_n = \lim_{n \to \infty} p_n^m = \lim_{n \to \infty} p \left(1 + \frac{r}{m} \right)^{mn} = p \mathrm{e}^{n \cdot r}.$$

将此式改写成

$$p_n = p \left[1 + (\mathrm{e}^r - 1) \right]^n$$

与 $p_n = p [1 + r]^n$ 比较可知, 连续复利结算的情况, 相当于按年利率 $(\mathrm{e}^r - 1)$ 进行按年计息结算, 当 r 较小时, $\mathrm{e}^r - 1 \approx r$, 但一般情况下

$$\mathrm{e}^r - 1 > r.$$

这说明, 如果银行连续不断地对顾客结算并向顾客支付利息, 则利息大于银行公布的年利率.

一般说来, A 元现金存入银行, 年利率按 r 算, 若以连续计息公式结算, t 年后的存款额为

$$b(t) = A \mathrm{e}^{r \cdot t}.$$

因此, A 元现金 t 年后的价值是 $A \mathrm{e}^{r \cdot t}$, 称 $A \mathrm{e}^{r \cdot t}$ 为 A 元现金 t 年之后的期末价值. 反过来, 现在的 A 元现金相当于 t 年前把 $A \mathrm{e}^{-r \cdot t}$ 现金存入银行所得, 故现在的 A 元现金在 t 年前的价值是

$$a(t) = A \mathrm{e}^{-r \cdot t},$$

称 $A \mathrm{e}^{-r \cdot t}$ 是 t 前年的贴现价值. 这些概念在投资、预算、结算中起很重要的作用.

2) 均匀货币流: 在银行业务中有一种"均匀流"存款方式——使货币像水流一样以定常流量 a 源源不断地流进银行, 比如商店每天把固定数量的营业额存入银行, 就类似于这种方式. 设从 $t = 0$ 开始以均匀流方式向银行存款, 年流量为 a 元, 年利率为 r (连续计息计算), 试问: T 年之后在银行有多少存款 (期末价值)? 这些存款相当于初始时的多少元现金 (贴现价值)?

根据连续计息公式可知, 向银行存入 A 元, T 年之后的存款额为 $A \mathrm{e}^{-r \cdot T}$. 现对均匀货币流采用微元方法计算. 在 $[t, t + \Delta t]$ 时间隔内向银行存入 $a \Delta t$ 元, T 年后这些存款的存期是 $T - t$, 相应的存款额变为 $a \mathrm{e}^{r \cdot (T-t)} \Delta t$. 因此, T 年后均匀货币流的总存款额用积分计算为

$$F = \int_0^T a \mathrm{e}^{r(T-t)} \mathrm{d}t = \frac{a}{r} (\mathrm{e}^{rT} - 1).$$

这就是均匀货币流的期末价值. 这 F 元现金相当于初始的 $F \mathrm{e}^{-rT}$ 元, 故

$$P = F \mathrm{e}^{rT} = \frac{a}{r} (1 - \mathrm{e}^{-rT})$$

就是均匀货币流的贴现价值.

(4) 问题的解: 购买一架飞机可以使用 15 年, 但须马上支付 5 000 万美元, 而同样租一架飞机使用 15 年, 则须以均匀货币流方式支付 15 年租金, 年流量为 600 万美元. 两种方案所支付的价值无法直接比较; 必须将它们都化为同一时刻价值才能比较. 我们以当前价值为准.

购买一架飞机的当前价值为 5 000 万美元. 下面计算均匀货币流的当前价值, 即

$$P = \frac{600}{r} (1 - \mathrm{e}^{-15r})$$

输入
```
>>syms p1 p2
>>p1 = -(600 * (exp(-15 * 0.12)-1))/0.12; p2 = -(600 * (exp(-15 * 0.06)-1))/0.06;
```

```
>>[p1,p2]-5000
```
计算得

ans =

　　　-826.4944　　934.3034

显然利率为 6% 时购买飞机合算,而利率为 12% 时租用飞机合算.

如果以 15 年后的期末价值比较,5 000 万美元的期末价值为 q_1,而所有租金 15 年后的期末价值为 q_2,输入

```
>>syms q1 q2
>>q11 = 5000 * exp(15 * 0.12);q21 = 600/0.12 * (exp(15 * 0.12)-1);
>>q12 = 5000 * exp(15 * 0.06);q22 = 600/0.06 * (exp(15 * 0.06)-1);
>>[q21-q11,q22-q12]
```
计算得

ans =

　　　1.0e+03 *

　　　-5.0000　　　2.2980

因此利率为 12% 时,$q_2-q_1=-5\,000$,利率为 6% 时,$q_2-q_1=2\,298$. 结论相同.

5. 函数性态比较

(1) 实验题目

1) 求表达式 $e^{-x^2}\cos x$ 在 $x=\dfrac{\pi}{3}$ 与 $x=\pi$ 之间平均插入 20 个分点处的值,并画出这些点的散点图.

2) 用不同类型曲线同时作出 $\dfrac{x}{x+1}$,$\ln(1+x)$,x 三个函数在 $[0,5]$ 上的图形,用高等数学的知识指出哪一条曲线描绘了哪一个函数.

3) 用不同类型曲线同时作出函数 $y=e^{-0.01x}\sin(x^2)-0.5x$ 与其导数在 -3.5 与 3.5 之间的图形,观察图形的差异.

(2) 实验目的:认识数组函数,函数图形绘制,散点图绘制.

(3) 预备知识:绘图函数 plot( ).

该函数可以用于绘制函数图像,例如 $y=\sin x$ 在一个周期之间的函数图形,

```
>>x = 0:0.1:2 * pi;Y = sin(x);plot(x,Y)
```
得到的图形如图 8-3.

而如果输入

```
>>x = 0:0.1:2 * pi;Y1 = sin(x);Y2 = cos(x);plot(x,Y1,'s',x,Y2,'d')
```
则可同时得到正余弦曲线的散点图(图 8-4).

(4) 问题的解

1) 函数散点图(图 8-5)

```
>>X = pi/3:2 * pi/3/20:pi;
>>Y = exp(-X.^2). * cos(X);
>>plot(X,Y,X,Y,'ks')
```

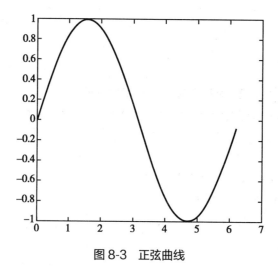

图 8-3 正弦曲线

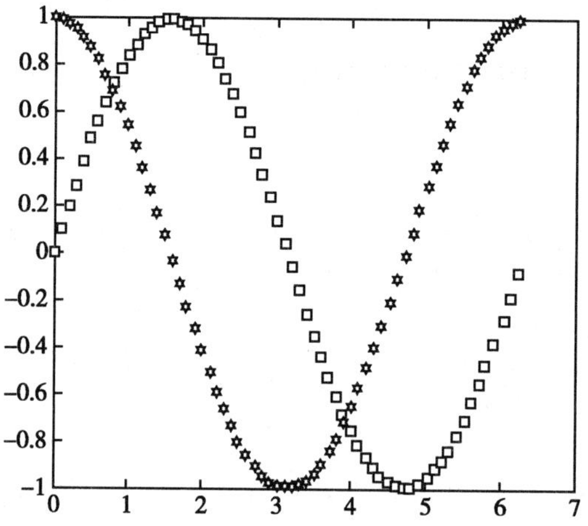

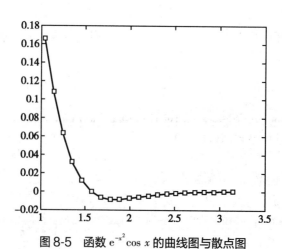

图 8-4 正余弦曲线的散点图

图 8-5 函数 $e^{-x^2}\cos x$ 的曲线图与散点图

2）多个函数图形（图 8-6）

```
>>syms x1 y1 y2 y3
>>x1=0:0.1:5;
>>y1=x1./(x1+1);y2=log(x1+1);y3=x1;
>>plot(x1,y1,'o',x1,y2,'*',x1,y3,'d')
```

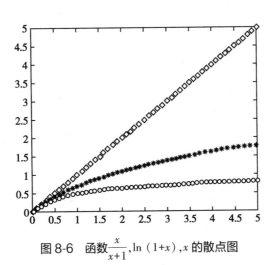

图 8-6　函数 $\dfrac{x}{x+1}, \ln(1+x), x$ 的散点图

图中空心圆圈线、星线、宝石线分别表示 $\dfrac{x}{x+1}, \ln(1+x), x$ 的图形，由此也可以看出读者熟知的不等

式 $\dfrac{x}{x+1} < \ln(1+x) < x(x>0)$.

3）函数与其导数的图像

根据题意

```
>>syms x y yd
>>y=exp(-0.01*x)*sin(x^2)-0.5*x;
>>yd=diff(y,x)
```

得到

```
yd=
    2*x*cos(x^2)*exp(-x/100)-(sin(x^2)*exp(-x/100))/100-1/2
>>X=-3.5:0.05:3.5;
>>Y=exp(-0.01*X).*sin(X.^2)-0.5*X;
>>Y1=2*X.*cos(X.^2).*exp(-X/100)-(sin(X.^2).*exp(-X/100))/100-1/2;
>>plot(X,Y,'k',X,Y1,'b')
```

输出结果见图 8-7,读者可以利用高等数学知识考察这一图形,理解函数导数图形与函数图形之间的关系.

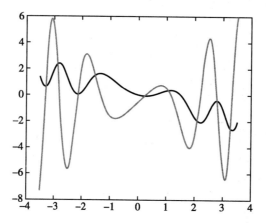

图 8-7 函数 $y = \mathrm{e}^{-0.01x} \sin(x^2) - 0.5x$ 与其导函数的图像

6. 三角多项式

（1）实验题目：函数 $f(x)$ 由以下数据确定

x	$f(x)$	x	$f(x)$	x	$f(x)$	x	$f(x)$
−3.14	0	0.01	1	3.14	1	6.28	1
−2.94	0	0.21	1	3.34	0	6.48	1
−2.74	0	0.41	1	3.54	0	6.68	1
−2.54	0	0.61	1	3.74	0	6.88	1
−2.34	0	0.81	1	3.94	0	7.08	1
−2.14	0	1.01	1	4.14	0	7.28	1
−1.94	0	1.21	1	4.34	0	7.48	1
−1.74	0	1.41	1	4.54	0	7.68	1
−1.54	0	1.61	1	4.74	0	7.88	1
−1.34	0	1.81	1	4.94	0	8.08	1
−1.14	0	2.01	1	5.14	0	8.28	1
−0.94	0	2.21	1	5.34	0	8.48	1
−0.74	0	2.41	1	5.54	0	8.68	1
−0.54	0	2.61	1	5.74	0	8.88	1
−0.34	0	2.81	1	5.94	0	9.08	1
−0.14	0	3.01	1	6.14	0	9.28	1

绘出以下四个函数在区间 $[-\pi, 3\pi]$ 上的图形：

$$\frac{1}{2} + \frac{2}{\pi}\sin x$$

$$\frac{1}{2} + \frac{2}{\pi}\sin x + \frac{2}{3\pi}\sin 3x,$$

$$\frac{1}{2} + \frac{2}{\pi}\sin x + \frac{2}{3\pi}\sin 3x + \frac{2}{5\pi}\sin 5x,$$

$$\frac{1}{2} + \frac{2}{\pi}\sin x + \frac{2}{3\pi}\sin 3x + \frac{2}{5\pi}\sin 5x + \frac{2}{7\pi}\sin 7x.$$

（2）实验目的：通过绘制函数图像，了解三角多项式的比较、绘制曲线的技巧.

（3）预备知识：三角多项式.

三角多项式是正余弦函数的多项式，如 $2*\cos(x) + 3*\sin(2*x)$ 等，三角多项式有时常用来近

似表达周期函数，例如函数 $e^{-x}\sin 4x - \dfrac{x}{10}$，可以用如下三角多项式近似

$$-0.085\ 4 + 0.290\ 8\cos x + 0.171\ 2\cos 2x + 0.226\ 7\cos 3x + 0.037\ 5\cos 4x$$

$$-0.124\ 5\cos 5x - 0.091\ 67\cos 6x - 0.067\ 1\cos 7x$$

可以进行观察

```
>>x = 0:0.01:pi;Y = exp(-x). * sin(4 * x) - 0.1 * x;
>>Y1 = -0.0854 + 0.2908 * cos(x) + 0.1712 * cos(2 * x) + 0.2667 * cos(3 * x);
>>Y2 = 0.0375 * cos(4 * x) - 0.1245 * cos(5 * x) - 0.0917 * cos(6 * x) - 0.0671 * cos(7 * x);
>>plot(x,Y,x,Y1+Y2)
```

图形如图 8-8 所示.

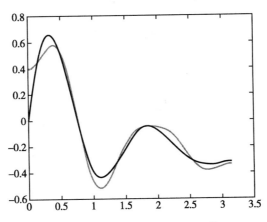

图 8-8　三角多项式与函数 $e^{-x}\sin 4x - \dfrac{x}{10}$ 的图像

（4）问题的解

```
>>yy1 = [0,0,0,0,0,0,0,0,0,0,0,0,0,0,0,0,0,0];
>>yy2 = [1,1,1,1,1,1,1,1,1,1,1,1,1,1,1,1,1,1];
>>yy3 = [1,0,0,0,0,0,0,0,0,0,0,0,0,0,0,0,0,0];
>>yy4 = [1,1,1,1,1,1,1,1,1,1,1,1,1,1,1,1,1,1];
```

$>>xx1 = -3.14:0.2: -0.14;$

$>>xx2 = 0.01:0.2:3.01;$

$>>xx3 = 3.14:0.2:6.14;$

$>>xx4 = 6.28:0.2:9.28;$

$>>XX = [xx1,xx2,xx3,xx4];$

$>>YY = [yy1,yy2,yy3,yy4];$

$>>X = -pi:0.2:3*pi$

$>>Y1 = 1/2 + 2/pi*sin(X);$

$>>Y3 = 1/2 + 2/pi*sin(X) + 2/pi*sin(3*X)/3;$

$>>Y5 = 1/2 + 2/pi*sin(X) + 2/pi*sin(3*X)/3 + 2/pi*sin(5*X)/5;$

$>>Y7 = 1/2 + 2/pi*sin(X) + 2/pi*sin(3*X)/3 + 2/pi*sin(5*X)/5 + 2/pi*sin(7*X)/7.$

所绘图形见图 8-9~图 8-12 所示.

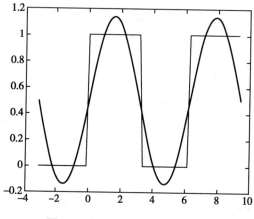

图 8-9　矩形波的一项三角近似

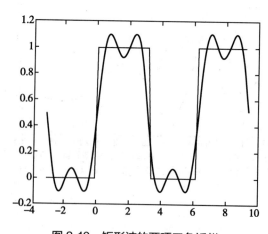

图 8-10　矩形波的两项三角近似

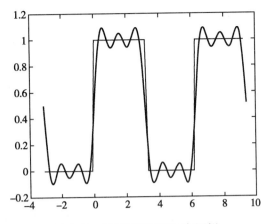

图 8-11　矩形波的三项三角近似

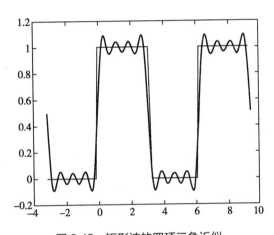

图 8-12　矩形波的四项三角近似

7. 矩阵的对角化

（1）实验题目：已知矩阵 $A = \begin{pmatrix} 2 & -2 & 0 \\ -2 & 1 & -2 \\ 0 & -2 & 0 \end{pmatrix}, E = \begin{pmatrix} 1 & 0 & 0 \\ 0 & 1 & 0 \\ 0 & 0 & 1 \end{pmatrix}$，求解下列问题：

1）满足等式 $|\lambda E - A| = 0$ 的实数 λ；

2）对于上面求出的每一个 λ，逐一求解方程组 $(\lambda E - A)x = 0$，这里 x 是 3×1 矩阵；

3）将求得的三组解中各自任取其一，按列组成矩阵 P；

4）求矩阵 P 的逆矩阵 P^{-1}；

5）计算 $P^{-1}AP$；

6）观察问题 1）和 5）的结果，你发现了什么，你采用什么方法计算 A^{18}？

7）利用下述两个矩阵验证你的结论：

$$B = \begin{pmatrix} 4 & 0 & 0 \\ 0 & 3 & 1 \\ 0 & 1 & 3 \end{pmatrix}, \quad C = \begin{pmatrix} 0 & 1 & 1 & -1 \\ 1 & 0 & -1 & 1 \\ 1 & -1 & 0 & 1 \\ -1 & 1 & 1 & 0 \end{pmatrix}.$$

（2）实验目的：通过 MATLAB 的矩阵运算了解矩阵的对角化过程.

（3）预备知识:无.

（4）问题的解

>>A=[2,-2,0;-2,1,-2;0,-2,0];E=[1,0,0;0,1,0;0,0,1];

1）求|$\lambda E-A$|=0 的实数 r

>>syms x;q1=det(A-r*E)

得到

q1=

     -r^3+3*r^2+6*r-8

>>qq2=solve(q1)

得到

ans=

    -2

    1

    4

2）对于上述三个 x,逐一求解方程组($\lambda E-A$)x=0

>>p1=null(A-(-2)*E)

p1=

    0.3333

    0.6667

    0.6667

>>p2=null(A-E)

p2=

    0.6667

    0.3333

    -0.6667

>>p3=null(A-4*E)

p3=

    0.6667

    -0.6667

    0.3333

3）矩阵 **P**

>>P=[p1,p2,p3]

P=

    0.3333   0.6667   0.6667

    0.6667   0.3333   -0.6667

    0.6667   -0.6667   0.3333

4）逆矩阵 **P**$^{-1}$

>>P1=inv(P)

P1=

    0.3333   0.6667   0.6667

$$
\begin{array}{ccc}
0.6667 & 0.3333 & -0.6667 \\
0.6667 & -0.6667 & 0.3333
\end{array}
$$

5）计算 $\boldsymbol{P}^{-1}\boldsymbol{AP}$

\>\>P1 * A * P

ans =

$$
\begin{array}{ccc}
-2.0000 & -0.0000 & 0.0000 \\
-0.0000 & 1.0000 & -0.0000 \\
-0.0000 & -0.0000 & 4.0000
\end{array}
$$

6）$\boldsymbol{P}^{-1}\boldsymbol{AP}$ 的结果,该矩阵是对角矩阵,对角线上三个元素分别是 1）中的三个数,

\>\>P1 * A * P-[-2,0,0;0,1,0;0,0,4]

ans =

$$
1.0e-14 *
$$

$$
\begin{array}{ccc}
0 & -0.0222 & 0.1055 \\
-0.0278 & 0 & -0.1166 \\
-0.0888 & -0.0333 & 0
\end{array}
$$

7）关于矩阵 $\boldsymbol{B}$ 与 $\boldsymbol{C}$ 的计算留给读者.

8. 简单的统计问题

（1）实验题目:某学校随机抽取 120 名学生期末考试客观题成绩,如下表所示,其中 F 表示女生,M 表示男生.

F	M	F	M	F
41	27	43	32	43
40	37	44	36	37
37	41	40	33	48
39	47	35	47	35
44	41	44	43	46
39	44	37	49	45
46	39	35	35	46
38	36	36	47	41
45	33	36	38	33
24	28	27	30	35
34	38	35	29	41
39	42	45	45	25
38	49	45	33	43
39	45	27	37	43
32	39	44	38	38
40	38	38	42	38
41	43	39	39	44
34	41	36	38	44
31	40	38	38	35

续表

F	M	F	M	F
19	38	39	31	43
47	37	44	46	41
38	34	39	44	42
35	25	36	32	28
45	40	40	46	46

　　1）给出这 120 名学生成绩的频数和直方图；

　　2）分别给出这 120 名学生中男生、女生成绩的频数和直方图；

　　3）分别求出这 120 名学生全体、男生、女生成绩的最低值、最高值、平均数和标准差.

　（2）实验目的：学习数据简单统计分析.

　（3）预备知识：无.

　（4）问题的解

　　采用直接数据的输入.

\>\>ff1 = [41 40 37 39 44 39 46 38 45 24 34 39 38 39 32 40 41 34 31 19 47 38 35 45]；

\>\>ff2 = [43 44 40 35 44 37 35 36 36 27 35 45 45 27 44 38 39 36 38 39 44 39 36 40]；

\>\>ff3 = [43 37 48 35 46 45 46 41 33 35 41 25 43 43 38 38 44 44 35 43 41 42 28 46]；

\>\>mm1 = [27 37 41 47 41 44 39 36 33 28 38 42 49 45 39 38 43 41 40 38 37 34 25 40]；

\>\>mm2 = [32 36 33 47 43 49 35 47 38 30 29 45 33 37 38 42 39 38 38 31 46 44 32 46]；

\>\>ff = ff1,ff2,ff3]；

\>\>mm = [mm1,mm2]；

\>\>ss = [mm,ff]；

　　1）全体学生成绩的频数和直方图

\>\>hist(ss,10)

得到

\>\>[n,x] = hist(ss)

n =

　　　 1　　 3　　 5　　 4　　 10　　 20　　 30　　 18　　 22　　 7

x =

　　　 20.5000　 23.5000　 26.5000　 29.5000　 32.5000　 35.5000　 38.5000　 41.5000　 44.5000

47.5000

即给出了按 10% 递增的频数. 而如果输入

\>\>[n,x] = hist(ss,5)

给出了如下结果

n =

　　 4　　 9　　 30　　 48　　 29

x =

　　 22　　 28　　 34　　 40　　 46

频数直方图（图 8-13、图 8-14）可由以下命令给出

\>\>histogram(ss)

\>\>histogram(ss,20)

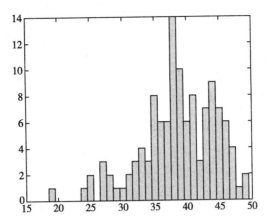

图 8-13　学生成绩按 30 个分点递增的频数直方图

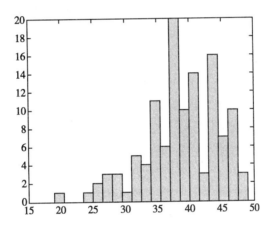

图 8-14　学生成绩按 20 个分点递增的频数直方图

2）男女学生成绩的频数和直方图（略）.

3）统计量的计算

\>\>f1 = min(ff);f2 = max(ff);f3 = mean(ff);f4 = std(ff);

\>\>disp([blanks(6),'min',blanks(6),'max',blanks(6),'mean',blanks(6),'sd']),disp([f1,f2,f3,f4])

min	max	mean	sd
19.0000	48.0000	38.7083	5.8127

9. 曲线拟合

（1）实验题目:某地调查 7 个年龄组女孩的血红蛋白平均浓度（g/100ml）,数据如下:

年龄（x）	6	8	10	12	14	16	18
平均浓度（y）	10.41	10.81	10.86	10.35	10.30	10.78	11.22

求血红蛋白平均浓度与年龄的拟合曲线.

（2）实验目的:了解用曲线拟合的基本思想;了解用 MATLAB 作曲线拟合的方法.

（3）预备知识：曲线拟合的最小二乘法；拟合函数 ployfit( )．

1）曲线拟合的最小二乘法：给定一组数据 $\{(x_i,y_i)\}(i=1,2,\cdots,n)$，什么样的曲线能大致表示这一组数据的变化规律？求这样的曲线的方法称为曲线拟合．曲线拟合一般按照最小二乘原理来实现，即用待定的函数，如 $f(x)$．在要求 $L=\sum\limits_{i=1}^{n}\left[f(x_i)-y_i\right]^2$ 最小的情况下，用数学方法确定函数 $f(x)$ 的具体表达式．待定函数 $f(x)$ 的形式一旦给定，可以利用求函数极值的方法求出 $f(x)$ 的系数．

我们以线性拟合为例来说明其计算方法．设已知数据

```
>>X=[100,110,120,130,140,150,160,170,180,190];
>>Y=[45   51   54   61   66   70   74   78   85   89];
>>plot(X,Y,'x')
```

可得到如下散点图（图 8-15）．

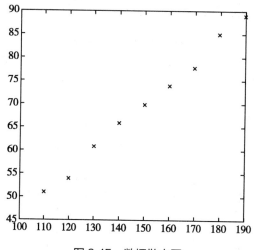

图 8-15　数据散点图

如何确定 $f(x)=kx+q$ 中的系数使得该直线与所给数据总体上尽可能接近？根据 $f(x)$ 与数据的差平方和最小的原则，可以通过令其关于 k 和 q 的偏导数为零，再解方程组确定系数 k 和 q．输入

```
>>syms LL k q;
>>LL=sum((k*X+q-Y).^2)
```

得到差平方和

LL =

$(100*k+q-45)^2+(110*k+q-51)^2+(120*k+q-54)^2+(130*k+q-61)^2+(140*k+q-66)^2+(150*k+q-70)^2+(160*k+q-74)^2+(170*k+q-78)^2+(180*k+q-85)^2+(190*k+q-89)^2$

再求关于 k 和 q 的偏导数

```
>>L1=diff(LL,q)
```

L1 =

$2900*k+20*q-1346$

```
>>L2=diff(LL,k)
```

L2 =

$437000*k+2900*q-203140$

再解方程组

$>>[q1,k1]=solve(L1,L2)$

$q1=$

    $797/1650$

$k1=$

    $-452/165$

再作图观察拟合效果(图 8-16).

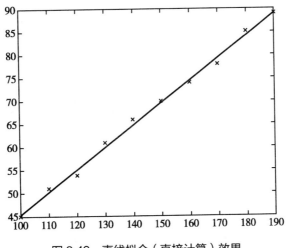

图 8-16　直线拟合(直接计算)效果

2) 函数 ployfit( ):上述拟合问题可以用函数 ployfit( )简单实现,例如

$>>P=polyfit(X,Y,1)$

$P=$

    0.4830　-2.7394

再考察拟合效果(图 8-17)

$>>xpoints=[\min(X)-1,\max(X)+1];$

$>>ypoints=polyval(P,xpoints);$

$>>plot(X,Y,'s',xpoints,ypoints)$

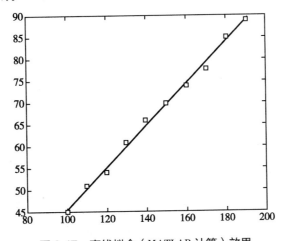

图 8-17　直线拟合(MATLAB 计算)效果

（4）问题的解

先输入数据

\>\>X = [6 8 10 12 14 16 18]；

\>\>Y = [10.41 10.81 10.86 10.35 10.30 10.78 11.22]；

观察散点图（图 8-18）

\>\>plot(X,Y)

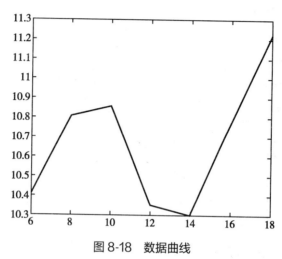

图 8-18　数据曲线

经观察知,上述数据用三次曲线拟合较为合理,为此计算如下

\>\>P = polyfit(X,Y,3)

P =

　　0.0049　　-0.1653　　　1.7626　　　4.7669

即得到拟合的三次方程为

$$y = 4.7669 + 1.7625x - 0.1653x^2 + 0.0049x^3.$$

再考察拟合效果（图 8-19）

\>\>xpoints = min(X)-1:0.01:max(X)+1；

\>\>ypoints = polyval(P,xpoints)；

\>\>plot(X,Y,'rs',xpoints,ypoints,'b-')；

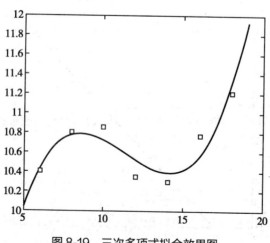

图 8-19　三次多项式拟合效果图

通过对三次方程进行分析,可知大约在 8 岁时达到极大值 10.81,在 14.5 岁时达到极小值 10.50.